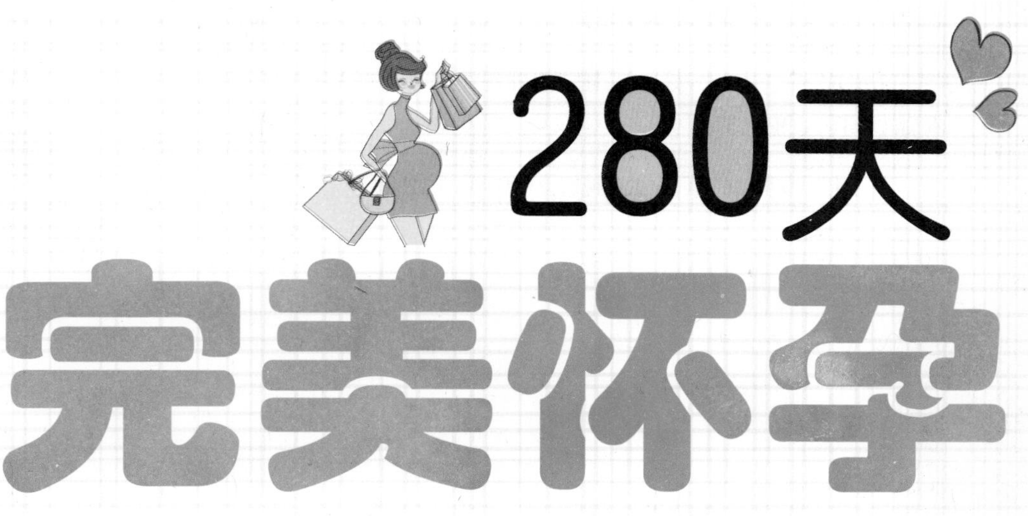

林　敬◎编著
LINJING

浙江科学技术出版社

图书在版编目（CIP）数据

280天完美怀孕 / 林敬编著. 一杭州：浙江科学技术出版社，2013.9

ISBN 978-7-5341-5675-5

Ⅰ.①2… Ⅱ.①林… Ⅲ.①妊娠期一妇幼保健一基本知识 Ⅳ.①R715.3

中国版本图书馆CIP数据核字(2013)第210399号

书　　名 280天完美怀孕
编　　著 林　敬

出版发行 浙江科学技术出版社
杭州市体育场路347号　邮政编码：310006
联系电话：0571-85170300-61702
E-mail:zkpress@zkpress.com
排　　版 北京明信弘德文化发展有限公司
印　　刷 北京盛兰兄弟印刷装订有限公司
经　　销 全国各地新华书店

开　　本 710×1000　1/16　　**印　张** 19.5
字　　数 244 000　　**插　页** 2
版　　次 2013年10月第1版　　2013年10月第1次印刷
书　　号 ISBN 978-7-5341-5675-5　　**定　价** 23.80元

责任编辑 宋　东　李骁睿　　**责任印务** 徐忠雷
责任校对 王　群　王巧玲　　**责任美编** 金　晖

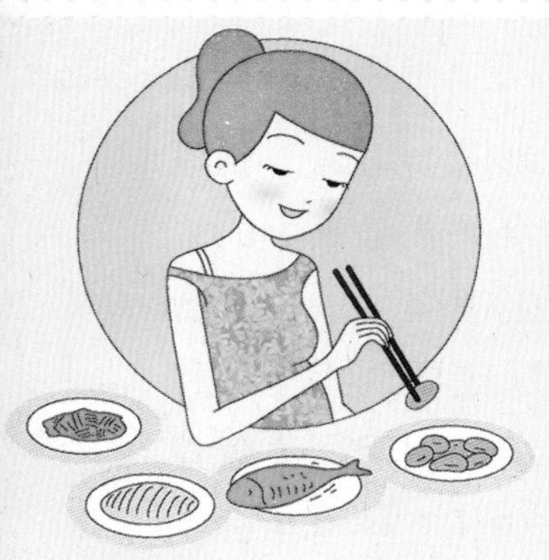

前言 FOREWORD

妊娠是一项神奇而又伟大的工程

妊娠是一项神奇而又伟大的工程。从一个卵子遇到精子发育成受精卵，直到胎宝宝足月娩出，这个过程实际上是266天左右，但整个孕期一般按280天或40周来计算，这是从末次月经的第一天算起的。在这280天的漫长孕程中，相伴准妈妈的不仅仅是将为人母的甜蜜和温馨，还有很多的辛苦、迷茫和焦虑。所以，准妈妈的内心是惊喜与不安同在——惊喜于一个新生命的到来，不安于自己对孕期生活的无知。但孕育是上天赋予每位育龄女性的一项神圣使命，不能随意，更不能盲目，一定要有计划地进行。

如果说子宫中的胎宝宝是一枚果实，那么准妈妈就是一棵孕育生命的大树。小生命萌发所需的全部营养与能量，都来自于他的母亲。因此，腹中的小生命使准妈妈对生活中的一切都变得慎之又慎，特别是对每天的饮食起居，更是格外精心，唯恐因为吃错了什么或一些不经意的不良生活习惯影响了胎宝宝的成长。

准妈妈在不同的妊娠阶段会有哪些变化、饮食起居应注意哪些问题、防治哪些疾病、不同的阶段应进行哪些产检等，都直接影响到宝宝在妊娠不同阶段的生长与发育。为了让年轻的准爸爸、准妈妈对280天的孕程有个全面的了解，让准妈妈的孕期生活变得高枕无忧，当然主要是使胎宝宝能够更加健康地成长，我们组织有关专家，精心编写了这本《280天完美怀孕》。

本书寓科学于优生、寓医学于保健，用通俗易懂的语言、科学实用的生活智慧，一目了然地解答了280天孕程中准妈妈最关心的或认识不全的问题。随着孕程的进展，不仅对母子生理变化进行细致入微的关照，同时还“与时俱进”地对这些变化所需要的相应的营养配伍、易产生的疾患等进行了富有针对性的介绍和说明，不仅能打消准妈妈在280天孕程中的各种顾虑，还能让准妈妈在孕育生命的伟大历程中，享受一次身体与心灵的独特旅行。尤为可贵的是，本书将准爸爸在宝宝孕育过程中所要做的辅助工作也融入其中，因为准爸爸所做的一切无论对胎宝宝还是对准妈妈，都不仅是孕育上的配合，更是一种爱的传递。同时，书中幽默活泼的插图和“专家提示”栏目都体现了专家们无微不至的关怀，可使准妈妈在学习中享受到快乐。

阅读和应用本书，会给你的宝宝带来人生的第一笔财富——健康的体质以及良好的教育启蒙，让你更平安、圆满地度过女人生命中关键的转型时期，让你的孕程更安全，让你的家庭更和谐、更美满。

编　者

2013年9月

目录

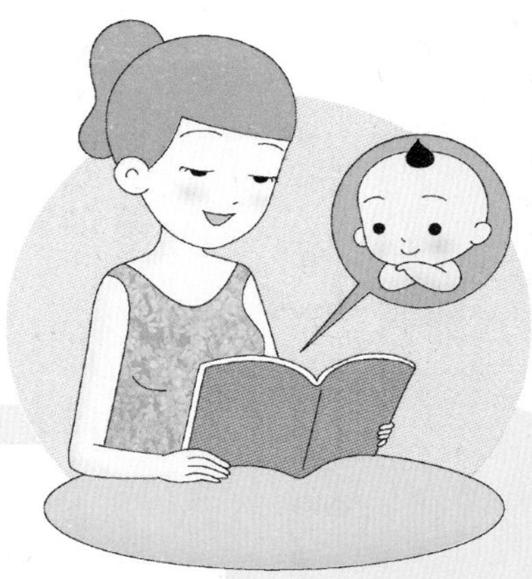

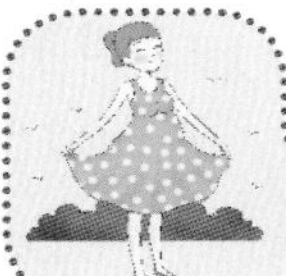

第一章 孕1月：好“孕”悄然来临

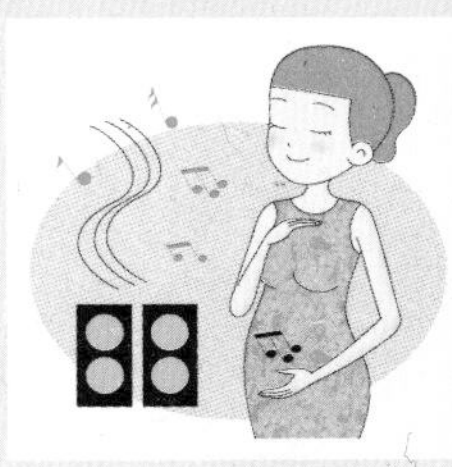

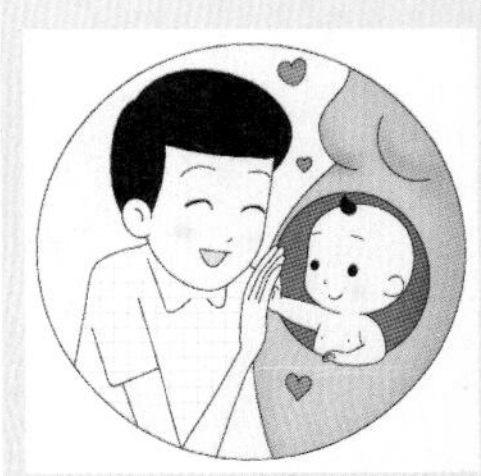

Contents

Contents

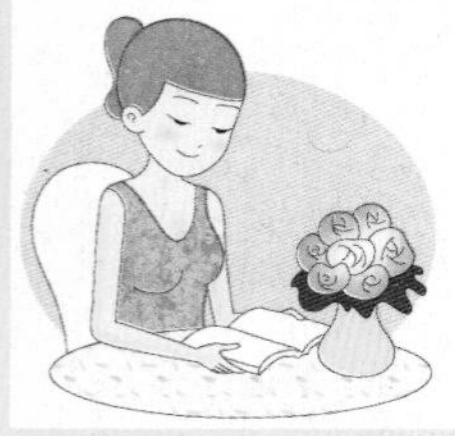

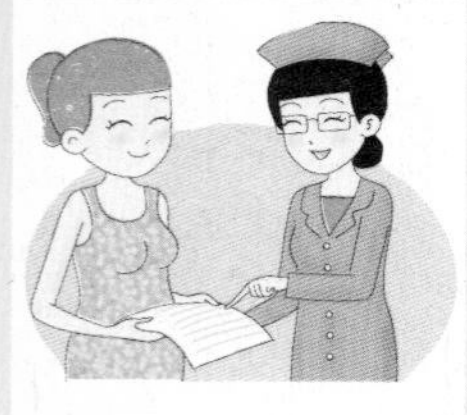

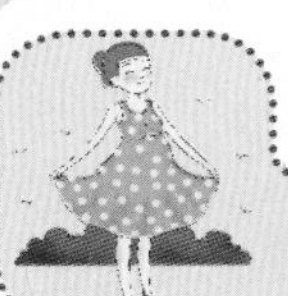

第二章

孕2月：开始出现妊娠反应

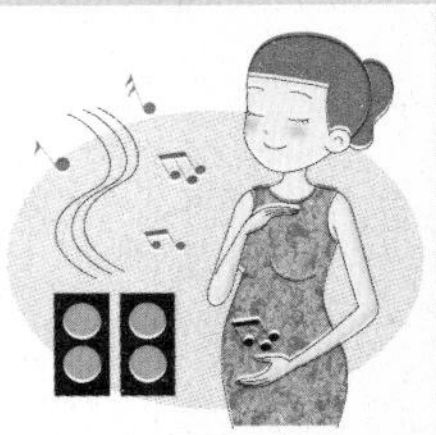

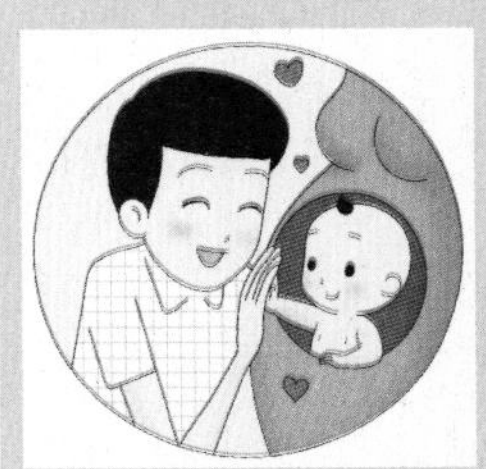

Contents

Contents

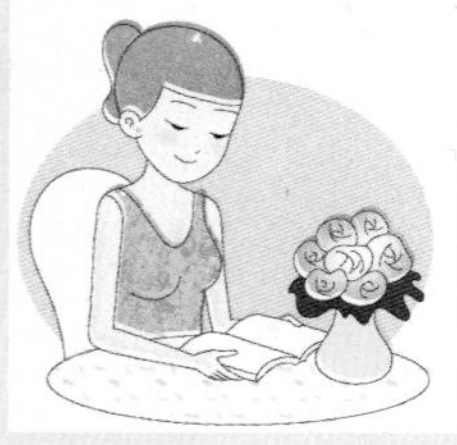

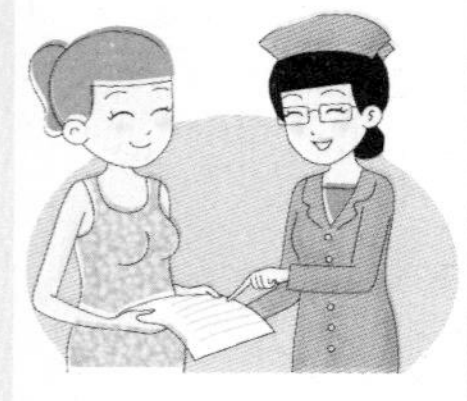

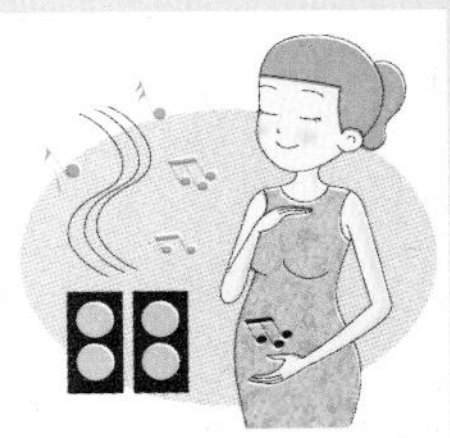

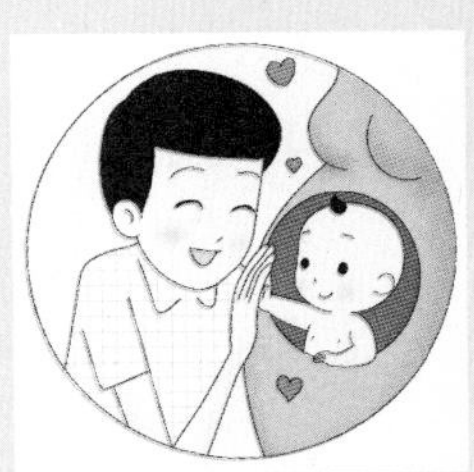

Contents

Contents

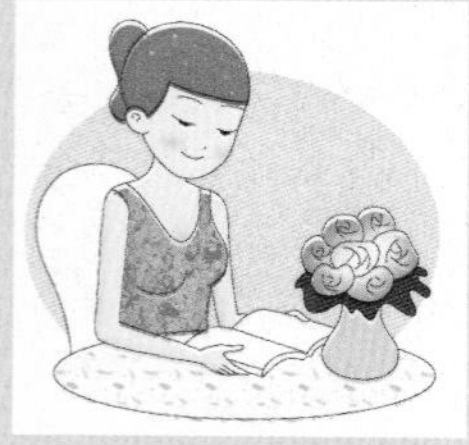

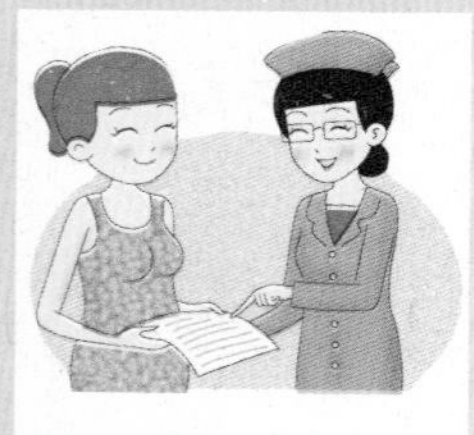

第四章

孕4月：妊娠反应渐渐消失

第五章

孕5月：用心感受胎动的快乐

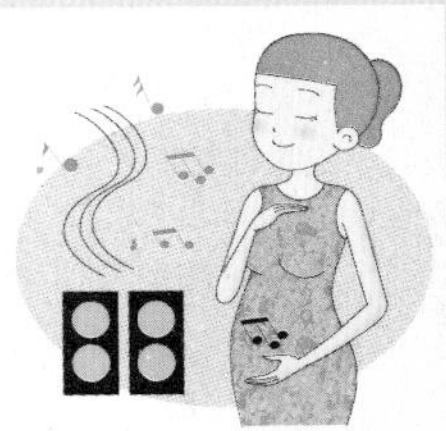

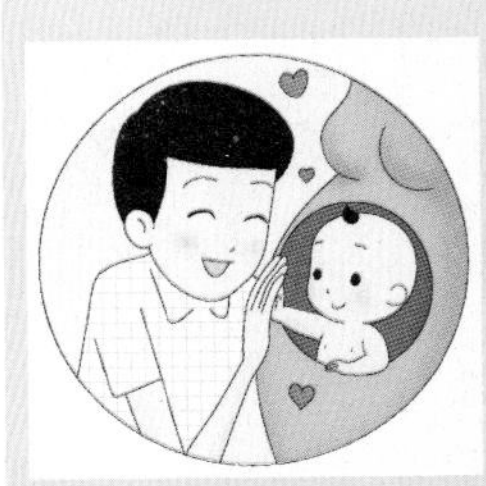

Contents

Contents

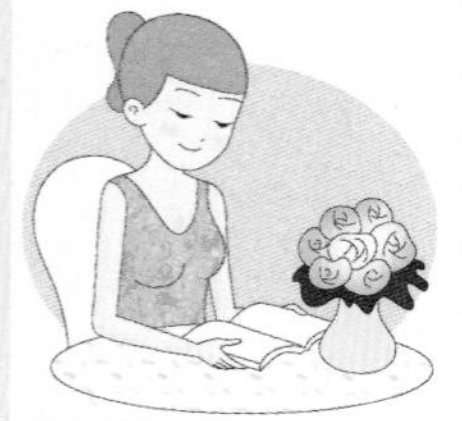

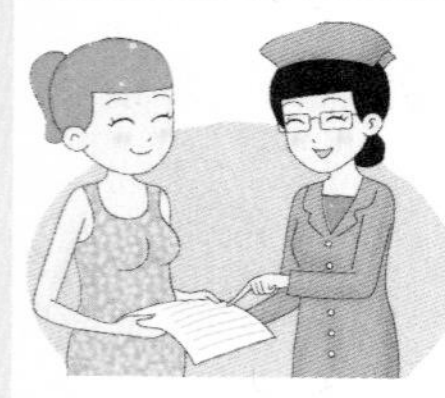

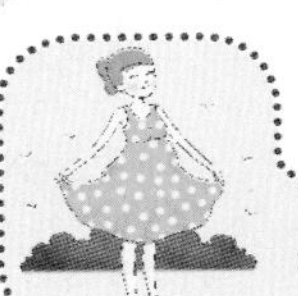

第六章 孕6月：准妈妈孕味十足

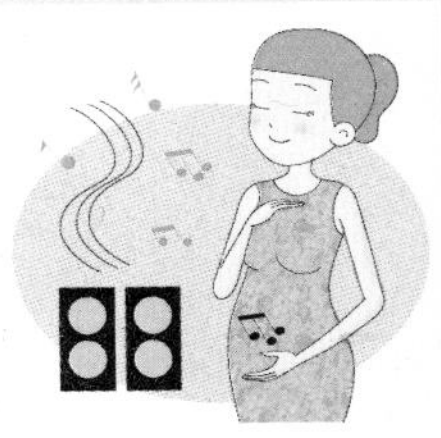

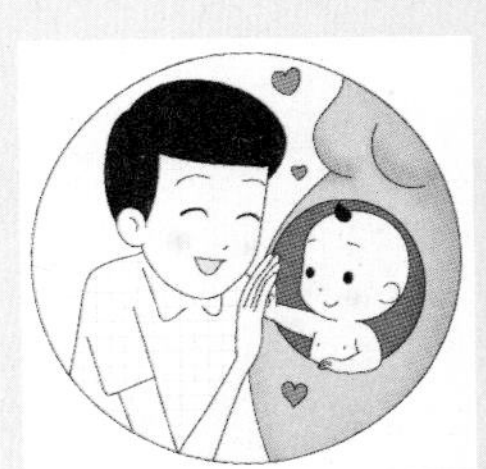

Contents

Contents

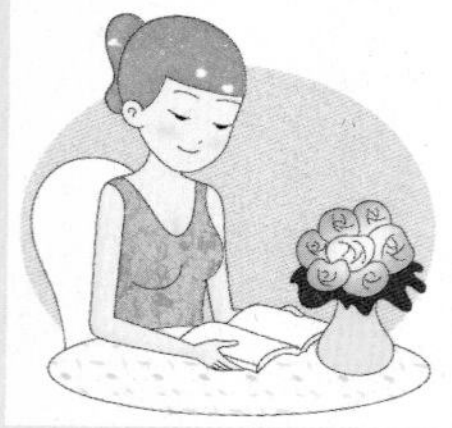

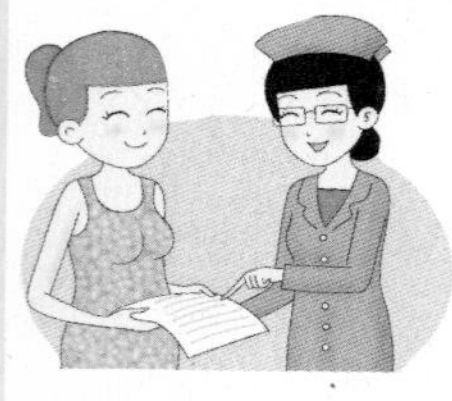

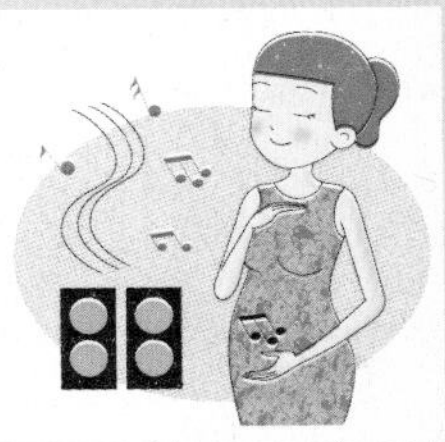

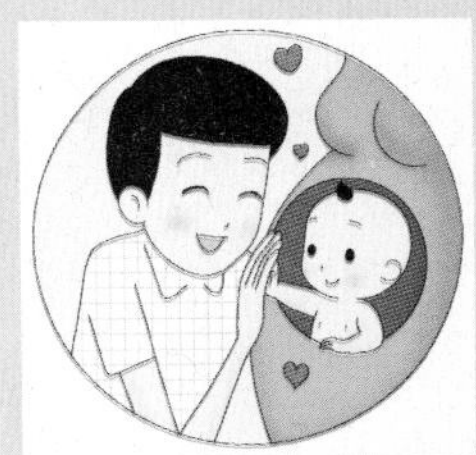

Contents

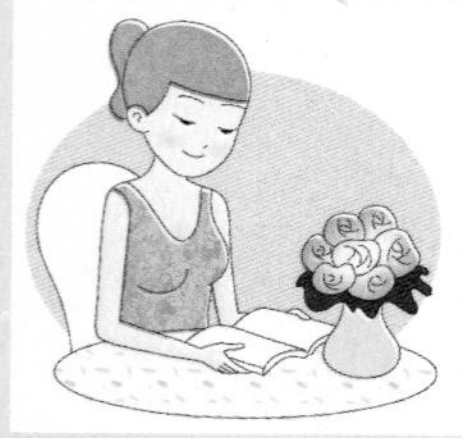

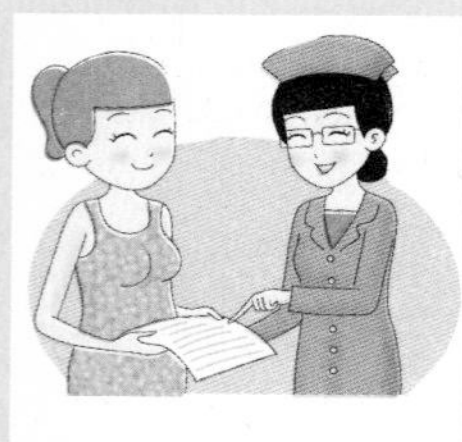

第八章

孕8月：肚子“突飞猛进”

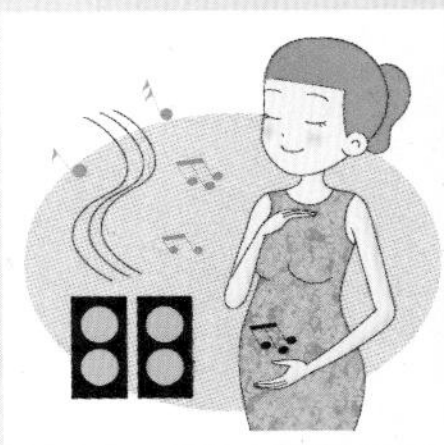

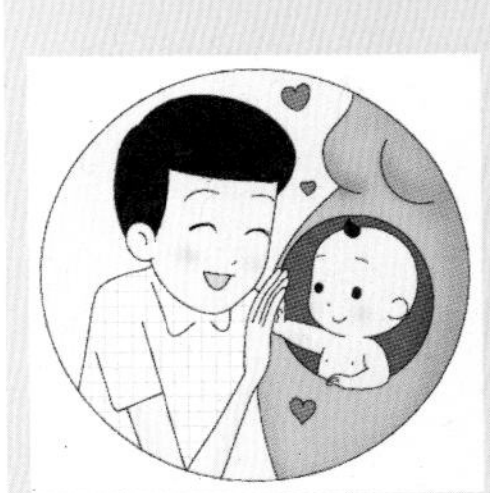

Contents

Contents

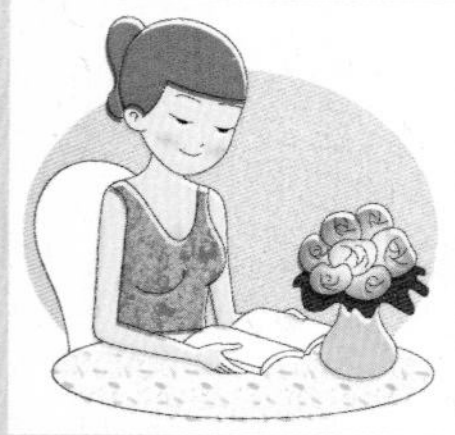

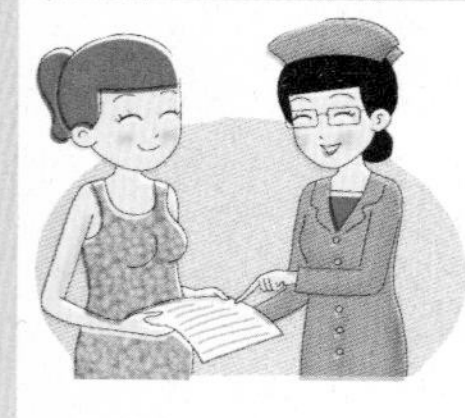

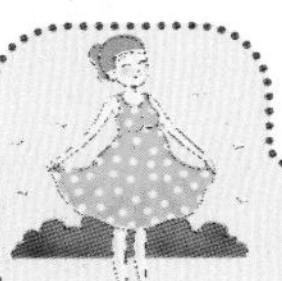

第十章 孕10月：准备迎接天使的降临

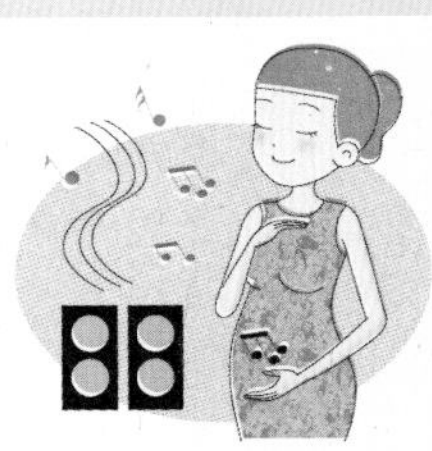

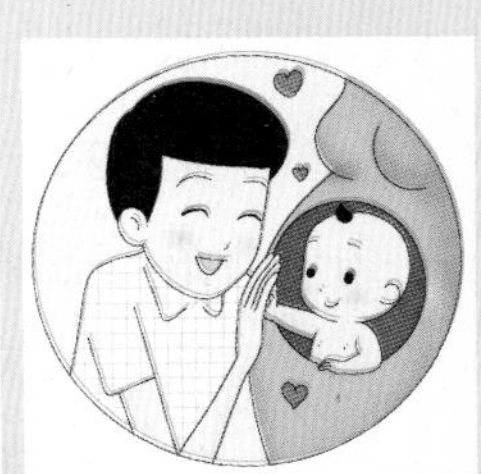

Contents

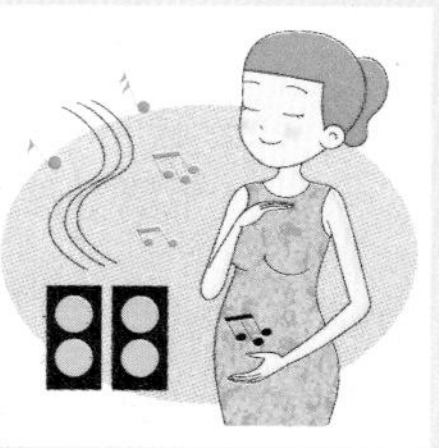

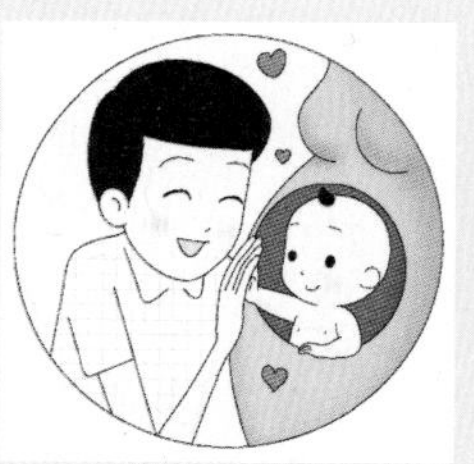

第一章

孕1月：好“孕”悄然来临

精卵结合形成受精卵，受精卵一边分裂，一边缓慢地移入子宫腔内，再经过3～5天的时间进入子宫内膜，这就叫“着床”。从此，胚胎就在这里“安家落户”，并逐渐发育成长为胎宝宝，直到娩出。伴随着好“孕”的悄然来临，准妈妈的内心是惊喜与不安同在——惊喜于一个新生命的到来，不安于自己对孕期生活的无知。

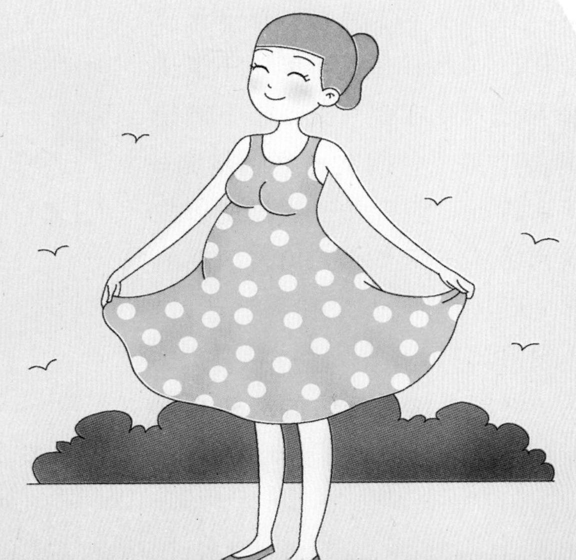

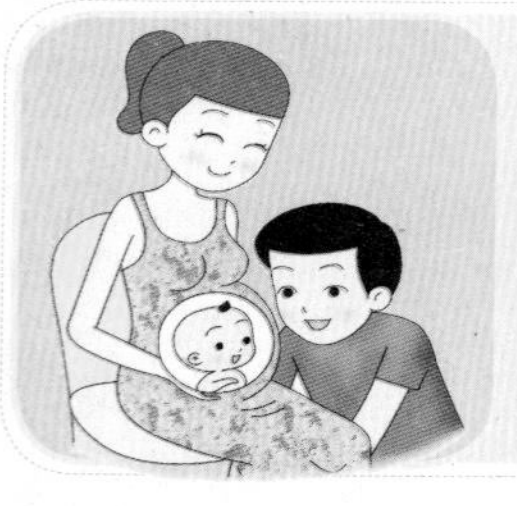

第1周

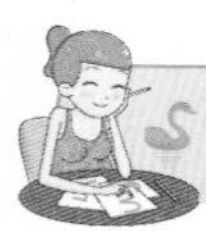

第1天　280天孕程开始起航

精卵结合形成受精卵，受精卵一边分裂，一边缓慢地移入子宫腔内。受精卵上分泌出来的蛋白酶，用3～5天的时间把子宫内膜溶化出一个小缺口，然后进入子宫内膜，这就叫“着床”。从此，胚胎就在这里与母体血肉相连，并逐渐发育成长为胎宝宝，直到娩出。胎宝宝在准妈妈体内要生长266天左右，但整个孕期一般按40周或280天来计算，这是从末次月经的第一天算起的。虽然许多人可能说不清受精具体发生在哪一天，但一般记得每个月“好朋友”来临是哪一天，因此，我们按一般惯例以末次月经第一天作为280天孕期的第1天。每4周（即28天）计为1个孕月。

许多女性在妊娠的最初几周并不知道自己已经怀孕。而实际上，在这最初几周，胎宝宝的发育是最容易受到各方面影响的。因此，一旦计划怀孕，并且没有采取避孕措施，你就需要保证自己的营养摄入和身体健康。此外，建议计划怀孕的你和老公一起根据自己的承受力列出一个细致的孕产期开销单。要知道，一份详细的孕育账单会让你真正有备无患。

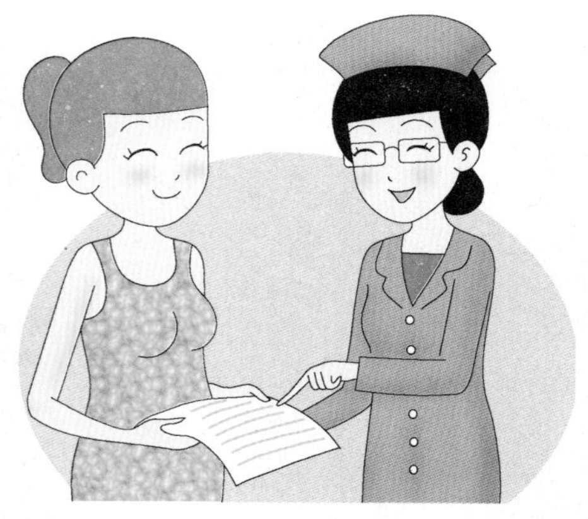

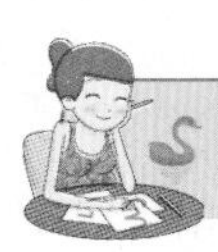

第2天　以平和的心态迎接怀孕

夫妻双方想拥有属于自己的宝宝本身就是件温馨的事。可是从浪漫的二人世界，一下子变成幸福的三口之家，你是否能适应这突如其来的转变呢？因此夫妻双方必须从决定要孩子那一刻起，就要以一种平和、自然的心态迎接怀孕和分娩的到来，以愉快、积极的态度对待孕期所发生的变化，坚信自己能够孕育一个代表未来的小生命，完成将他平安带到这个世界上的使命，这就是我们需要做的心理准备。这种心理准备具体包括：

1 接受孕期的变化

妻子形体变化、饮食变化、情绪变化、生活习惯变化以及对丈夫的依赖性。

2 接受家庭责任与应尽义务的变化

怀孕的妻子需要丈夫的理解与体贴，尤其是平时妻子可以做的体力劳动，在孕期大部分都会转移到丈夫身上。孩子出生后，夫妻双方对孩子的义务与对家庭的责任都在随着时间的迁移而增加。

3 接受未来生活空间的变化

小生命的诞生往往使夫妻双方感觉生活空间变小了。

4 接受未来情感的变化

无论夫妻哪一方，在孩子出生后都会自觉或不自觉地将一部分情感转移到孩子身上，从而使另一方感到情感的缺乏或不被重视。

我喜欢你，因为
你魅力四射、精明强干
而又健康。

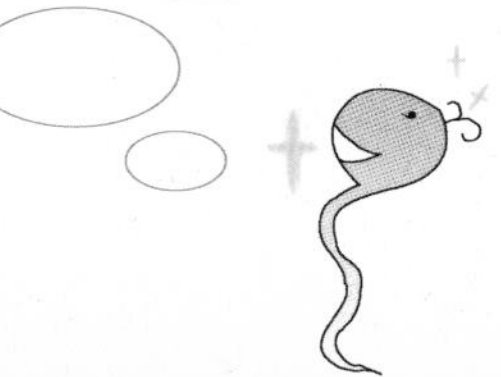

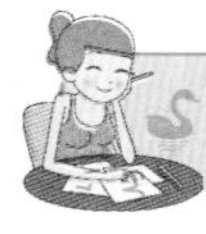

第3天　提高卵子的质量

对卵子不利的因素有很多，如：经期过性生活，可刺激机体产生抗精子抗体，引发盆腔感染、子宫内膜异位等，从而降低卵子活力；作息、饮食无规律，会导致卵子质量和受孕能力双双下降；烟酒的毒性可以直接作用于卵子，为孕育后代埋下“地雷”。尤其是抽烟，更会伤害身体的整个激素系统，影响卵巢的功能。此外，人工流产、性传播疾病等，都会大大影响卵子的质量和活力。而精神过度紧张、经常性焦虑、过度减肥、过度肥胖、身体严重缺乏某些维生素、压力过大以及过度疲劳等都会抑制排卵。

下面推荐两款有利于提高卵子质量的食物。

1 黑豆

黑豆有补充雌激素，调节内分泌的作用。专家建议经期结束后连吃6天，每天吃50粒左右，或者直接饮用黑豆浆或黄豆浆，可起到调整内分泌，明显改善身体素质的作用。

2 枸杞子、红枣

枸杞子、红枣可以促进卵泡发育。可以直接用枸杞子、红枣来泡茶或者煮汤。每天的食用量是枸杞子10粒，红枣3～5枚。

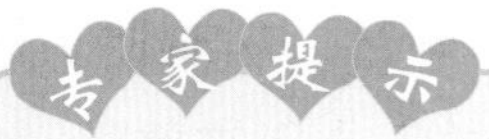

对于经期小腹寒凉、手脚冰凉的女性来说，从月经干净后的第2天开始，可以每天早上空腹服用2杯红糖生姜水。具体做法是：取生姜20克，红糖30克。将生姜连皮洗净，剁成碎末，放入锅内，加入红糖和2杯水，大火煮沸5分钟，即可饮用。连服7天。这7天暂停性生活。

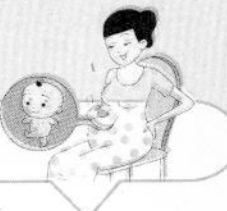

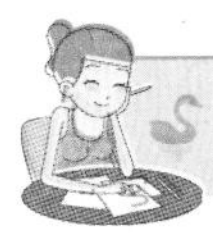

第4天 培养优质的精子

许多不良生活习惯都会降低精子的质量，如：

（1）过频地洗热水浴或桑拿浴，会破坏精子生成的最佳温度，直接伤害精子，还影响正常精子的产生（精子产生于睾丸，而睾丸对温度的要求又比较严格，必须在34～35℃的条件下才能正常地生长发育）。

（2）趴着睡觉，不仅压迫内脏，使呼吸不畅，还会压迫阴囊，从而刺激阴茎，容易造成频繁遗精；此外，还会使阴囊温度升高，使睾丸不容易及时散热，影响精子质量。

（3）剧烈运动会导致体温升高，如马拉松和长距离的骑车等都会使睾丸的温度升高，破坏精子成长所需的凉爽环境。

（4）长时间骑自行车、开汽车，手机放在裤兜里，笔记本电脑放在膝盖上，穿紧身裤等，不但会提高阴囊温度，而且还有辐射，对精子伤害很大。

（5）过度肥胖会导致腹股沟处的温度升高，损害精子的成长，严重者还可能导致不育。另外，精神压力过大、房事过度对精子的成长也有负面影响。

因此，想要一个健康、聪明的宝宝，男方要少洗热水澡或桑拿浴，减少骑自行车或开车的次数，少穿紧身裤，手机和笔记本电脑宜放在远离下体的地方，控制体重，不参加剧烈运动，保持精神愉快，起居有常。

此外，男女双方要改变以往不良的饮食习惯，适当多吃绿色蔬菜、坚果、鱼类等食物，这些食物中富含维生素C、维生素E、锌、硒等利于精子成长的成分；适当补充叶酸，叶酸不足会降低精液的浓度，减弱精子的活力，或造成精子的染色体分离异常，增加宝宝出现染色体缺陷的概率；注意少食含咖啡因的食物，如可乐、咖啡、巧克力等，以免影响精子质量。

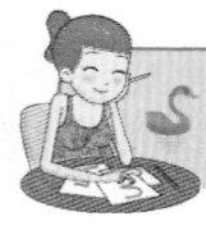

第5天　认识胎教的可行性

很多人都认为，教育孩子是在宝宝出生后才开始的，而胎宝宝深居“宫”中是没有什么感觉的。但事实上，现代医学研究表明，胎宝宝在准妈妈的子宫里，与准妈妈血脉相通，对外界的一些变化是有反应的。1974年，美国罗切斯特大学的研究人员做过实验，在胎宝宝出生前，将特制的装有记录脑电和心电电极的橡胶碗扣压在他头部的地方。实验室播放声音时，记录到他当时产生的由声音诱发的脑电图电位，说明胎宝宝大脑皮质对声音已有反应；同时心电图也显示他的心率改变，证明声音对胎宝宝确实有影响。

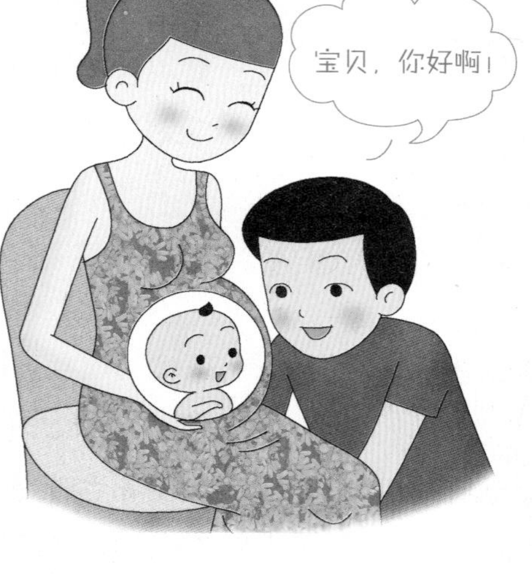

专家还发现，胎宝宝在第2个月大时就已经开始在羊水中进行类似游泳的运动了。第3个月起，他就会吸吮自己的手指了，只要是嘴能够碰到的东西，不管是手臂还是脐带，或者是脚趾，他都会张嘴去吸吮。5个月大的胎宝宝已经具有呼吸、吞咽、排尿等能力了。从第5个月起，胎宝宝每天喝羊水、排小便，可以靠自己来维持生活环境中羊水的平衡。到第6个月时，胎宝宝的听力几乎和成人相当。外界的声音都可以传到子宫里，500～1500赫兹的声音会令胎宝宝感觉比较舒服。胎宝宝喜欢听节奏平缓、流畅、柔和的音乐，讨厌节奏又强又快的迪斯科，更害怕各种噪声。

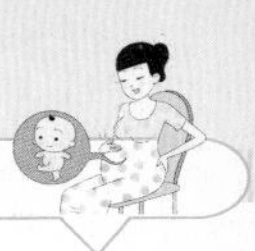

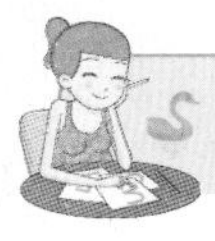

第6天　了解胎教的意义

1 有利于宝宝的心理健康

胎教给宝宝的心理影响是积极的、有效的，不仅有利于宝宝感知能力的培养，而且有利于宝宝情感接受能力的培养，使宝宝还未出世就在感知、情感等方面和父母相互沟通和交流。如抚摸宝宝时，宝宝会做出相应的动作；为宝宝播放音乐或唱歌时，宝宝会变得很安宁，这都是宝宝的感知能力和情感接受能力的体现。

2 能促进宝宝大脑健康发育

由于胎教内容的情感化、艺术化，集形象和声音于一体，可促进胎宝宝右脑的发育，使宝宝出生后知觉、空间感灵敏，更容易具有音乐、绘画、几何和空间鉴别能力，并使宝宝情感丰富，形象思维活跃，直觉判断准确。同时，胎教给宝宝大脑以新颖鲜明的信息刺激，具有怡情养性的作用，从而有利于宝宝大脑的健康和成熟。此外，胎教还有利于宝宝大脑潜能的全面开发，使左、右脑功能得到互补，使宝宝出生后大脑的潜能得以更好的发挥和利用。

3 有助于完善宝宝的人格

胎教对宝宝的影响是整体性的，宝宝学习的结果也是整体性的，因此胎教有助于宝宝胎儿期以及出生后精神素质各个方面的塑造，有助于宝宝人格的完善。一个人人格形成与其早期教育有很大关系，如果一个人能够在人生的开始就受到早期的审美教育，那么这种教育就会对其心灵产生长远的、深刻的、潜移默化的影响，最终使这个人的人格趋向完善。胎教就是人生最早的审美教育，对一个人的发展起着开创性的作用，像人们常说的那样——良好的开端就是成功的一半。

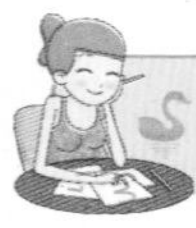

第7天 持续、合理地补充叶酸，预防神经管畸形

叶酸是一种B族维生素，虽然人体内的叶酸总量只有5～6毫克，却是蛋白质、DNA、血红蛋白等重要生命物质合成的必需成分。对于准妈妈而言，孕期缺乏叶酸，容易导致胎宝宝神经管畸形，并增加其他器官畸形的概率。为了确保安全，建议从孕前开始补充叶酸。由于叶酸补充要经过4周的时间，体内叶酸缺乏的状态才能得到切实的改善，并起到预防胎宝宝发育畸形的作用，但一般情况下，获知自己怀孕时，都已经到孕期第4周，这时就会错过补充叶酸的良好时机，所以，建议备孕女性提前3个月就开始补充叶酸，最早至孕早期结束。如有需要，整个孕期都可以坚持服用。

补充叶酸应注意以下两点：

1 摄入最

世界卫生组织建议，从计划怀孕起即开始每日摄入叶酸400微克，即0.4毫克。叶酸摄入不宜过量，过量摄入叶酸（每天超过1毫克），可影响体内锌的吸收，反而会影响胎宝宝发育。最好在医生指导下选择、服用叶酸补充制剂。在补充叶酸的同时，要注意补锌。

2 食物来源

叶酸在自然界中分布很广，在绿叶蔬菜和动物肝脏中含量丰富。富含叶酸的食物有：胡萝卜、龙须菜、莴笋、菠菜、番茄、花椰菜、油菜、小白菜、扁豆、草莓、樱桃、香蕉、橘子、柠檬、桃子、葡萄、猕猴桃、动物的肾脏、动物的肝脏等。

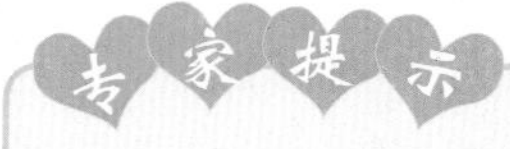

如果准妈妈体内并不缺乏叶酸，即使孕前、孕期没有补充叶酸，也不用担心叶酸不足引起胎宝宝发育畸形。

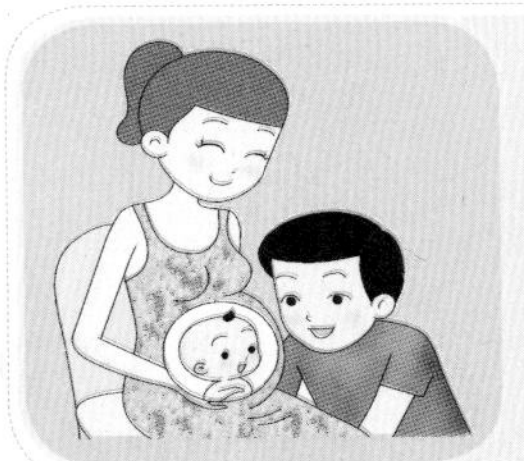

第2周

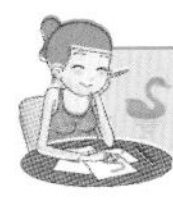

第8天　这些情况下不要急着怀孕

1 过度疲劳时

过度疲劳时不要急着怀孕，如新婚蜜月期，由于新婚前后，新郎、新娘为操办婚事、礼节应酬而奔走劳累，体力超负荷消耗，降低了精子和卵子的质量。新婚蜜月时性生活频繁，也会影响精子和卵子在子宫内着床的环境，不利于优生。此外，旅行时也不宜怀孕，因人在旅行途中生活起居没有规律，加上过度疲劳和旅途颠簸，可能会影响卵子的生长或引起受孕子宫的收缩，导致流产或先兆流产。

2 情绪压抑时

当人处于焦虑、抑郁等不良精神状态下时，其生理功能必然有所改变，不仅会影响精子或卵子的质量，而且受孕后也会因情绪的刺激而影响母体激素正常分泌，从而有损于胎儿的生长发育。因此当夫妻发生不愉快的事情、情绪感到压抑时，最好不要怀孕。

3 患病期间

疾病会影响体质、受精卵的质量及宫内着床环境，并且患病期间服用的药物可能会对精子和卵子产生不利影响，导致新生儿有缺陷。因此，夫妻双方有人患病时，不要急着怀孕，要等身体康复、停药半年以后再开始备孕。

4 流产后半年内

流产以后，子宫等生殖器官需要一定时间的恢复和调整，如在短时间内再怀孕，由于子宫尚未完全恢复，很容易出现自然流产、胎儿发育不良等并发症。因此，人工流产后至少要等半年后再怀孕。

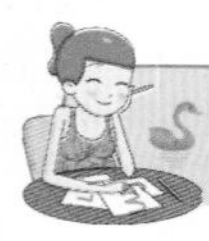

第9天　应暂时调离的工作岗位

有些工作环境中含有较高浓度的化学物质，影响女性的生殖功能，进而影响胎儿的健康发育。因此，女性如果计划怀孕，最好暂时调离这类工作岗位。需要注意的是，某些对人体有害的物质在人体内的残留期可长达1年以上，因此，备孕女性即使已离开这类岗位，也不宜马上受孕，否则易致畸胎。

必须调离工作岗位的人员如下表所示：

工种	人群	负面影响
某些特殊工种	如必须经常接触铅、镉、汞等金属，或二硫化碳、二甲苯、苯、汽油等有机物及氯乙烯的人员	会增加妊娠妇女流产和死胎的可能性，其中甲基汞可致畸胎；铅可引起婴儿智力低下；二硫化碳、二甲苯、苯、汽油等有机物，可使流产率增高；氯乙烯可使婴儿先天痴呆率增高
高温作业、震动作业和噪声过大的工种	在工作温度过高，或震动剧烈，或噪声过大的环境中工作的人员	会对胎儿的生长发育造成不良影响
接触电离辐射的工种	接触工业生产中放射性物质，从事电离辐射研究、电视机生产以及医疗部门中与放射线有关的工作人员	电离辐射对胎儿来说是看不见的凶手，可严重损伤胎儿，甚至会造成畸胎、先天愚型和死胎
医务工作者	经常与各种病毒感染(主要是风疹病毒、流感病毒、巨细胞病毒等)的患者密切接触者	这些病毒(主要是风疹病毒、流感病毒、巨细胞病毒等)会对胎儿造成严重危害

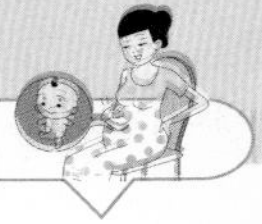

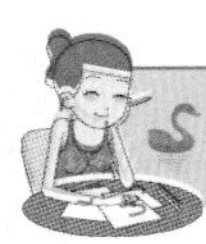

第10天　按月经周期正确推算排卵日

排卵期对于不想怀孕的夫妻来说，又称为风险时期，而对于想怀孕的夫妻来说，则是黄金时期。正确掌握排卵期，对于备育夫妻来说十分重要。

按月经周期推算排卵期的方法又称为日历法。月经和排卵都受体内激素的影响而呈现周期性变化，两者的周期长短是一致的，都是每个月1个周期，而排卵发生在两次月经中间。女性的月经周期有长有短，但排卵日与下次月经开始之间的间隔时间比较固定，一般在14天左右。根据排卵和月经之间的这种关系，就可以按月经周期来推算排卵期。排卵期计算方法是从下次月经来潮的第1天算起，倒数14天或减去14天就是排卵日，排卵日及其前5天和后4天加在一起称为排卵期。这就是安全期计算的理论根据。例如，某女的月经周期为28天，本次月经来潮的第1天在12月2日，那么下次月经来潮是在12月30日(12月2日加28天)，再从12月30日减去14天，则12月16日就是排卵日。排卵日及其前5天和后4天，也就是12月11至20日为排卵期。除了月经期和排卵期，其余的时间均为安全期。找出排卵期后，如想怀孕，可从排卵期第1天开始，每隔一日性交一次，连续数月，极有可能怀孕。如不想怀孕，性生活就要错开排卵期。

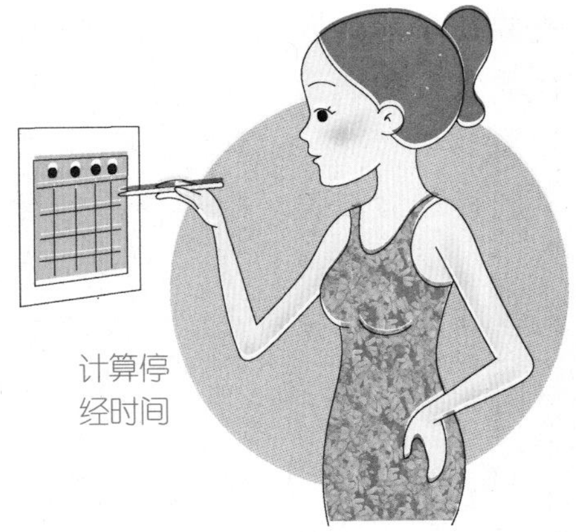

计算停经时间

用这种方法推算排卵期，首先要知道月经周期的长短，才能推算出下次月经来潮的开始日期和排卵期，所以只能适用于月经周期一向正常的女性。对于月经周期不规则的女性，因无法推算出下次月经来潮的日期，故也无法推算出排卵日和排卵期。

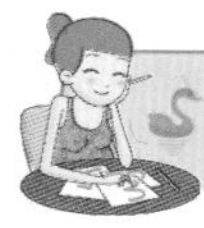

第11天　加强营养“建设”

如果你有怀孕计划，为了给受孕提供良好的营养基础，建议孕前饮食应遵循以下原则：

❶ 通过合理饮食实现标准体重

如果你的体重超常，如偏瘦或偏胖，都会使怀孕的概率大大降低。所以，体重超常的女性需要在孕前就开始有计划地通过合理饮食和适量的体育锻炼，来达到或接近标准体重。标准体重的计算方法是：标准体重＝身高（以厘米为单位）－110，所得差即为标准体重（以千克为单位）。

❷ 供给适量的维生素及矿物质

维生素、矿物质有助于精子、卵子及受精卵的发育与成长，但是过量的维生素、矿物质，如脂溶性维生素、钙等，也会对身体造成不良影响。因此建议多从食物中摄取，多吃新鲜的瓜果和蔬菜，慎重补充维生素制剂。

❸ 补充充足的蛋白质

多吃含优质蛋白的食物，如豆类、蛋类、瘦肉以及鱼等。每天保证摄取足够的优质蛋白，以保证受精卵的正常发育。

❹ 保证热量的充足供给

最好在每天供给正常人需要的9204.8千焦（2200千卡）的基础上，再加上1673.6千焦（400千卡），以供给性生活的消耗，同时为受孕积蓄一部分能量，这样才能精强卵壮，为受孕和优生创造必要条件。

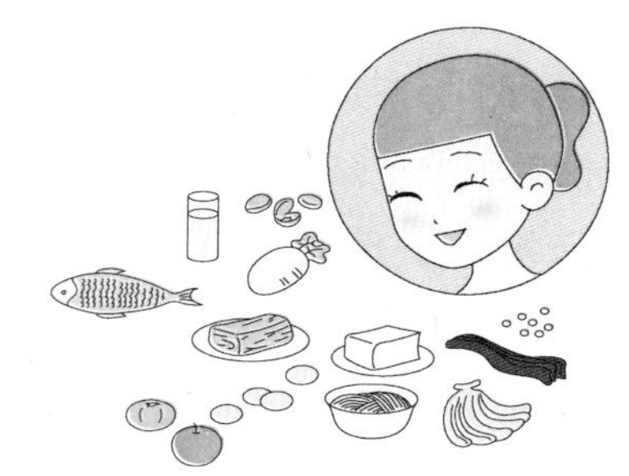

❺ 保证脂肪的供给

脂肪是机体热量的主要来源，其所含的必需脂肪酸是构成机体细胞组织不可缺少的物质。增加优质脂肪的摄入对怀孕有益。

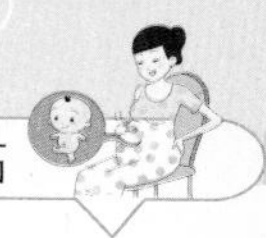

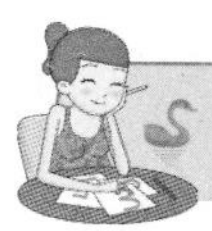

第12天　把握最佳受孕时机

受精的过程，就是精子和卵子结合的过程，因此选择合适的受孕时机相当重要。受孕必须建立在夫妻双方身体情况俱佳的前提下，这里的“俱佳”是指在排卵期内，夫妻双方无论是健康状况、情绪状态还是客观因素，都要好才行。

受孕的外部环境很重要，最佳受孕环境包括适宜的气候环境，不在大风、大雾、大雨、大寒、大暑、雷电、日食、月食时受孕，因为恶劣的自然环境会给夫妻双方的心理带来不利影响，会使精神紧张，也会使身体因寒热感到不适。受孕最好在家中进行。家中比较安宁、卫生，夫妻对家庭环境又比较熟悉和放心，能做到精神放松、情绪稳定，有利于优生。此外，最佳环境还要求夫妻双方感情融洽、思想统一、步调一致，注意兼顾工作、学习等，在经济和物质方面做好必要的准备。良好的环境条件，不仅是优孕所必需，也有利于优养、优教。

如果希望受孕的质量高，就要避免性生活过频，尤其是夫妻在新婚燕尔、久别重逢后，因为这样会影响精子的数量和质量。

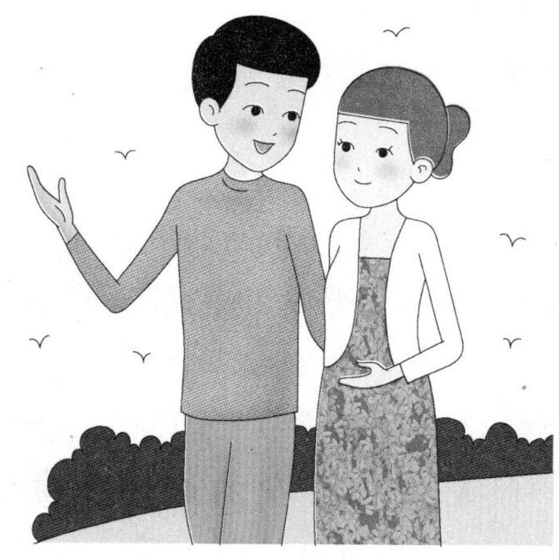

另外，从情绪的角度来讲，人体都有一个情绪变化周期，直接与人体的内分泌环境相关联。恐惧、焦虑、愤怒都会影响受孕的质量。据研究，人在一天之中的生理变化是不同的，通常情况下，人体的功能在早上7～10点处于上升的趋势，下午4点以后则呈下降趋势；下午5点以后则重复这个周期；到了晚上11点以后又急剧下降。综合分析，晚上9～10点是一天当中受孕的最佳时机。

第13天 采取有利于受孕的性爱姿势

实际上，性爱体位本身对于受孕没有直接影响，也不用科学家去研究。尽管如此，我们还是得研究一下用哪些体位更容易将精子体贴地送到子宫里。

1 仰卧位

仰卧位是性生活的传统体位。女方仰卧，臀部稍抬高，两腿屈起，性交后继续仰卧20～30分钟，使精液不致立即外溢。仰卧位是女性受孕的最佳体位。采用这种性交体位时，男方一次次冲刺就能更深地触到女方宫颈，无形中帮助精子更快更容易地“找到”卵子与之结合。而对于女方而言，平躺仰卧的姿势方便精液射在宫颈口周围，宫颈外口浸泡在精液中，给精子进入子宫创造了有利条件。而男方在最后冲刺的时候，尽量接近深处，也会使精子路程缩短。

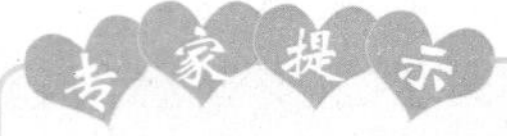

在采用男上女下的传统体位时，别忘了在妻子的臀下垫一个小枕头，使她下半身处在倒置的位置。性爱后，如果体力允许，女方可把双腿朝空中举起，如果体力不支，也可以把双腿举起靠在墙上，这样可以防止精液流到外面。无法高举双腿的时候，最佳的姿势就是侧卧，膝盖尽量向胃部弯曲。

2 胸膝位

胸膝位是指女方俯身跪于床上，胸贴床垫，两手置于头部前方，两大腿分开，男方也跪于床垫上交接。这种体位可使精液较好地停留于女方阴道里不易流出，也是容易受孕的体位。

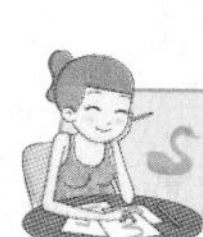

第14天 选择适当的性生活频率

有人说，孕前准备，丈夫需要养精蓄锐，平时禁止房事，只待排卵期一到一举成功；也有人说，准备怀孕时，要尽量多同房，这次不中下次中，“广种薄收”。其实这两者都太极端，性生活过少或过频都不利于受孕。

性生活频率过低，精液在体内储藏时间过久，会造成精子自然衰老、死亡，活动能力下降，异常精子数量增多，从而影响精子质量，不容易受孕。何况女性每月仅排卵一次，卵子的受精活力亦只有十几个小时的高峰时间，要确定准确的排卵时间，谈何容易。

精子的产量是有一定限度的，性生活过频势必影响精子数量，这种质量不高的精液，就是遇上了排卵期也未必能受孕。因为精子在没有完全发育成熟时，与卵子相会的“后劲”会大大减弱，受孕的概率就会自然降低。过频的性生活还会导致女性免疫性不孕。对于能够产生特异性免疫反应的女性，如果频繁地接触丈夫的精液，容易激发体内产生抗精子的抗体，使精子黏附堆积或行动受阻，导致不能和卵子结合。因此，每天一次或多次性生活，受孕的成功率会大打折扣。

孕育专家认为，精子的质量与性交频率有很大关系。正常健康的男性，每天约能产生1亿个精子，精子生成后，要在附睾里停留一些时间，才能逐步成熟起来。如果想要宝宝，以受孕为目的的夫妻性生活以3～4天一次为宜，这种性生活频率产生的精子质量比较高。

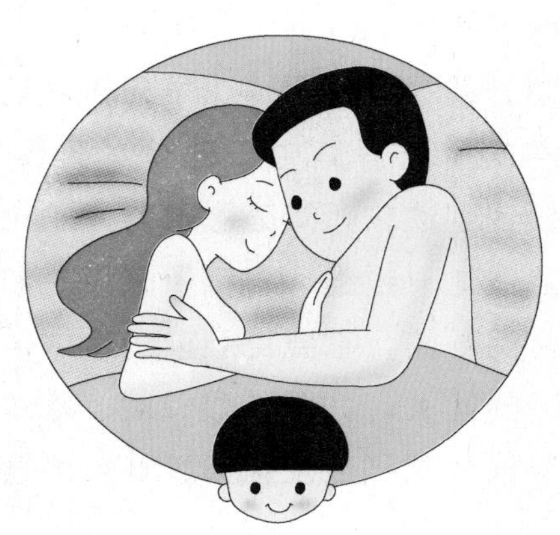

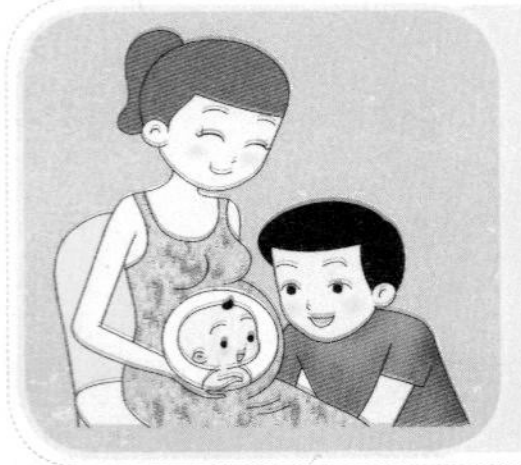

第3周

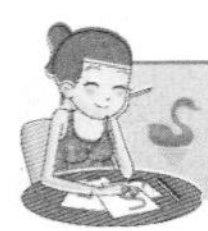

第15天　精卵相遇，生命之花悄然绽放

一个新生命的诞生何其神奇，他通常始于一对相爱且有生育能力的男女身体亲密接触之际。简单地说，孕育包括受精、受精卵的发育、运送和着床、成胎和出生，这就是受孕和生育的全过程。而人的生命则是从一对生殖细胞的结合开始的。

成熟的卵子自卵巢排出后，被输卵管伞端吸入到管腔内，这时夫妻如有性行为，数以亿计的精子就会进入阴道，争先恐后地游向子宫，其中一部分“先锋”快速到达输卵管壶腹部与卵子相遇。这一过程，对精子来说是非常困难的，它要克服前进途中的道道险关，如阴道酸碱度、宫颈黏液的稀稠度及输卵管纤毛的摆动，这些都会影响精子的前进及寿命，因此，在长途跋涉中，大批精子死亡，仅有少数精子到达目的地。这些精子围绕着一个卵子，从精子顶部分泌出来的酶活跃起来，溶化卵子的透明带，其中只有1个精子深入到卵子内，其余均被拒绝于外。精子和卵子结合成受精卵，经过一分为二、二分为四的细胞分裂，新的生命开始了。受精卵一边分裂，一边缓慢地移入宫腔内，受精卵上分泌出来的蛋白酶，用3～5天的时间，把子宫内膜溶化出一个小缺口，然后进入子宫内膜，这就叫“着床”。从此胚胎就在这里与母体血肉相连，并逐渐发育成长为胎宝宝。

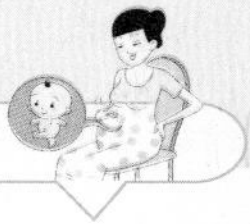

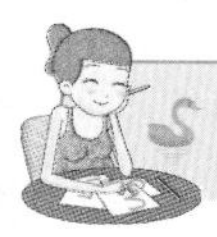

第16天　记下一份永存的妊娠日记

妊娠日记是“爱”的记录，是胎宝宝的“成长史料”。因此，建议你从准备怀孕那一刻起，就开始记录。妊娠日记可以记录准妈妈每天为胎宝宝成长所做的胎教内容，胎宝宝的反应，准父母的生活活动、天气及当天要闻等。

妊娠日记可以做成表格，依自己的实际情况列上怀孕期间每天或定期发生的事情，如营养餐、饮料、语言胎教、运动胎教、孕检备忘等。

也可以像记日记一样，每一页这样开始：

______年______月______日

星期______天气______

也可以像记流水账一样，在睡前或闲暇时把今天的事按时间做个流水账。如：

______年______月______日

7:00起床，摸着肚子向小宝宝问了声好，然后洗脸、刷牙、吃早餐。

8:00我要上班了，上车后总有人为我们让座，妈妈都有点不好意思了。

9:30我该去给宝宝加餐了，怀孕后孕产妇专家说，应该少食多餐。

10:30工作有点忙，一上午都没感觉到小宝宝踢我。

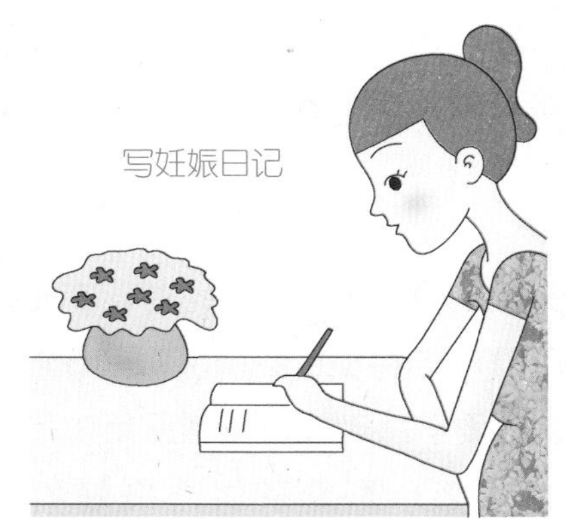

写妊娠日记

12:00午餐时间，同事问我有没有做B超检查，是男孩还是女孩，我回答了她“没有”。其实，我不在乎是男孩还是女孩，因为不论男女他（她）都是我最爱的宝宝。

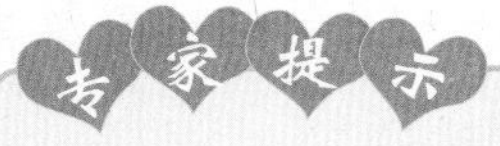

不论你是用何种方式记日记，都要持之以恒，不可半途而废。因为妊娠日记可以培养准妈妈对将来孩子的爱和尊重。

第17天 准爸爸应遵守的“爱心守则”

怀孕的第一个月，即确认准妈妈怀孕的时候。通常这时候，准妈妈的生理状况会有一些微妙的变化，比如胃口跟以前有点不一样了，常常提不起劲。在确认已怀孕的情况下，准爸爸就得开始“爱心旅程”了，并全心遵守“爱心守则”：

（1）陪妻子到医院确认是否受孕成功，并在医生的指导下准备所需补充的维生素（特别是叶酸），督促妻子每天按时按量服用。

（2）为妻子创造良好的环境。环境的绿化、美化、净化是胎宝宝健康发育的必要条件，应力求排除环境污染和噪声危害。为妻子创造一个安静、温馨的生活环境是丈夫义不容辞的责任。

（3）准备关于孕期指南及育儿方面的书籍。

（4）和妻子一起制订一个孕期日程表，罗列每个月该做的事情。

（5）常为妻子换口味。女性怀孕时，最重要的就是维持均衡的营养。丈夫如果能在妻子怀孕时经常为妻子变换不同口味的菜肴，不但能满足妻子的口福，也能使妻子摄取足够的营养。

（6）戒烟、戒酒。因为烟、酒都会对胎宝宝的成长造成不良影响。

（7）帮妻子做家务，帮妻子做一些比较花力气的事，如搬重物、上街采购等。

（8）跟一些已经当爸爸的同事、朋友交流，吸取经验。

（9）节制自己的性欲，前3个月避免性生活。

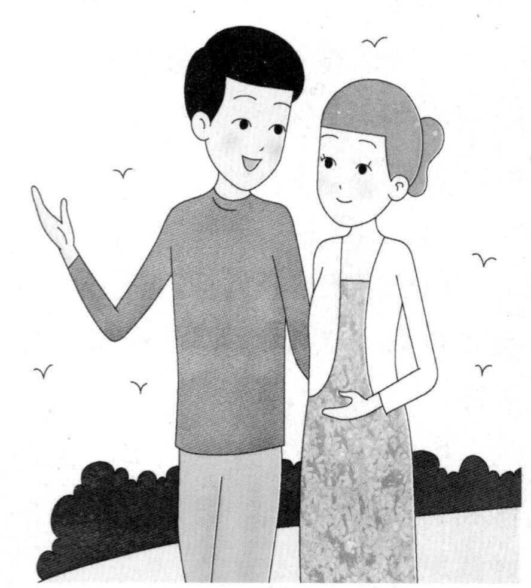

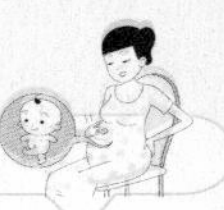

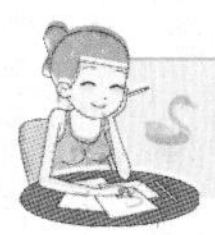

第18天 暂停“性”福生活

妊娠是人生中的大事。在满心期待、欢欣鼓舞地拥抱新生命的同时，准妈妈们还要经历妊娠初期的辛苦路程，如恶心、呕吐、尿频、腰酸背痛、睡不好、乳房胀痛等。另外，还有一些难以启齿的问题，如怀孕初期能过性生活吗？对胎儿影响大不大？专家提醒，怀孕初期最好不要有性生活。

为什么孕早期要禁止性生活呢？这是因为准妈妈怀孕后内分泌功能发生改变，对性生活的要求降低；同时还有心理方面的因素，担心性生活会影响胎宝宝的正常发育和安全；还有身体方面的因素，如身体笨重、不灵活、行动缓慢、不方便等。更重要的是妊娠头3个月里，由于胚胎正处于发育阶段，特别是胎盘和母体子宫壁的连接还不紧密，如果过性生活，很可能由于动作不当或精神过度兴奋时的不慎，使子宫受到震动，很容易致使胎盘脱落，造成流产。即使性生活时十分小心，由于准妈妈盆腔充血，子宫收缩，也会造成流产。因此，准爸爸应了解这一情况，可以用其他方式交流夫妻感情。如果准爸爸不能做到这一点，就容易造成准妈妈的不愉快和夫妻感情上的隔阂，从而影响胎宝宝的健康成长。

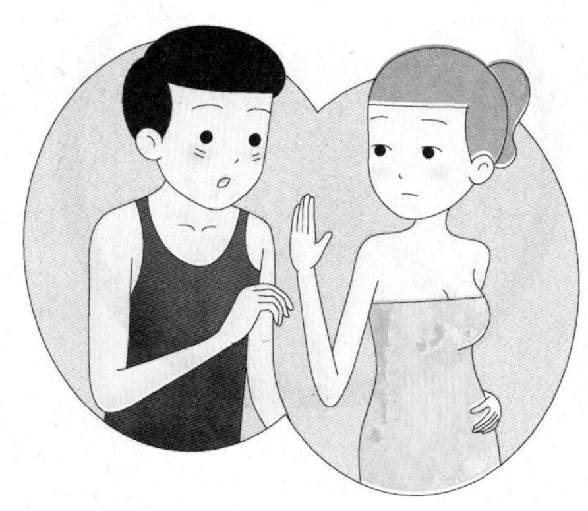

为了胎宝宝更健康地成长，妊娠的前3个月里一定要尽量控制或禁止性生活。另外，需要指出的是，如果孕前有病症以及遗传病者一定要在孕期杜绝过性生活，千万不要因一时的冲动给自己带来终身的遗憾。

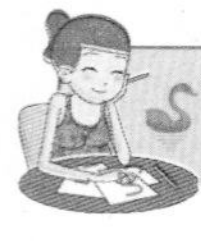

第19天 尽量不使用任何药物

妊娠初期是胎宝宝神经器官、四肢、眼睛开始分化的重要时期。在此期间，准妈妈应尽量不使用任何药物，因为一些药物在这一期间会对胎宝宝造成影响，甚至导致胎宝宝畸形和神经系统障碍。

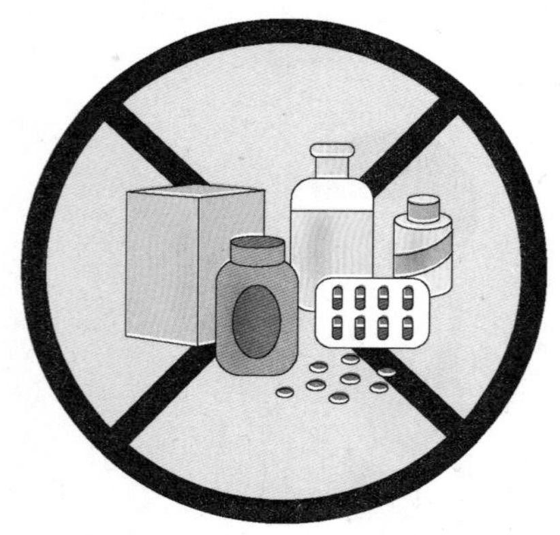

据调查，绝大多数准妈妈在妊娠期间或多或少都用过药，其中有一部分准妈妈是未经医生开处方而自行服药的。对这些非处方用药，医务人员无法控制，准妈妈自己也不知其害，很可能对胎儿生长发育造成危害。

孕期服药最常见的是因感冒、头痛、发热而服用阿司匹林、复方阿司匹林（APC）或氯苯那敏（扑尔敏）等退热止痛药。这类含有阿司匹林的药物如果在怀孕早期服用，可能会引起胎宝宝骨骼畸形或导致心血管、神经系统及肾脏的先天性缺陷；如在妊娠晚期或临产前服用，可使预产期延后、分娩期出血、宫缩无力及死胎、死产率增加。此外，适当地服些维生素C和叶酸，可以预防和减少先天性畸形的发生，但如果大剂量或长期服用，尤其是使用过期、变质的维生素C，可影响生殖功能或引起死胎。其他情况如使用维生素A、维生素D、维生素K或不适当地服用四环素、镇静药以及抗过敏药，甚至止咳药等均可能对胎宝宝造成伤害。

所以，在妊娠期间，应尽量避免用药，可用可不用的药坚持不用。确因有病必须服药者，一定要在医生的指导下服用。

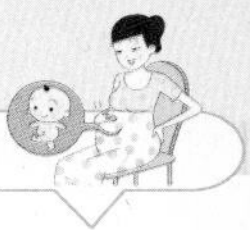

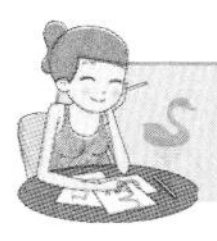

第20天　散步是准妈妈最适宜的运动

经常在空气清新、道路平坦、环境优美的林荫小道上，准妈妈由准爸爸陪同缓慢而行，观看大自然景色，聊天、谈心，多么惬意。其实散步是准妈妈最适宜的运动，尤其是在怀孕初期。

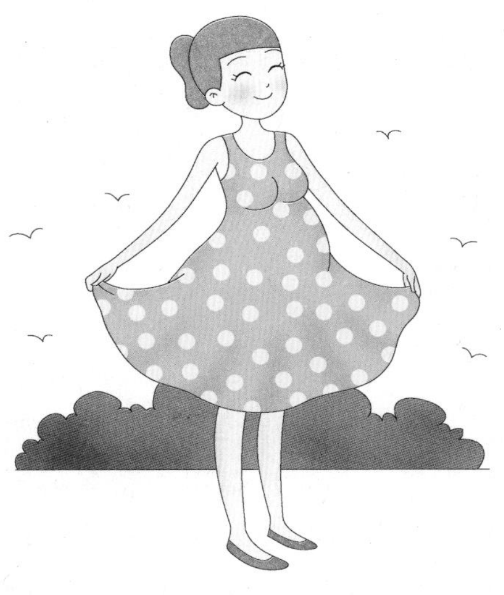

一方面，准妈妈有节律而平静地步行，可使腿肌、腹壁肌、心肌加强活动。由于血管的容量扩大，肝和脾所储存的血液便进入了血管。动脉血的大量增加和血液循环的加快，对身体细胞，特别是心肌有良好的营养作用。另一方面，散步不仅可以帮助准妈妈呼吸到室外的新鲜空气，调节自己的情绪，还可以提高准妈妈的神经系统和心、肺功能，促进新陈代谢。同时，在散步中，肺的通气量增加，呼吸变得深沉。鉴于孕妇的生理特点，散步是增强孕妇和胎宝宝健康的有效方法。

花草茂盛、绿树成荫的公园是准妈妈散步最理想的场所。这种地方空气清新，氧气浓度高，尘土和噪声少，准妈妈置身于这样宜人的环境中散步，无疑会感到身心愉悦。准妈妈也可以在自家周围选择一些清洁僻静的街道作为散步地点。一定要避开空气污浊的地方，如闹市区、集市以及交通要道，在这种地方散步，不仅起不到应有的作用，反而对孕妇和胎宝宝的健康有害。

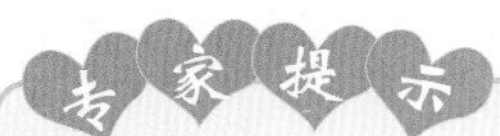

散步的时间很重要，最好选在清晨日出之后，因为日出前空气中的有害物质较多；另外，还要选路上车辆相对较少的时间比较好。

第21天 准妈妈应注意的“三避免”

女性怀孕期间是一个特殊时期，准妈妈需要做到以下“三避免”，以免这些行为对胎宝宝造成影响。

1 避免拔牙

拔牙对一般人（除患有严重心血管疾病及血液病的患者）来说不是什么大事，但准妈妈就应特别注意了。因准妈妈拔牙时的精神紧张及疼痛刺激易诱发子宫收缩，可能会引起流产或早产。据临床资料表明：在妊娠最初3个月内拔牙可诱发流产；妊娠8个月后拔牙可诱发早产；在妊娠4～7个月时拔牙会相对安全。另外，妊娠期女性由于受雌激素的影响，拔牙时易出血过多，因此妊娠期应尽量避免拔牙。总之，妊娠期拔牙弊端较多，如必须拔牙时，也应在妊娠中期（4～7个月）进行。

2 避免饮酒

饮酒对准妈妈的影响是多方面的。过量饮酒会加重肝脏负担；饮酒有可能使呼吸道防御功能降低，使准妈妈易患呼吸道疾病；酒精会妨碍叶酸和维生素B_1的吸收，引起贫血或多发性神经炎。这些危害准妈妈健康的因素均可直接或间接地影响到胎宝宝的生长发育。饮酒对胎宝宝影响也很大，会使胎宝宝直接受到毒害。酒精会使胎宝宝发育缓慢，而且会造成胎宝宝某些器官畸形。

3 避免吸烟

香烟中含有一些致畸物质，如尼古丁、焦油、辐射物和多环芳烃类。尼古丁及其代谢产物可以改变泌乳素和黄体酮的分泌，破坏受精卵的着床过程；尼古丁还会提高妊娠子宫的紧张度，增加子宫的收缩力，从而有可能造成自发性流产。此外，尼古丁还可引起胎宝宝心脏先天性机能和形态的损伤。

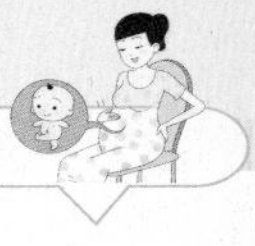

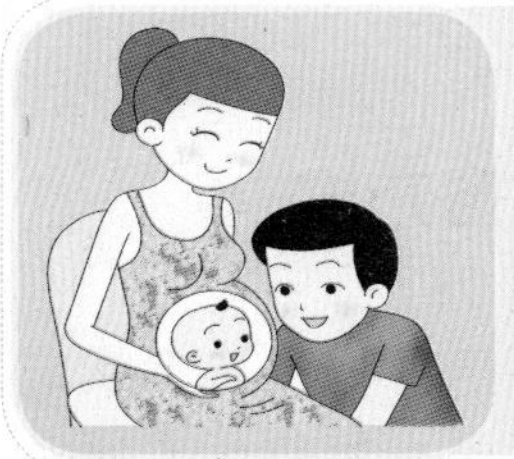

第4周

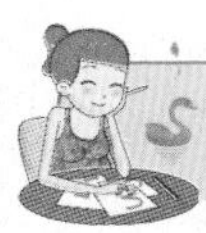

第22天　远离电器辐射的伤害

家用电器日新月异，不断提高了人们的生活水平。在市场竞争环境下，“创新”款式抢在第一时间推出，许多仓促涌到市面上的“新潮”产品，由设计、制造到摆上货架，它们究竟经过哪些质量安全检查的关卡？老实说，这一点一般消费者都还不清楚，而关键是，家里到处是先进电器，你认真想过电磁辐射的问题吗？

虽然不是人人家里都有微波炉，但肯定人人家里都会有个电视机。除了电视机和微波炉，家里最常见的还有电脑、冰箱、空调、手机等。就拿电脑来说吧，在妊娠初期的3个月，准妈妈操作电脑，胎宝宝平均每天所受到的X射线照射剂量约为0.006拉德。这与孕期允许的最大照射量0.5拉德相差很多。所以说，电脑显示屏所发出的X线不会对胎宝宝造成不良影响。但人们发现，除了X线外，电脑显示屏周围还会产生超低频磁场。在体外实验中，这种磁场可以干扰细胞的代谢和增殖，从而影响胚胎的正常发育。在一些动物实验中也发现，这种磁场会干扰和破坏胚胎的正常发育过程，对胚胎产生不良的生物作用。当然，长期使用电脑对胚胎和妊娠过程造成的不良影响还不只是超低频磁场，还有低频电场、射频等。

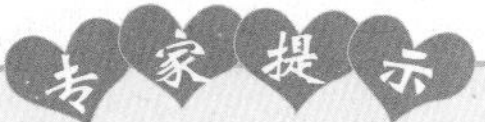

有效避免电器辐射要做到三点：一是挑选正规厂家生产的合格家电产品；二是不要把家用电器摆放得过于集中；三是缩短使用电器的时间。

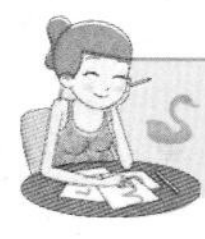

第23天 采取"三餐两点心"的进餐方式

怀孕第一个月的准妈妈往往不知道自己已经怀孕，而此时胎宝宝实际已存在于准妈妈的体内，所以，为确保体内胎宝宝的正常生长发育，现在就应该调整自己的饮食习惯，要做到三次正餐定时定量，并开始按照"三餐两点心"的方式进食。

1 早餐

一定要吃早餐，而且要保证质量。最好有50克面包或饼干等主食，1个鸡蛋(或4～5片酱牛肉)，250毫升牛奶或豆浆，少量蔬菜，还可以适当搭配果酱或蜂蜜，做到营养均衡。改掉早餐吃油条的习惯，制作油条使用的明矾含有铝，铝可通过胎盘侵入胎宝宝大脑，影响胎宝宝的大脑发育。另外，每天清晨空腹喝一杯新鲜的白开水或矿泉水，可以起到洗涤体内器官的作用，而且对改善器官功能、防止一些疾病的发生都有很大好处。

加点心：可选择酸奶、奶酪配苹果。如果早餐喝牛奶会引起肠胃不适，可以加餐时喝，最好配两片饼干。

2 中餐

中餐要吃好，不要选择西式快餐。如果不得已而为之，别忘了给自己点一份蔬菜沙拉，并且以果汁、矿泉水代替碳酸饮料。

加点心：可以吃坚果、豆制品和饼干。

3 晚餐

只要确保营养，可以适当少吃一些主食，以降低摄入的热量，但是不能缺少肉类和蔬菜。

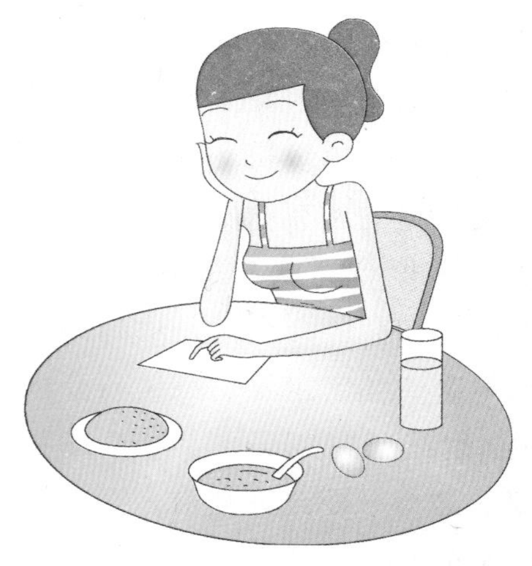

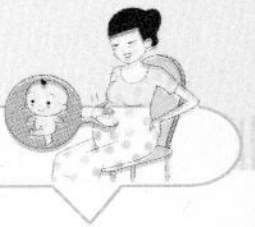

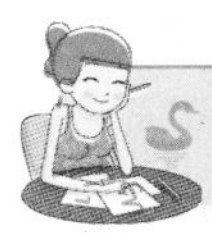

第24天 听听舒缓心情的《爱之梦》

爱之梦

阵阵清风唤醒沉睡的梦
慢慢启开双眸只见晨雾朦胧
几缕晨光射入帘缝照在窗旁花丛
阵阵清风诉说远方的梦
送来声声晨钟伴随心潮涌动
所有伤痛消失无踪只留画意深浓
那阵阵凉爽的风撩动心胸
那轻柔荡漾的晨雾让心情朦胧
只想永远能这样虚实尽如梦中
啊，爱之梦！
……

这首曲子是由匈牙利作曲家李斯特所作，主旋律表达的是：爱吧！能爱多久就爱多久。亲爱的宝贝，能爱多久就爱多久。当然，听几次就由自己决定了。最关键的一点是，不要强迫自己听，不要给自己加任务，一切顺其自然，这样才能保持愉悦的心情。

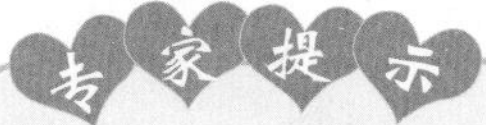

现在的胎宝宝只是胚胎，他的听觉器官要到第4个月时才发育，因此，现在的音乐只是为了让你舒缓心情。只要你有时间，任何时间——无论早起、午睡还是晚饭后，你都可以打开音响，让这甜美的旋律飘荡起来。

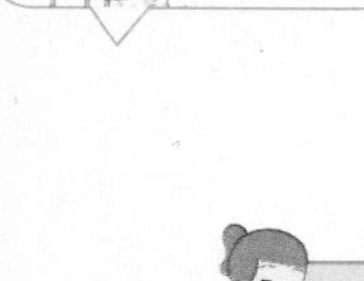
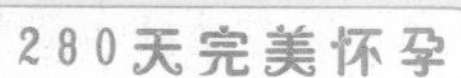

第25天　盲目进补要不得

准妈妈需要增加营养是人所共知的常识，但是，并非所有营养品都适合准妈妈，不加选择地盲目进补，对准妈妈来说是很危险的。曾有一位女性，在其怀孕后，家人给她买来桂圆、黄芪、人参、蜂王浆等各种滋补品，但是她吃了以后却出现了漏红现象，经医生检查诊断为乱用补品造成的先兆流产。

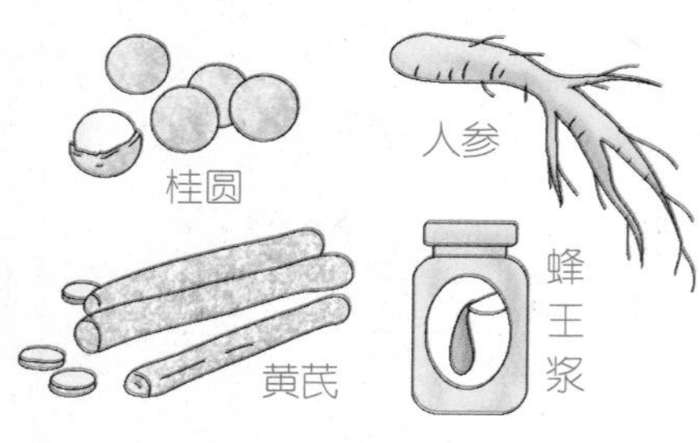

有人可能会问：为什么进补会造成先兆流产呢?原来，从中医的角度看，女性怀孕后，由于阴血聚以养胎，多数人有阴血偏虚的症候，而阴虚则会滋生内热，从而出现口干、口苦、大便干结、小便短赤等阴虚火旺的症状。如果这些症状不严重，通过准妈妈自身对阴阳的调节，过一段时间会自然消失；如果症状严重，有经验的大夫会很小心地选择一些不会对准妈妈和胎宝宝产生危害的清热凉血的药物进行治疗。而人参、桂圆属于甘温之物，会加剧准妈妈阴虚火旺的症状，在这个时候是不能吃的。前面提到的那位准妈妈，由于生理上的变化，本来就有些阴虚阳亢，又吃了不少甘温的补品，这无异于火上浇油，使内热陡然上升，从而迫血妄行以致伤胎漏红，引起先兆流产。所以，准妈妈不应听信“桂圆力大可保胎，食之将来孩子可眼大、漂亮”等说法，孕期应禁食桂圆。对于人参和蜂王浆，若准妈妈的确气血亏虚，需要使用，也必须严格按照医嘱使用。

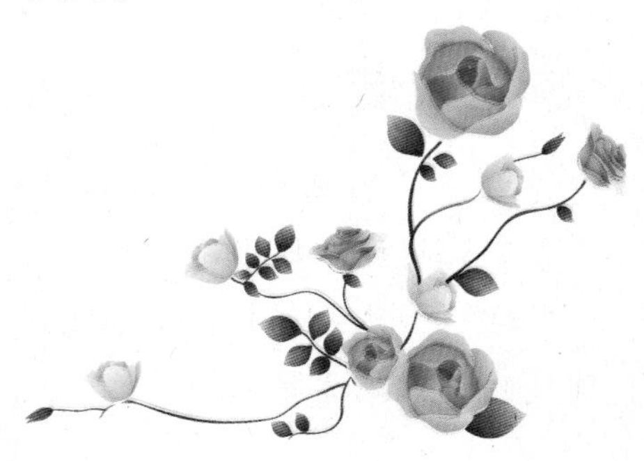

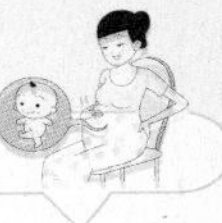

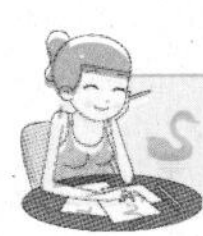

第26天 忌食容易导致流产的食物

食物也可以导致流产，准妈妈在注意营养摄入的同时，也应注意到有些食物会对自己或者胎宝宝产生不良影响。准妈妈应忌食以下食物：

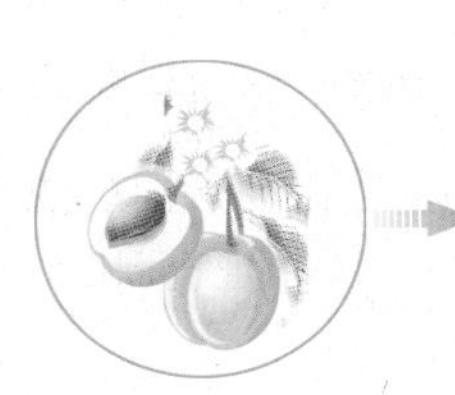

杏子及杏仁 杏子味酸性大热，且有滑胎作用。由于妊娠胎气、胎热较重，故产前一般应吃清淡食物。而杏子的热性及其滑胎特性，为准妈妈之大忌。杏仁中含有剧毒物质氢氰酸，能使胎宝宝窒息死亡。

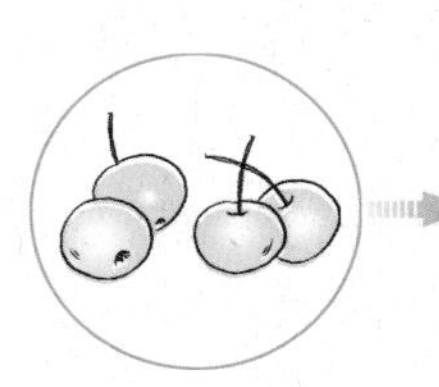

山楂 山楂对准妈妈的子宫有兴奋作用，可促使子宫收缩。倘若准妈妈过量食用山楂食品，就有可能刺激子宫收缩，甚至导致流产。尤其是过去有过自然流产史或是怀孕后有先兆流产症状的准妈妈，更应格外注意不要食用山楂食品。

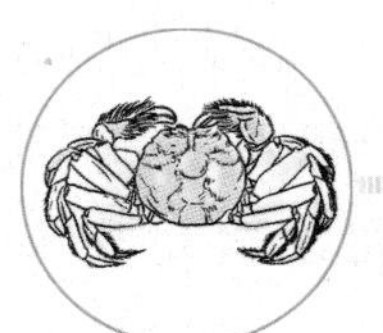

螃蟹 螃蟹味道鲜美，但其性寒凉，有活血祛淤之功效，故对准妈妈不利，尤其是蟹爪，有明显的堕胎作用。

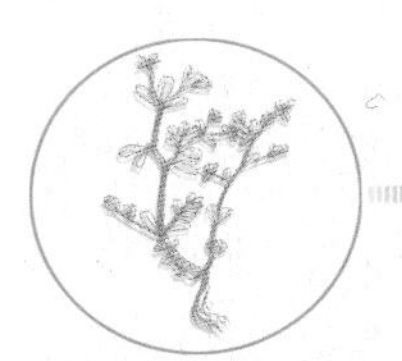

马齿苋 马齿苋既是草药又可作菜食用，其药性寒凉而滑利。马齿苋汁对于子宫有明显的兴奋作用，能使子宫收缩次数增多、强度增大，易造成流产。

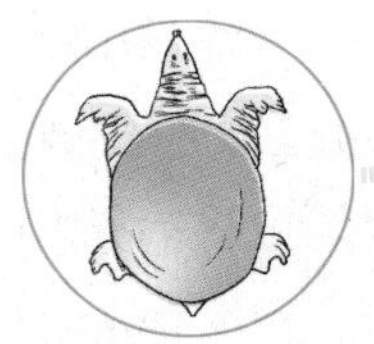

甲鱼 甲鱼味咸性寒，有较强的通血络、散瘀块作用，因而有一定堕胎之弊，尤其是鳖甲的堕胎之力比鳖肉还强。

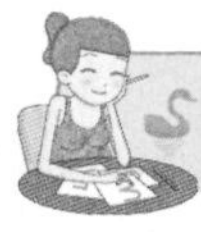

第27天　水果不可当饭吃

有些准妈妈信奉“多吃水果，孩子将来皮肤好”的说法，因而几乎把水果当饭吃，有的准妈妈甚至一天吃下两三千克水果。专家提醒，这种饮食是极不科学的，弄不好还会吃出病来。

丹丹是个不折不扣的“水果迷”，她酷爱水果，自认为水果营养丰富，味道鲜美，长期进食可以保证身体所需的水分，对美容还有很好的效果。自从怀孕后，丹丹把晚餐都用水果取代，每天晚上从来不正常吃饭。

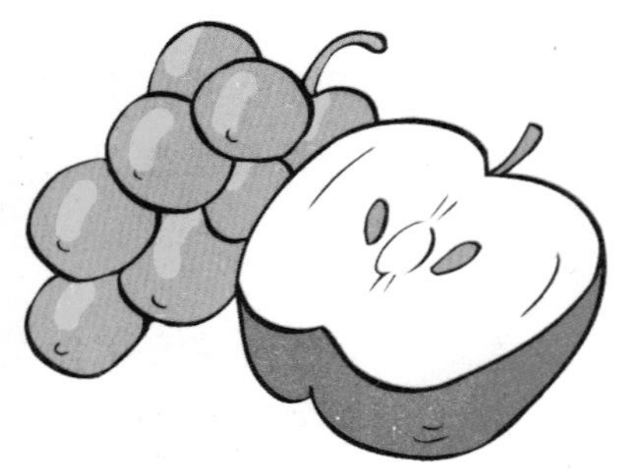

丹丹的丈夫对于妻子从来都是言听计从，不敢有半句反驳，更何况丹丹现在处于怀孕期。一次，丈夫准备去外地出差一星期，就按照丹丹的要求提前在家准备了丰富的水果，可谓是种类繁多。一个星期后，丈夫回到家里，却发现丹丹并没有在家。他去岳母家询问才知道，原来在他离开的第二天，丹丹因为感觉身体不适上医院诊断，确诊患上了妊娠糖尿病而住进了医院，幸好没什么大事。

的确，水果含有丰富的维生素、矿物质等多种营养，但是食用过多也会给人造成伤害。水果含糖比较多，吃多了容易造成血糖浓度急剧上升，进而刺激胰岛大量分泌胰岛素，使血糖浓度又转而下降。而血糖波动会使人情绪不稳定、头晕脑涨、疲劳、精神不集中等。如果食用者有遗传糖尿病的因素，很容易引发糖尿病。

过量地食用水果，会使人体内积蓄大量维生素C，进而产生草酸。草酸与人体汗液混合排出，会损害皮肤，使皮肤变得粗糙，严重者还会产生药物过敏性皮炎。

所以，建议准妈妈应该有选择地吃各种各样的食物，均衡营养。

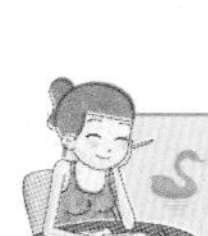

第28天 总是感到疲倦乏力怎么办

妊娠第1个月，许多准妈妈都不知道自己怀孕了，而身体极易产生疲倦感，浑身乏力，或没有兴趣做事情，整天昏昏欲睡，提不起精神。很多准妈妈会感觉自己一天到晚都好累，尤其是上班族准妈妈，甚至怀疑自己是否还能继续工作。不过，不要过分担心，这是孕早期的正常反应之一。那么，如何让身体和心灵恢复到最佳状态呢？

1 保持均衡饮食

食物具有消除疲劳、提振精神、舒缓压力等功用。孕产科专家认为：怀孕期间受到激素分泌的影响，有些准妈妈会出现恶心、呕吐等肠胃症状，建议准妈妈采取少量多餐且健康均衡的饮食方式，必要时还得配合特殊的饮食。如有些准妈妈会出现生理性贫血，就得额外增加铁质的摄取。

2 避免摄取过多油炸类、淀粉类、富含糖类的食品

无论多么疲倦难当，也不要以咖啡、可乐、浓茶、糖果、甜腻的食品来提神，因为这些食物只会带给准妈妈短暂的兴奋，之后血糖就会直线下降，增加准妈妈的身体负担，让疲劳更为严重。

3 保持充足睡眠

准妈妈们应了解整个孕期的变化，针对这些变化做些适当的应变。如怀孕初期、后期容易有尿频的状况，睡前要少喝水，先去洗手间将膀胱排空，这样就能降低半夜起床的频率。

4 找人叙谈，排解不良情绪

当情绪低落或遭遇困难时，不妨找丈夫、家人、朋友诉说，将不愉快的情绪及问题慢慢地道出，以缓解不良情绪。同时，对方也会给你适当的温暖与回馈，让你感受到温暖，重新恢复饱满、愉悦的精神。

第二章

孕2月：开始出现妊娠反应

这个月，即使你不知道自己已怀孕了，子宫中的宝宝也会向你发出信号，比如让你倦怠、尿频、呕吐……目的是告诉你："妈妈，你可要注意了，这种症状并不是感冒，可不能乱吃药，因为我已经在你的子宫中悄悄生长了。"为了宝宝能在子宫中健康成长，准妈妈一定要保持好心情，缓解妊娠反应，养成良好的生活习惯，为胎宝宝创造一个良好的生长环境。

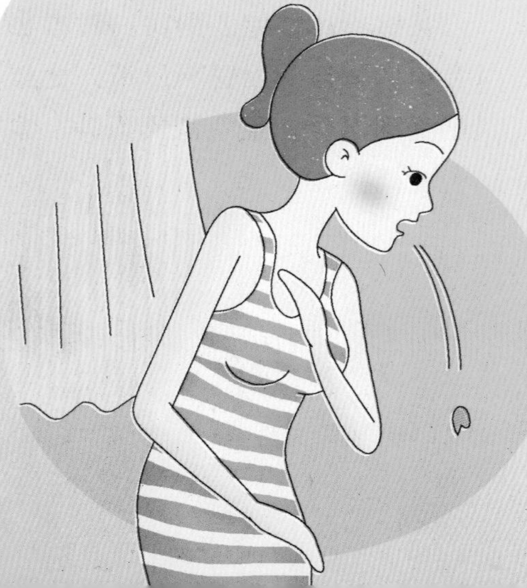

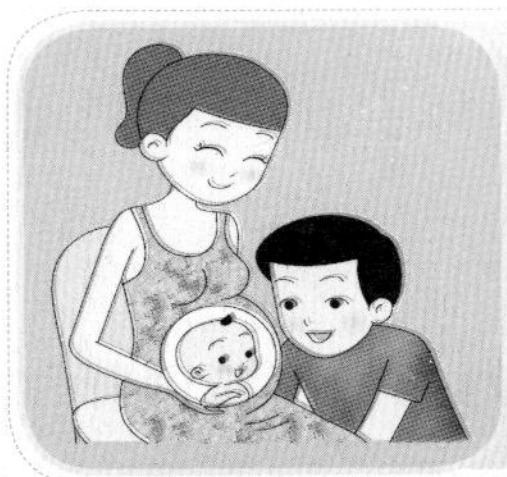

第5周

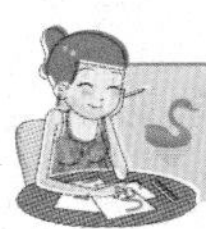

第29天　怀孕的自我判断标准

对于准妈妈来讲，越早确定怀孕，越能及早做好怀孕的生活调整，这对母子双方的健康都十分有益。孕早期，准妈妈的身体将会发生以下生理变化：

❶ 月经停止

停经是怀孕早期的最早、最重要的信号。月经周期一向正常的已婚育龄女性，如果月经过期超过10天以上，就应考虑到有怀孕的可能；如停经超过2周以上就需要到医院检查原因。

❷ 妊娠反应

多数女性怀孕6周以后可出现嗜睡、头晕、乏力、食欲不振、恶心呕吐等早孕反应现象，呕吐多在清晨或空腹时发生。少数人的早孕反应比较剧烈，持续时间也比较长，有的甚至在整个孕期都有反应。

❸ 乳房变化

怀孕后第8周，在雌激素和孕激素的共同刺激下，准妈妈的乳房逐渐胀大，乳头和乳晕部颜色加深，乳头周围有深褐色结节等现象，12周以后还会分泌少许清水样乳汁。

❹ 尿频

怀孕8周以后，准妈妈可能有排尿次数增多的现象。怀孕12周以后，子宫超出盆腔，膀胱不再受压迫和刺激，尿频症状自行缓解。

❺ 情绪不稳

孕早期，许多准妈妈体内的大量孕激素使其感情特别丰富，要么高兴得热泪盈眶，要么悲伤得痛哭流涕。当然，也有一些女性怀孕后变得恬静、内向。

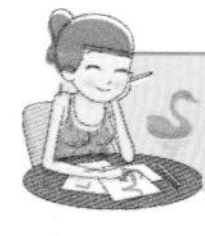

第30天　换下不符合标准的高跟鞋

女性怀孕期间不宜穿过高的高跟鞋。因为肚子一天天增大，体重增加，身体的重心前移，不仅使站立或行走时腰背部肌肉和双脚的负担加重，还会使身体站立不稳。准妈妈穿高跟鞋，在步行的过程中，为了保持身体平衡，会自觉地腰椎向前，胸椎往后，使脊柱弯曲度增加，时常感到累上加累，腰酸背痛加剧，不利于身体健康。准妈妈穿高跟鞋，容易使子宫下坠，膀胱受压，时间长了，还会引起尿频，及产后子宫脱垂，使骨盆倾斜，不利于日后分娩。准妈妈穿高跟鞋会使全身的重量过多地集中在双脚掌上，造成脚趾关节过度背伸，时间长了，容易使脚的形状发生变化，情况严重者，还会形成平足症。由于内分泌的改变，准妈妈全身骨骼会产生不同程度的骨质疏松，此时穿高跟鞋会严重地危害身体各部位的健康。

另外，准妈妈的下肢静脉回流常因怀孕而受到一定影响，站立过久或行走较远时，双脚常有不同程度的水肿，此时穿高跟鞋，由于鞋底、鞋帮较硬，不利于下肢血液循环，原本双脚有不同程度水肿，这样一来，造成准妈妈下肢水肿情况更加严重。

正常鞋跟的高度应该为2～3厘米，这样可增加足弓弹性，站立时身体更挺拔，行走时也较为轻松有力。因此，在孕早期准妈妈要换下不符合标准的高跟鞋，而选择有能支撑身体的宽大的后跟，鞋跟的高度在2厘米左右，鞋底上有防滑纹的大小合适的鞋子。同时，还要注意选择透气性好、舒适大方的布鞋，以防产生湿气，刺激皮肤，形成脚癣。最好准备两双稍大一点的鞋子，因为怀孕后脚会随着体重的增加发生水肿。注意高跟鞋和便鞋轮换着穿，可以使脚得到适当的放松。

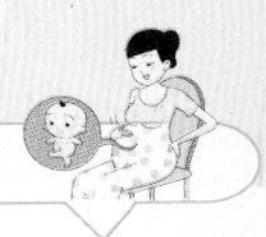

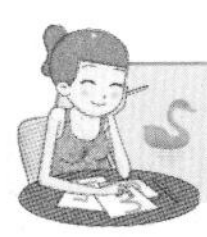

第31天 警惕异常增多的白带

白带和月经一样，也是女性的正常生理现象。它是阴道黏膜渗出液、子宫颈和子宫内膜腺体分泌物和输卵管黏膜分泌物的“三合一”混合品。

怀孕以后，白带却要比怀孕之前多得多。因为胎盘产生大量雌激素，子宫和盆腔的血液供应丰富，孕期白带多是正常现象。但也要警惕，如果不仅白带量多，同时还有颜色、性状的改变以及外阴瘙痒等症状，那就不是正常现象而是异常病态。

如果白带呈黄色而且伴有恶臭，还非常痒，则很有可能是患了滴虫性阴道炎。随着炎症的严重化，外阴部会变红肿，瘙痒症也会变成痛症。这种疾病是由于受滴虫的感染引起的，除了过性生活时感染外，还可能在公共澡堂和坐便时等其他情况下被感染。但大部分都是由不洁性生活感染的，因此，不仅仅是准妈妈自己，丈夫也要特别注意个人卫生。

◎缓解白带增多的孕期按摩方法

有效穴位　内关、神门、曲池、后溪等。

按摩方法　按揉孕妈妈内关、后溪各100次；神门、曲池各30~50次。每天按摩1次，10次为一疗程。连续治疗两个疗程后，如症状明显好转，可逐渐减少操作次数至原来的一半。

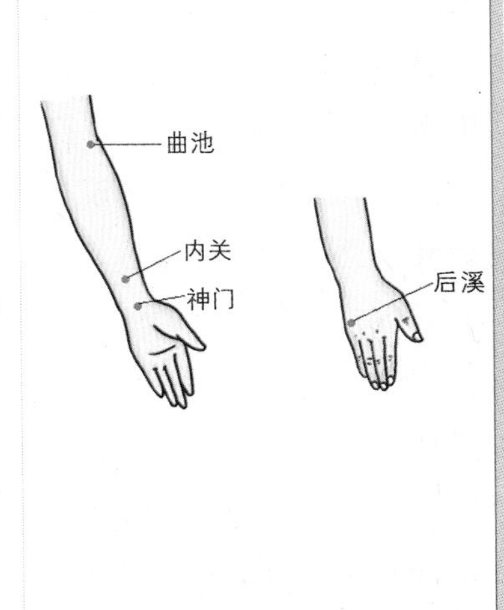

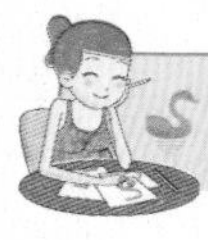

第32天 宁静是最好的胎教

现代医学研究证明，准妈妈在孕期的行为、情绪、营养、疾病及环境中的各种有害因素，确实能够影响胎宝宝的生长发育。国内某些专家提出“宁静是最好的胎教”。所谓“宁静”，是指准妈妈本身的宁静，即不急不躁、不郁不怒、情绪安定、心情愉悦等精神状态。众所周知，情绪对胎宝宝的身心发育影响极大。许多研究发现，准妈妈恶劣的情绪会给胎宝宝带来不利影响，比如准妈妈的突然恐惧可使肾上腺素等激素分泌增加，致使血液成分发生变化，从而波及胎宝宝。还有事例证实，多动症患儿在胚胎期间，其母亲都曾有过较大情绪波动和心理困扰的过程。

不仅如此，准妈妈情绪不安还能影响胎宝宝的智力。美国“9·11事件”发生后的第二年里，有关专家对在事发现场的准妈妈的胎宝宝进行跟踪考察，通过8年的跟踪考察，发现受灾组儿童平均智商为81.7，大大低于对照组即其母亲未耳闻目睹“9·11”事件胎宝宝的93.1。这个试验说明，母亲在怀孕期间的身心健康和心理状态确实可以影响胎宝宝的智力发育。

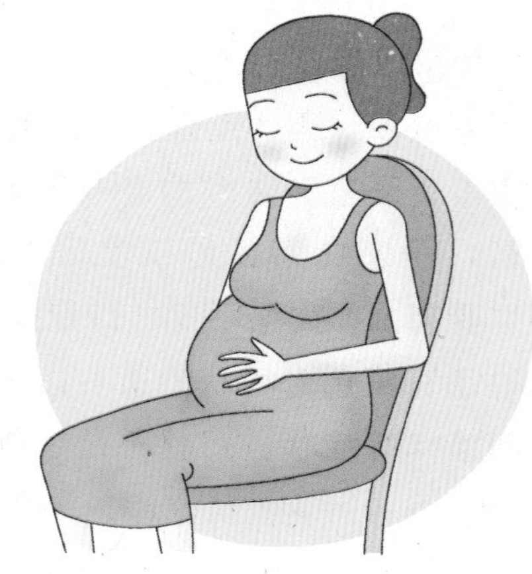

胎教的关键应是准妈妈身心的宁静。但是，现实生活中准妈妈难免会碰到挫折和矛盾，十月怀胎天天做到宁静，确实不易。这既有准妈妈自身的修养问题，也有准妈妈每天“停泊的港湾”的安定问题，更有丈夫的爱护和公婆的宽容等系列问题。因此，只有把一切矛盾或不愉快处理好了，准妈妈才能真正保持一种宁静祥和的心理状态。

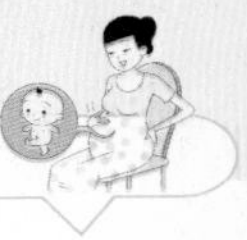

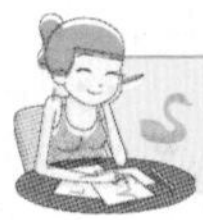

第33天 不小心感冒了怎么办

准妈妈是特殊群体，孕期细胞免疫功能低下，为感冒易感人群。那么，不小心感冒了怎么办呢？

1 感冒伴有高热应及时就医

准妈妈感冒伴有高热时，应特别注意，尤其是发生在妊娠的前2个月，胎宝宝正处于胚胎期，胚胎的器官刚刚分化、形成，高热导致物理内环境的异常，有引起畸形、流产的可能。发生感冒后，有持续心动过速的症状，还应注意是否有病毒性心肌炎的发生；感冒伴有高热或症状超过1周，伴有食欲不佳、低热、疲劳、咳嗽、咳痰、心悸等症状时，应及时就医。

2 感冒时要安全用药

许多准妈妈认为怀孕时不能用药，害怕药物引起胎宝宝畸形。实际上，发生感冒时常用的感冒清热冲剂、板蓝根冲剂都有清热等消除症状的良好功效，长期的应用实践表明是很安全的药物。为保证用药的安全性，应遵照医嘱用药。

3 饮食调理

准妈妈感冒发热期间应多喝水，需进食清淡、易消化、富有营养的食物，如蔬菜、水果、果汁、牛奶、汤类、粥品等，避免进食辛辣、油腻、不易消化的食物。

4 积极预防感冒

孕期，室内要经常通风，准妈妈平时加强锻炼身体，闲时常晒太阳，过有规律的起居生活；工作不要过于劳累，睡眠要充足；进食有营养易消化的食物；尽量少去人多空气不流通的场所，如大商场、超市、电影院等地；周围有患感冒的人也应远离。总之，增强抵抗力对预防感冒有一定的好处。

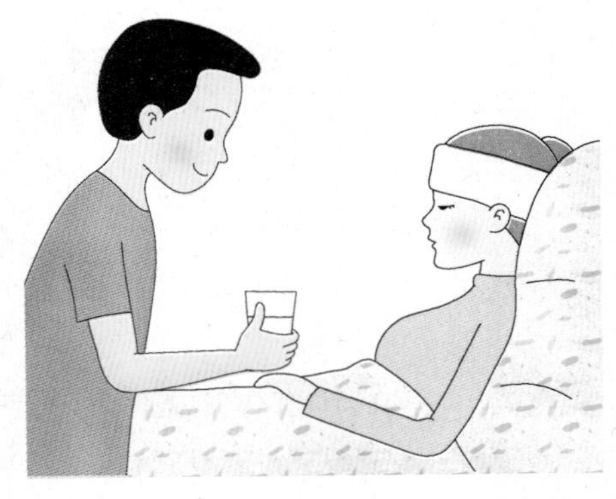

第34天 孕早期需补充的关键营养素

叶酸	作用	预防胎宝宝神经管畸形
	准妈妈每日需求量	每日0.4～1毫克
	补充方法	可通过口服叶酸制剂或摄入富含叶酸的食物来补充叶酸
维生素C	作用	增强机体抗病能力，减轻牙龈出血症状
	准妈妈每日需求量	每日100毫克
	补充方法	可通过食用青椒、黄瓜、花椰菜、油菜、萝卜、红枣、草莓、苹果、猕猴桃、柑橘、番茄等补充
维生素B_6	作用	帮助胎宝宝中枢神经系统发育；缓解妊娠呕吐、食欲不振
	准妈妈每日需求量	每日1.9毫克
	补充方法	可通过食用燕麦、大米、糙米、麦芽糖、酵母粉、动物肝脏、蛋黄、鸡肉、鱼类等补充
维生素A	作用	有利于胎宝宝皮肤、胃肠道和肺部的健康
	准妈妈每日需求量	每日0.8毫克
	补充方法	可通过食用牛奶、奶油、禽蛋、芒果、柿子、杏、动物肝脏、鱼肝油、鱼子、黄绿色蔬菜等补充
镁	作用	怀孕头3个月镁的摄入量关系到新生儿的身高、体重和头围大小
	准妈妈每日需求量	每日300～350毫克
	补充方法	可通过食用小米、玉米、豆类、豆腐、紫菜、虾米、辣椒、蘑菇、核桃、花生、芝麻、杏仁、香蕉等补充

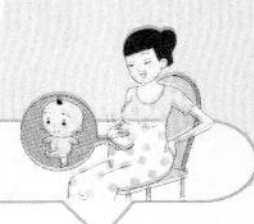

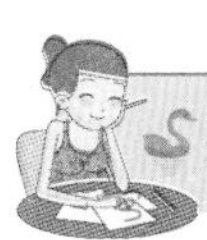

第35天　许多准妈妈悄现妊娠反应

怀孕两个月，从准妈妈外表看不出来有什么变化，甚至连准妈妈自己也不会察觉到太多怀孕的变化。不过实际上你的身体从最初怀孕开始，就已经发生了很多变化，比如恶心、疲惫、背痛、情绪变化和感到精神压力增大，这是身体为了适应胎宝宝的发育所做出的调整。

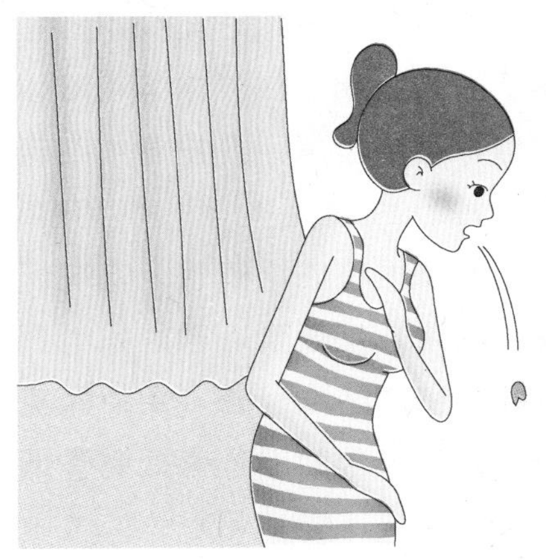

❶ 恶心呕吐吃不下去

怀孕初期是女性一生中经历的一个特殊时期。从停经到第4个月左右的时间，准妈妈们大多数要出现一些生理功能上的转变甚至剧烈动荡——早孕反应，这其中最典型的症状就是恶心和呕吐。此时食物宜清淡，尽量不吃太咸、油腻或有特殊气味的食物；饼干、面包以及苏打饼干等食物可减轻孕吐的不适。吃完饼干点心后，应该过1个小时再喝水。

❷ 胃口大变

有些准妈妈在怀孕前一点辣都不能吃，可是怀孕后反而喜欢吃辣，也有些人对于酸的食品是来者不拒。这样的改变，其实都是因为激素变化所造成的。在怀孕初期想吃什么就尽量吃，不必刻意多吃什么或少吃什么，因为很多准妈妈在出现孕吐之后，食欲明显减弱，什么都不想吃，就会直接影响到营养摄取。当然，身为准妈妈的你，必须戒除吸烟、喝酒等不良习惯。

❸ 四肢无力易疲倦

怀孕初期应该少吃或不吃冰冷、不易消化的食物；应充分休息，适当减少运动量和工作量。

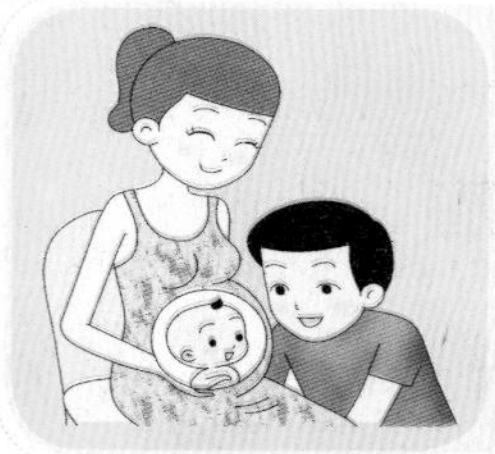

第6周

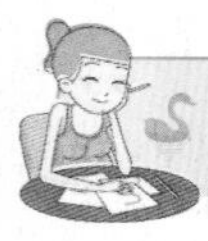

第36天 准爸爸不可再“吞云吐雾”

如今，很多男性在妻子准备怀孕前，倒是减少或暂不吸烟了。但当妻子怀孕后又开始吸烟，并经常在妻子面前毫无顾忌地“吞云吐雾”。他们以为，只要妻子不吸烟就不会影响胎宝宝的发育。

医学研究表明，被动吸烟更可怕，被动吸烟者比吸烟者吸入体内的苯丙芘(致癌物质)高出5倍。另外，烟草中有20多种有害成分，可使染色体和基因发生变化，对早期胚胎的危害最严重，严重者容易导致胎宝宝发育迟缓、畸形和先天性心脏病；引发面部或口腔发育畸形，在生命形成的早期便已埋下了口腔不健康的隐患，使宝宝出生后难以拥有健康结实的牙齿；同时毒害胎宝宝的大脑，对智力发育也造成一定的影响。严重者可以引起流产、早产和胎宝宝死亡。

因此，为了胎宝宝的健康，准爸爸无论在妻子妊娠前还是妊娠后都不应该吸烟，至少不应在妻子面前吸烟。如果准爸爸难以做到，可走出房间在户外或在走廊里抽，或使用一些戒烟用品，如往鼻子里喷戒烟药水，吃戒烟糖或使用戒烟牙膏。准妈妈也要多鼓励和体贴准爸爸，用以柔克刚的办法来帮助准爸爸抵制香烟的诱惑。

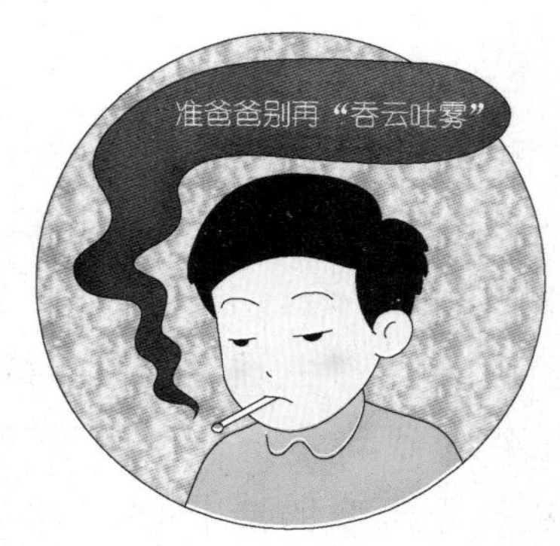

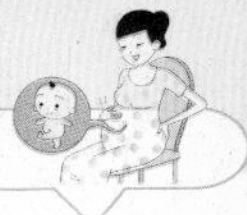

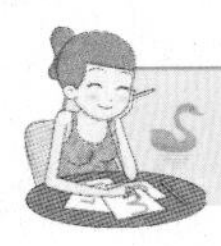

第37天　孕早期应尽量避免CT检查

妊娠是一个特殊的生理过程，准妈妈在怀孕期间做很多事情都要非常小心谨慎。孕妇不宜进行CT检查，其对孕妇本身和胎儿都有不良的影响。

1 什么是CT检查

CT是电子计算机X射线断层扫描，它具有很高的密度分辨力，要比普通X线的光照强100倍。所以，做1次CT检查受到的X线照射量比X线检查大得多，对人体的危害也大得多。因此，孕妇做CT检查会产生严重的不良后果。所以，如果不是病情需要，孕妇最好不要做CT检查。

2 CT检查的危害

早孕阶段尤其是怀孕15～56天时，胚胎的器官正处于高度分化形成中。此时接受X线（特别是腹部）照射，极易发生胚胎畸形，出现小头、痴呆、脑水肿、小眼、造血系统缺陷、颅骨缺损等发育上的缺陷。因此，在怀孕头3个月要绝对禁止CT检查。

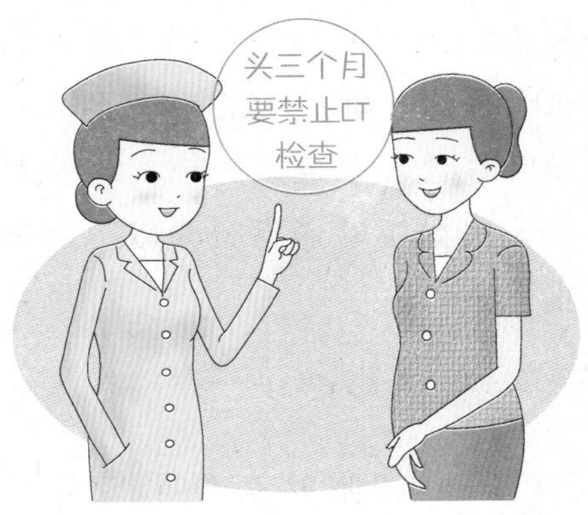

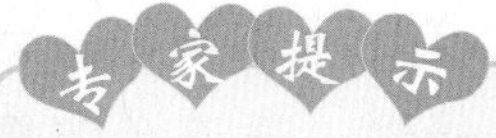

在怀孕最初3个月内，腹部绝对禁止X线照射，除此之外，胸部透视最好要推迟到怀孕28周后。骨盆X线测量或拍摄胸片，均应安排在怀孕36周后。如查孕妇其他器官有疾病，必须做CT检查时，那么需要在腹部放置防X线的装置，以避免和减少胎儿畸形的发生。

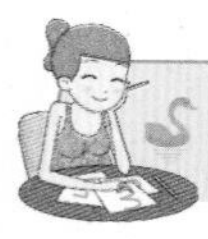

第38天　妊娠剧吐应及早就医

如何把怀孕的消息告诉别人，电视剧里最经典的场景就是：呕吐！一少妇捂着嘴冲进洗手间，外面的人有所顿悟："她最近怎么老是想吐啊？别是怀孕了吧！"孕吐是让很多准妈妈都头疼的问题。妊娠呕吐通常分为以下两种情况：

1 一般症状

恶心和呕吐在早晨较为严重，称为晨吐。这段时间多数准妈妈都自觉嗅觉比平常灵敏，对一些气味感觉强烈。唾液分泌量增多、反胃上气做要呕吐的动作，但未必都会真的呕吐出来，还会随之出现饮食减少和偏食。这些症状多数准妈妈会在怀孕的4～6周开始出现，到13～15周时逐渐减轻或消失。通常早晨吃一个苹果，对缓解恶心和呕吐很有帮助，而且有助于保持肠道畅通，预防便秘。

2 特殊情况

极少数准妈妈会有持续和剧烈的反应——无法进食或喝水。持续的反应有时会到怀孕7～8个月甚至一直到临产前，由于频繁剧吐，吐物除食物、黏液外，还可能有胆汁和咖啡色渣样物，孕妇明显消瘦、尿少，同时有口干口渴、眼窝凹陷、心跳加快、浑身无力和发热等症状，称为"妊娠剧吐症"。这时应该去医院查一下尿是否出现酮体阳性，必要时应输液，否则有可能危及自己和胎宝宝的生命。在医院静脉输液补充丢失的水和电解质，并给予药物止吐，症状会很快得到控制。

如果出现血压降低，心率加快，伴有黄疸和体温上升，甚至出现脉细、嗜睡和昏迷等一系列危重症状，就不宜强求保胎，应及时住院终止妊娠。因为在这种情况下会生出体质不良的婴儿，甚至是畸形儿。

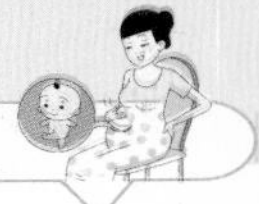

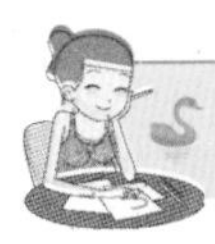

第39天　小心葡萄胎

怀孕6~7周，通过超声波检查，大致能看到胚囊在子宫内的位置，还可以看到胚胎数目，有些准妈妈被发现在子宫内生长的不是胎宝宝，而是无数成串的大小不等的透明水泡，大者像葡萄，小者像绿豆，由于其外形似成串的葡萄，因此医学上称之为葡萄胎。这是由于早期妊娠的绒毛中滋养细胞增生过度及其间质水肿而形成的。

以下情况应考虑患有葡萄胎：

（1）生育年龄妇女月经过期，出现恶心、呕吐等早孕反应，但比一般情况严重。

（2）由于葡萄状物与子宫壁剥离而引起阴道出血，或持续不断，或间断反复发生，时多时少。有时在血块中可见到一些葡萄样的大小不等的水泡状物，如大片脱落可引起阴道大出血。半数患者可发现腹部明显增大，与妊娠月份不符，往往妊娠2～3个月而腹部却像4～5个月大小，且无胎动。因此，凡有月经过期，出现阴道流血或腹部增大迅速等现象，应立即去医院检查。

（3）少数患者由于葡萄状物坏死或部分排出，子宫也可与妊娠月份相符，甚至小于妊娠月份。有些患者还可出现高血压、水肿、蛋白尿等现象。

由于葡萄胎多数为良性疾病，因此在确诊后不要过分紧张。确诊后首先应尽快清除葡萄胎，一般1次不能吸净，往往需要2～3次，直到无葡萄状物为止。同时严密随诊，至妊娠试验转为阴性，一般至少2年。若随诊中发现妊娠试验一直不转阴，或阴性后又转阳，或出现其他异常现象，如阴道流血、咯血等，则应警惕葡萄胎恶变的可能，需做进一步的检查以确诊病情。

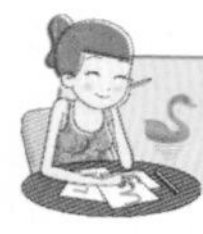

第40天 谨防宫外孕作乱

正常的受精卵是在子宫腔内着床、生长和发育的，如果受精卵发育成囊胚之后在子宫腔以外的器官或组织中着床并发育，就叫宫外孕。

女性骨盆腔内的输卵管、卵巢、腹腔、退化的子宫角、子宫颈都是可能发生宫外孕的部位。其中，发生在输卵管的宫外孕最常见，约占95%；发生在子宫颈和退化的子宫角的宫外孕则危险性较高，除了可能造成休克外，有时甚至会危及生命。除了发生在腹腔（通常着床于大网膜）的宫外孕胎宝宝可能存活之外，其他部位的宫外孕都在胚胎早期就发生流产或妊娠部位破裂造成休克而需要紧急手术。腹腔妊娠虽然可以通过手术取出可以生存的胎宝宝，但妊娠术后常造成肠粘连，后遗症颇多。

宫外孕是一种比较危险的妇科疾病，所以在日常生活中要做好防治宫外孕的保健，以减少宫外孕发生的概率，防止出现严重后果。

1 积极防治输卵管炎

由于引起宫外孕的常见原因是慢性输卵管炎，所以做好输卵管炎的防治显得非常重要。在产后、流产后和月经期要注意卫生，预防感染。若出现感染现象，应及时彻底地治疗，以免除后患。

2 临时急救

输卵管妊娠经确诊后，应立即输血以补充失血，并进行剖腹手术，切除病灶。

3 保存生育功能的保守治疗

对于一些轻症患者，如内出血不多，一般情况好，可应用中西医结合的非手术治疗方案。

女性如果出现在6~8周停经，伴有腹痛（下腹一侧撕裂样痛），同时伴有恶心、便意感、下坠感，又有阴道出血，就有可能发生了宫外孕。

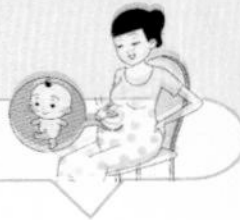

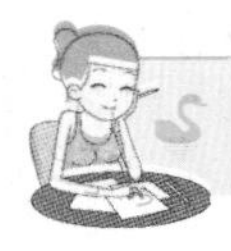

第41天　孕初叫停旅游或出差

一般情况下，妊娠早期(即怀孕的前3个月)准妈妈应该尽量避免外出旅行，尤其是长途旅行。因为，怀孕3个月以前，胎盘未完全形成，到孕12周才成为一个完整组织，以维持胎宝宝的正常生长发育。约3/4的流产发生在孕12周前。虽然引起流产的原因较多，但过多的活动、旅途疲劳、生活不规律也是诱发流产的重要因素。而且怀孕头3个月是胎宝宝器官形成期，过多在公共场所、人群密集的地方逗留，容易被传染病毒、细菌性疾病而导致流产或使胎宝宝畸形。

如果准妈妈实在不得不外出，应该注意以下几个方面：

（1）确定是否为宫内正常妊娠。因为异位妊娠极有可能发生异位妊娠灶破裂，从而导致大出血。因此，外出前一定要经过B超检查，确认是否为宫内正常妊娠。

（2）如果有习惯性流产史者，孕初要避免外出旅行。因为外出长途旅行，由于疲劳或路途颠簸极有可能导致流产。

（3）注意做好卫生防护，勤洗澡、勤换内衣，多喝水，以防由于长途旅行抵抗力降低，导致泌尿系统感染和阴道炎的发生。

（4）尽量避免用药，但可以服用叶酸制剂。

（5）外出旅行最好选择卧铺，软卧或者硬卧的下铺，最好结伴而行。

（6）一旦出现腹痛、阴道见红症状，应立即就近看病。

（7）预防感冒和感染风疹等疾病。

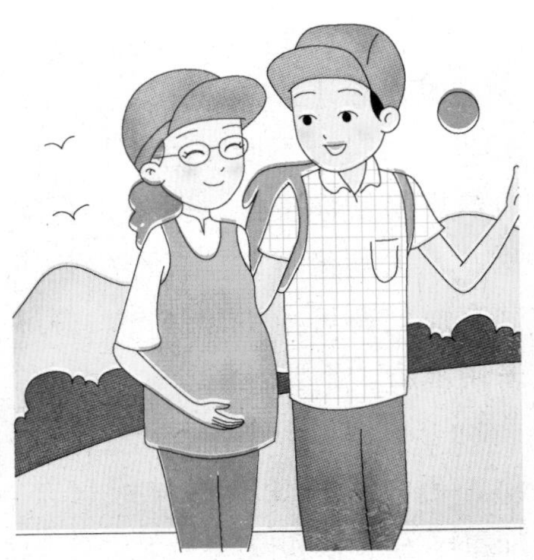

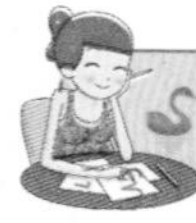

第42天 谨防先兆流产

先兆流产是胎宝宝发育不良的预警。所谓先兆流产指的是在孕28周前出现阴道流血的现象，一般出血量较少或仅仅为血性白带，可历时4～5天或1周以上。在流血出现后数小时至数天，可伴有轻度下腹坠痛或胀感。在孕12周以后患者可感到阵发性的下腹痛。有先兆流产经历的准妈妈要保胎首先要去医院就诊，寻找流产的直接原因，如果不是准妈妈的因素引起，而是胎宝宝自身引起，则不提倡积极保胎，以免保住的是个先天畸形儿。

有先兆流产经历的准妈妈在日常生活中要注意以下几方面：

（1）洗浴时间应适度。每次洗浴时，除了应注意水温不要过高外，同时也不要时间太长。因为这样易使你疲倦、头晕、身体受冷，尤其坐浴时间太长会使子宫充血，有可能引起流产。最好采用淋浴，不要坐浴。

（2）保持心态平衡。因为激动、恐惧均可使交感神经兴奋，加重子宫紧张和收缩。

（3）注意卧床休息，避免活动。身体不要长时间处于一种姿势，避免反复做腰部用力动作，也不要长时间开车、乘车或骑车，以避免引起流产。

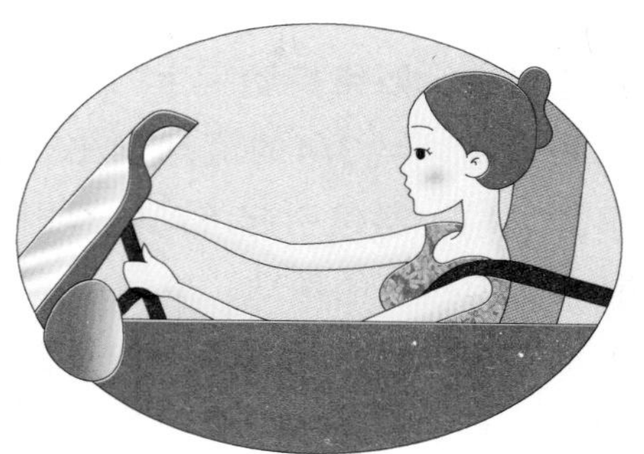

（4）饮食宜清淡，多吃易消化、富有营养的食物，可多吃豆制品、瘦肉、鸡蛋、猪心、猪肝、牛奶、猪腰汤等。忌食薏米、干姜、桂皮、螃蟹、兔肉、山楂、冬葵子、桃仁等容易导致流产的食物。

（5）对有习惯性流产史的准妈妈来说，妊娠3个月以内和7个月以后应避免房事；习惯性流产者整个妊娠期都应严禁房事。

（6）注意阴部卫生，防止病菌感染；衣着应宽大，腰带不宜束紧；平时应穿平跟鞋。

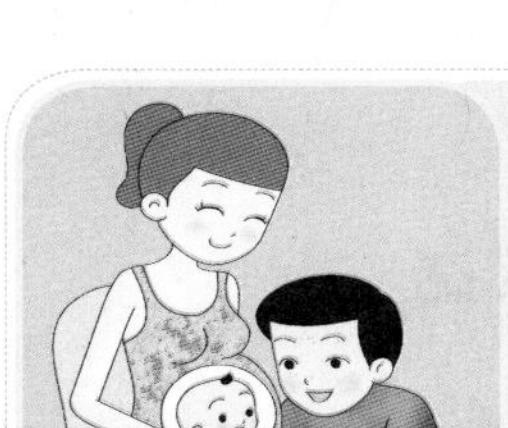

第7周

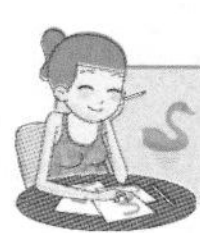

第43天　乳房疼痛怎么办

一些女性在怀孕40天左右的时候，由于胎盘、绒毛大量分泌雌激素、黄体酮、泌乳素，致使乳腺增大，从而产生乳房胀痛，重者可持续整个孕期，这属于正常现象，准妈妈不必太过担心。

预防乳房疼痛的有效措施

1 生活保健

去买几个质地好的、能够支持你胸部的胸罩。为了避免皮肤的擦伤，应挑选质地柔软、乳头附近没有缝线的胸罩。棉质胸罩比人造纤维的要舒服些，透气性也会更好。

2 按摩治疗

手部按摩

按摩方法　用拇指和食指按压准妈妈一只手的手背食指和中指之间的部位2秒，重复4～5次。

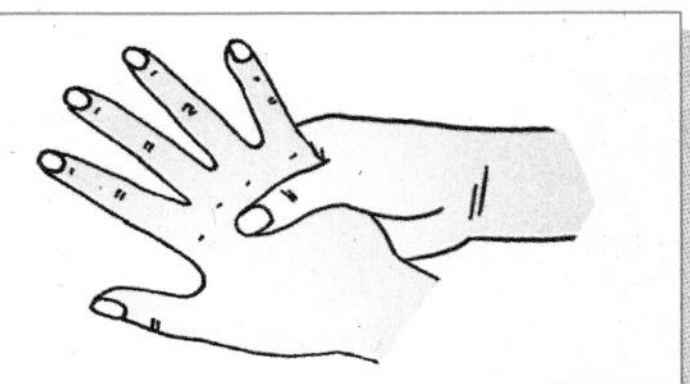

背部按摩

按摩方法　用拇指和食指轻轻按压脊椎中间位置即胸罩的扣子位置，每次按压4秒，重复3次；从第5腰椎开始向下抚摸直至第7腰椎位置，重复4～5次。

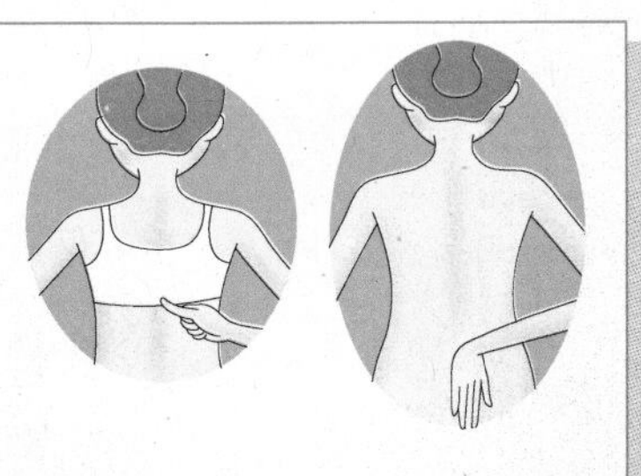

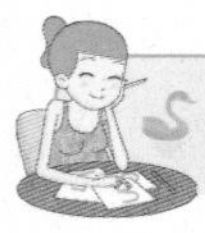

第44天 准妈妈须知这些重要数据

怀孕后有些关于自身和胎宝宝变化的基本常识，你是一定要了解的。

最早验孕时间	排卵期同房后15天左右
早孕反应出现时间	受孕后40天左右
第一次检查时间	停经1个月后，或者孕反应早期
全程产检时间	怀孕后1~3个月做第一个体检，4~7个月每月检查1次，8个月后每半月检查1次，最后1个月每周检查1次
胎心音最早出现时间	怀孕6周时
胎心音正常频率	每分钟120~160次
自觉胎动出现时间	孕16~20周
胎动次数	正常次数每天30~40次，最低不少于15次
胎动最频繁的时间	孕28~34周
胎盘厚度	正常厚度为2.5~5厘米
羊水深度	正常深度为3~7厘米，超过7厘米是羊水增多，低于3厘米为羊水减少
孕期体重	孕期体重比怀孕前增长10千克左右为宜
易发生自然流产时间	怀孕12周内
易发生早产时间	怀孕28~37周内
过期妊娠	最长天数14天，如果超过预产期14天还不生，就要人为终止妊娠

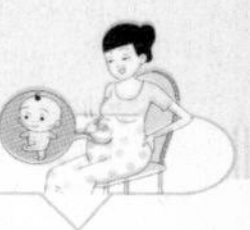

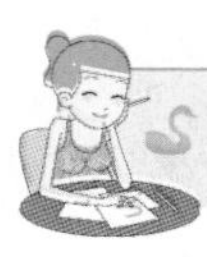

第45天 准妈妈要适当运动

女性怀孕后，其生理上会发生一系列变化，内脏器官负担加重，活动不便，极容易引起疲劳，常常出现喜静厌动的慵懒现象，尤其是在孕早期，往往坐下就不愿起身。长此以往，准妈妈的新陈代谢将会减弱，抵抗力下降，体质会一天天变差。

准妈妈在怀孕期间适当运动能够促进血液循环，提高血液中的氧含量，增强准妈妈的心脏和肺功能，消除身体的疲劳和不适，使准妈妈可以储备充足的能量以备分娩。而且运动还可以促进母体及胎宝宝的新陈代谢，适当的、合理的运动能促进准妈妈的消化、吸收功能，可以给胎宝宝提供充足的营养，既增强了准妈妈的体质，又可以提高胎宝宝的免疫力。

孕期的前3个月做运动一定要小心，很多准妈妈以为这个时候刚刚怀孕，肚子也不大，自认为可以做剧烈运动。但事实上这个时候胚胎在子宫里还没有牢固地“安营扎寨”，剧烈的运动很容易导致流产，因此这个阶段最好不要剧烈运动。至于孕期适宜做哪些有氧运动，那就要根据自己的喜好和体质来决定。比如准妈妈可以散散步、做简单的韵律舞、打打太极拳等，这些有节奏性的有氧运动可以每天定时做一两项，做些简单的家务也是不错的选择。

准妈妈无论在哪个时期进行运动，在运动过程中都要注意自我控制，随时观察自己的脉搏、体温，如果出现头晕、气短、宫缩频率增加、某个部位疼痛、阴道突然有血丝或大量流血，要马上停止运动，如果症状不能缓解，要尽快去医院检查。锻炼时的运动量以运动时心跳每分钟不超过130次为宜，在运动后10分钟内，能恢复到锻炼前的心率为限。

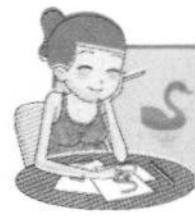

第46天　有些准妈妈不适合运动安胎

怀孕期间，准妈妈进行适当的运动可以促进血液循环，提高血液中氧的含量，消除身体的疲劳和不适，改善睡眠，保持精神饱满和心情舒畅。

运动对准妈妈来说可谓好处多多，但并不是每个准妈妈都适合运动的，以下人群在怀孕期间不宜做运动锻炼。

（1）有过先兆流产、先兆早产、死胎史、双胎史、羊水过多、前置胎盘、阴道流血、腹部韧带松弛、子宫颈可能提前开口的准妈妈，都不宜做运动锻炼，即使是简单的伸展运动也要避免。

（2）如果准妈妈患有心脏病，或是肾脏泌尿系统的疾病，或是曾经有过流产史，也不适于做孕期运动。

（3）患有妊娠高血压者，由于血压不稳定，也不适宜运动。

（4）怀了双胞胎的准妈妈也要小心为妙，不宜随意运动。

（5）准妈妈若是上班族，工作时间已相当操劳，也可不用刻意做运动，应多休息以保持体力，避免操劳过度。

（6）如果第一次运动后，有轻微腹痛或者阴道出血的话，应该立即停止运动并马上到医院诊治。

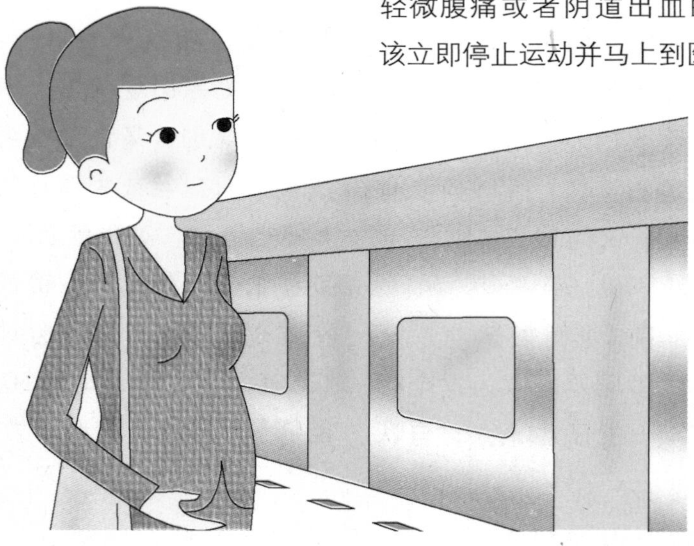

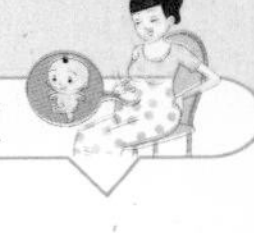

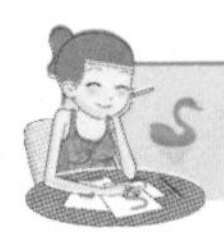

第47天　不要住在新装修的房子里

目前，装修污染导致胎宝宝畸形的问题已引起了全社会的高度重视，准妈妈必须尽量避免在新装修的房子内居住，因为新装修的房子对母婴危害大。目前甲醛是我国新装修屋子中的主要污染物，该物质对胎宝宝具有较强的危害性，能引发流产、死胎和新生儿白血病，这些问题应引起准妈妈们的高度警惕。而来源于胶、漆、涂料和粘合剂中的另一污染物——苯，具有强烈的芳香气味，属于强烈的致癌物，长期吸入会出现头晕失眠、记忆力减退等症状，极易引发贫血、白血病等恶疾。准妈妈长期吸入该物质，会造成胎宝宝畸形。

不同时期的胎宝宝污染影响不同：

❶ 前胚胎期

前胚胎期即受精后的前2周，此时的胎宝宝如果受到甲醛、苯的污染，可影响胚泡的植入或引起胚胎死亡。

❷ 胚胎期

胚胎期即受精后第3周至受精后约第9周，这段时间是器官形成的关键时期，此时的准妈妈如果住进了刚装修的新房，很容易导致胎宝宝发生各种类型的先天畸形。

❸ 胎儿期

胎儿期即妊娠第3个月初至妊娠终末的阶段，这段时间是各器官组织分化和形成的关键时期，但同时对致畸因子的敏感性逐渐下降，一般情况下不会因有害因子的破坏而发生畸胎。但准妈妈此时住进新装修的房子，仍然会影响到胎宝宝的生长，导致生长发育迟缓、生出低体重儿或胎宝宝出生后行为发育异常。

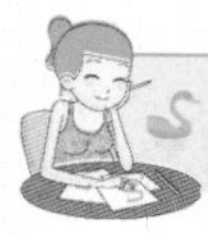

第48天 洗澡最好采用淋浴

女性怀孕以后，由于体内发生了许多特殊的生理变化，如汗腺和皮脂腺分泌旺盛，表现为容易出汗，汗液与头部的油性分泌增多，如不经常洗头、洗澡，皮肤及头部的污垢可影响毛孔的排泄功能，易招致感染而发生痒肿或其他皮肤病。但妊娠后洗澡最好采取淋浴的方式，盆浴和坐浴都是不可取的。这是因为：

在正常情况下，女性阴道会保持一定的酸度，以防止病菌的繁殖。这种生理现象与卵巢分泌的雌激素和孕激素有密切关系。妇女在妊娠时，尤其是妊娠后期，胎盘绒毛产生大量的雌激素和孕激素，而孕激素的产生量大于雌激素。所以，在这阶段，阴道上皮细胞的脱落大于增生，会使阴道内乳酸量降低，从而对外来病菌的杀伤力降低。

如果在怀孕阶段长期采用坐浴方式，那么，洗浴时流淌的脏水就有可能进入阴道，而孕期阴道的防病能力减弱后，就容易引起宫颈炎、附件炎，甚至发生宫内或外阴感染而引起早产。因此，提醒准妈妈们，为了健康，请放弃坐浴，更不要到公共浴池去洗澡。

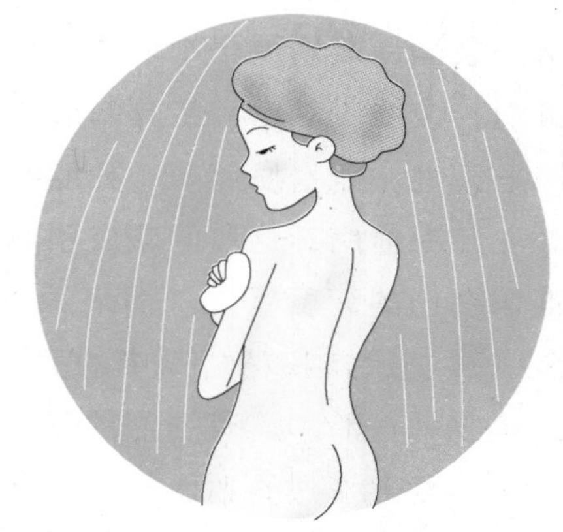

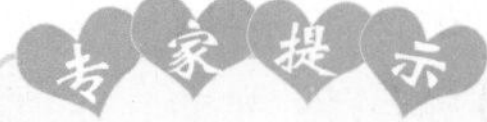

准妈妈洗澡的时间不宜过长。准妈妈淋浴时容易出现头昏、眼花、乏力、胸闷等症状，这是由于浴室内空气逐渐减少、温度较高、氧气供应相对不足所致，加之热水的刺激会引起全身体表的毛细血管扩张，使准妈妈脑部的供血不足。因此建议准妈妈洗澡的时间最好控制在10～20分钟。

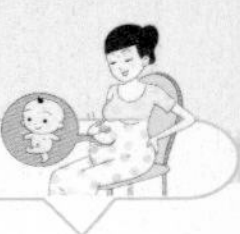

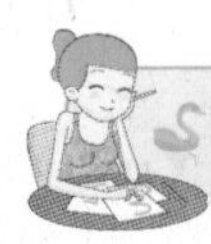

第49天 有些化妆品准妈妈应禁用

爱美是女人的天性，爱美的女性都喜欢化妆，准妈妈也不例外。因为妆扮以后，你就会显得更加年轻漂亮，容光焕发。可是，当你怀孕之后，就必须警惕某些化妆品中所含的有害化学成分。那么，准妈妈应该禁用哪些化妆品呢？

1 口红

口红是由各种油脂、蜡质、颜料和香料等组成的。其中油脂通常采用羊毛脂，羊毛脂除了会吸附空气中各种对人体有害的重金属微量元素外，还可能吸附大肠杆菌进入胎宝宝体内，而且还有一定的渗透性。涂抹口红以后，空气中的一些有害物质就容易被吸附在嘴唇上，并随着唾液侵入体内，使腹中的胎宝宝受害。因此，准妈妈最好不涂口红，尤其是不要长期涂口红。

2 冷烫精

据医学专家多年研究，妇女怀孕后，头发非常脆弱，极易脱落，若是再用化学冷烫精烫发，更会加剧脱发。此外，化学冷烫精还会影响准妈妈体内胎宝宝的正常生长发育，少数妇女还会对其产生过敏反应。因此，准妈妈也不宜使用化学冷烫精。

3 染发剂

据医学专家调查证实，染发剂不仅会引起皮肤癌，而且还会引起乳腺癌，导致胎宝宝畸形。所以准妈妈不宜使用染发剂。

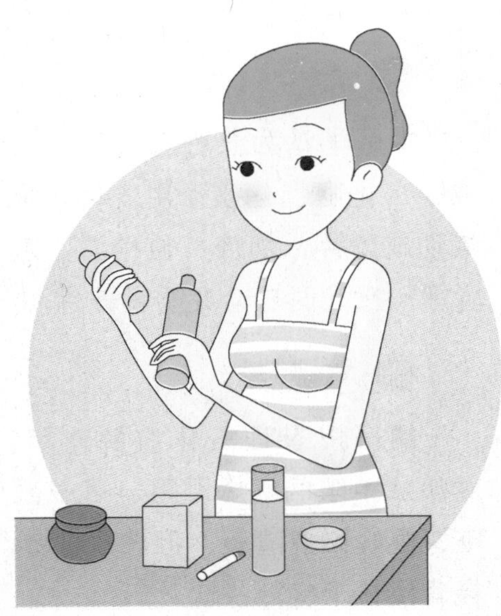

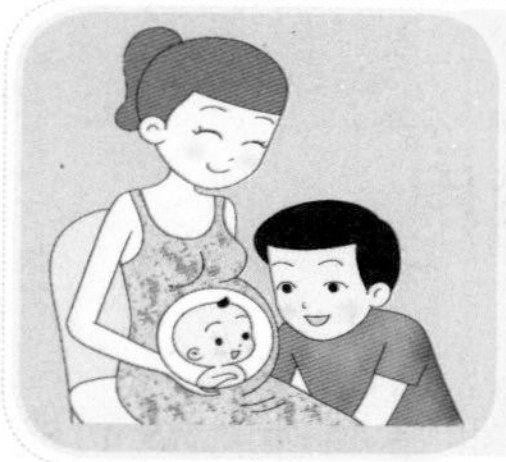

第8周

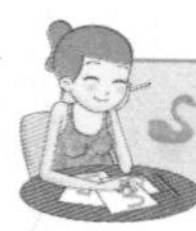

第50天　可以缓解妊娠呕吐的食物

怀孕初期，准妈妈食欲缺乏，应多吃一些开胃健脾、减轻早孕呕吐的食物。如:

1 苹果

现代营养学研究认为，苹果是一种碱性食物，可以中和体内由于妊娠呕吐产生的酸性代谢产物，预防因呕吐而出现的酸中毒。

2 姜

中医学认为姜性温味辛，有温中、止呕、化痰作用。可以将其切成薄片，加糖、盐稍渍，感觉恶心欲吐时口含或嚼食一片。

3 橘子皮

橘子皮有理气化痰的作用。对痰浊中阻的妊娠恶阻、恶心欲呕、呕吐黏液清痰、舌苔浊腻者，最宜用橘子皮泡茶饮。

4 冬瓜

冬瓜性凉味甘淡，妊娠恶阻属胃热者，宜用冬瓜煨食，它有清热、化痰、和胃的作用。

5 柠檬

柠檬性平味极酸，孕期妊娠恶阻和胎动不安者宜食之，柠檬有止呕和安胎之功效。

6 苏打饼干

苏打饼干是碱性的，可以中和部分胃酸，对于胃酸较多、反胃欲吐的准妈妈而言是不错的食物。

7 甘蔗

妊娠呕吐者，可用甘蔗汁30～50毫升，加姜汁5滴，晨起空腹徐饮，喜食酸甜的准妈妈最宜。

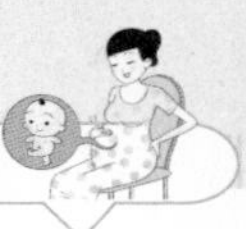

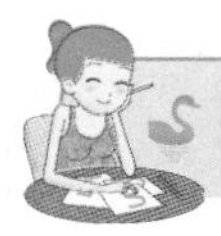

第51天　准妈妈要培养好性情

同样是十月怀胎，一朝分娩，但宝宝的性格有着天壤之别。中国传统文化非常讲究“感应”二字，例如，当遇见一个人时，无论是否曾经相识，只要你笑脸相迎，对方就会感应到你的温暖、善意和热情，通常对方也会给你友善的回应。所谓“予人玫瑰，手留余香”，就是这个道理。

怀胎十月，胎宝宝天天生活在母亲的子宫里，母子之间的感应作用是极其强烈的。因此，母亲的性情就极其重要了。许多研究表明，准妈妈的精神状态、情感、行为、意识可以影响体内激素分泌，进而影响胎宝宝的性格形成。怀孕期间，妈妈的心情好坏与否，是决定宝宝性格好不好的一个至关重要的因素。如果准妈妈能够正确对待孕期反应带来的烦恼，积极、坚强地克服怀孕后期和分娩中的痛苦，这种坚强的意志会影响到胎宝宝，为胎宝宝形成良好的性格打下基础；如果准妈妈心情忧郁，缺乏活力，孩子长大后便会脆弱、郁闷；如果准妈妈每天陷入怀孕带来的不适中，心情乱糟糟，那么宝宝也会躁动不安、缺乏耐性。

古语云：“母孕宁静，子性和顺。”准妈妈在怀孕期间身心所处的氛围是否宁静和谐，直接影响胎宝宝后天的性格是否平和孝顺。那么，准妈妈应如何养好自己的性情呢？古人认为有两个要点：一是“目不视恶色”，即不看不好的东西，因为五脏六腑的精气全聚于人的眼睛，眼睛看多了不好的东西，五脏六腑都会受到影响；二是“耳不听淫声”，即不听那些嘈杂的噪声。例如，不听不健康的音乐，让自己尽量轻松愉快。

第52天 每天享受一次“音乐浴”

胎宝宝在妊娠第8周时听觉器官已经开始发育，而且神经系统也初步形成。因此，专家建议准妈妈在胎宝宝各种器官开始形成的日子可以多听些轻缓、优美的音乐，享受一场沁人心脾的“音乐浴”，不仅可以暂时忘却孕早期的强烈妊娠反应，还可以进行母子间亲密互动，何乐而不为?

“音乐浴”是把音乐、静坐融为一体，对解除疲乏、心胸郁闷、头昏、头痛有立竿见影的效果，对治病强身也有一定疗效。在进行“音乐浴”的时候，音乐的选取要以自己喜爱、节奏较明快为好，太快或太慢都会影响效果。例如，选听《春江花月夜》、《假日的海滩》等曲子，特别是《春江花月夜》仿佛使准妈妈置身于美丽的芳草地、潺潺的流水边等优美的境界之中。使得准妈妈心中不断涌起愉快之感，同时也可培养胎宝宝对美好世界的向往，且对出生后自信心的建立也有帮助。

在享受“音乐浴”时，应坐在带靠背的沙发、椅子或躺椅上，双腿放在前面比坐椅稍高的凳子上，手放在双腿两边，闭上眼睛，全身放松。音乐播放器放置在一定距离的地方，以正对为好，使两耳平衡感受音乐。音量开到适中，音乐要连续播放10分钟左右。

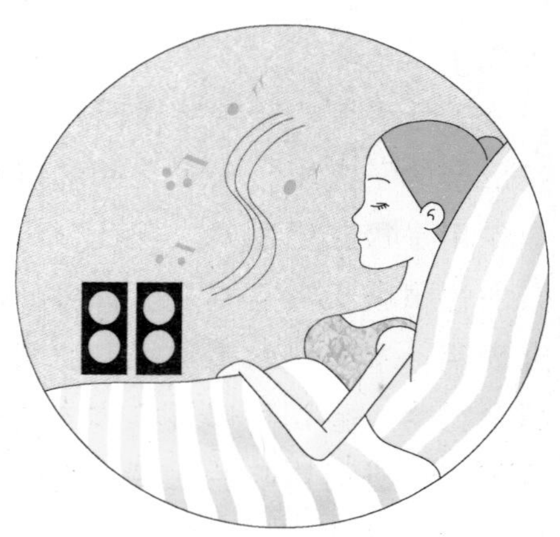

音乐停止后，起身关掉音乐播放器，走动走动。享受完“音乐浴”，一般头脑的昏沉感和身体的疲乏感会一扫而光，变得头脑清醒，神采奕奕。但忌不关音乐播放器，再随音乐轻轻摇动。

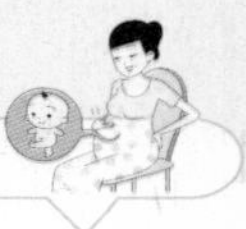

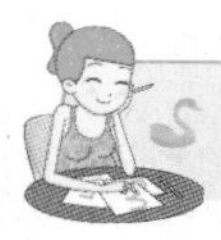

第53天　给宝宝取个好听的名字

虽然胎宝宝这个月只是初具人形，还没有完全脱离胚胎状态，但准爸爸的爱子之心恐怕再也按捺不住了。胎宝宝在子宫内最适宜听中、低频调的声音，而男性声音正是以中、低频调为主。本月，虽然胎宝宝并不能听到什么，但准爸爸可以从现在起就试着和胎宝宝用语言沟通。如果准爸爸坚持每天和胎宝宝说话，让他熟悉你的声音，就能够唤起胎宝宝最积极的反应，有益于胎宝宝出生后的智力发育及情绪稳定。

名字是你送给孩子的第一份礼物。当你叫着给胎宝宝起的小名与他交流时，心里一定满满的都是喜悦。那么，给胎宝宝取个小名吧，比如甜甜。准爸爸在开始对胎宝宝讲话的时候，可以用抚慰和能够促使胎宝宝形成自我意识的语言对他讲话。开场白可以是这样："可爱的小甜甜，我是你的爸爸，我叫×××，我们现在正在进行父子谈话，有没有打扰到你休息？如果你喜欢，我会天天和你聊天，再过一段时间，我还可以给你做游戏，你是不是很期待呢……"

谈话结束时，给予胎宝宝适当的鼓励，可以这样说："甜甜学习很认真，你是一个聪明的孩子，今天学习就到此为止，宝宝，拜拜！"准爸爸经常跟胎宝宝聊天，是创造与出生后的婴儿建立亲切、深厚感情的先决条件。

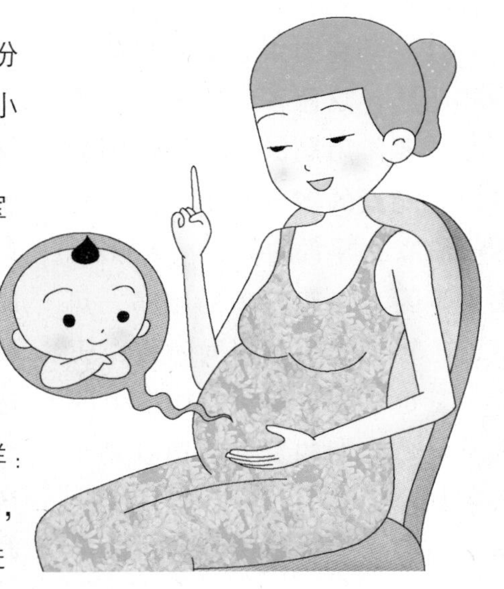

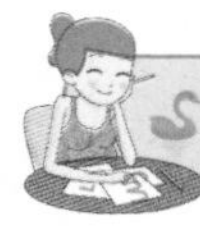

第54天 适当吃些营养价值高的零食

妊娠反应比较严重的准妈妈，不能正常进餐，可选择饼干、面包、蛋糕等补充热量，还要喝些牛奶，吃些鱼干、肉松、肉脯、豆腐干等，以补充蛋白质和钙。各种水果也可以多吃，既补充维生素、矿物质、膳食纤维，又可以增加水分的摄入。妊娠反应较轻的准妈妈，最好选择营养价值高的零食。营养价值高的零食是指含有多种营养素的零食，零食中营养素的种类越多，营养素的含量越高，营养价值也越高。我们可以简单地做一个比较。

（1）巧克力中含量最多的是糖和脂肪，这两种营养素在人体内的主要作用是供给能量，因而称为高能量的零食，不能列入营养价值高的零食的行列；而核桃、花生等因为含有较多的脂肪，可供给比较高的热量，同时蛋白质的含量也较高，还含有比较多的维生素，它们的营养价值就高于巧克力。

（2）鱼干和猪肉脯都可以供给人体优质蛋白，营养价值都比较高。但再仔细比较，鱼干还能提供丰富的钙，如果是海产鱼干，还含有人体需要的微量元素碘、锌等，这些都是对宝宝健康成长十分有利的营养素，因而鱼干的营养价值高于猪肉脯。

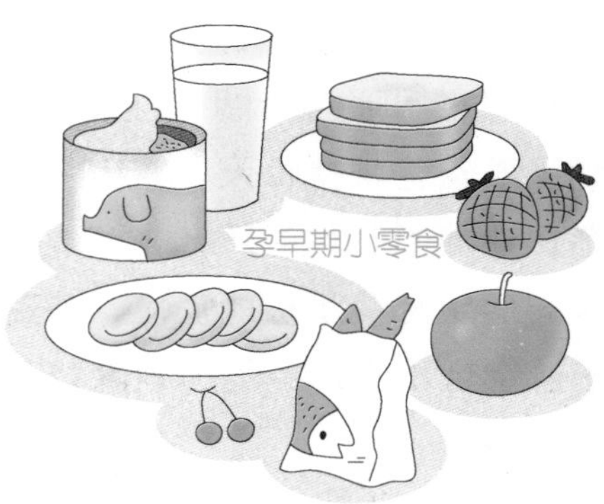

吃零食虽然是准妈妈补充热量和营养的很好途径，但也不是多多益善。如果没有节制地吃零食，尤其是水果和坚果等含糖或脂肪较多的食物，不但会影响你正常进餐，还容易使体重增长过快，导致肥胖，从而引发各种妊娠疾病。每天吃水果最好不要超过500克，而且不要在饭前半小时和饭后1小时内食用。

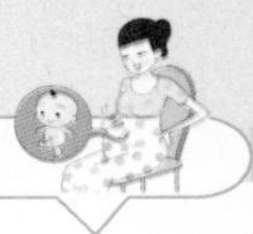

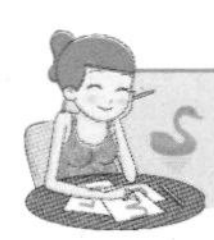

第55天　谨防踏入六大饮食陷阱

准妈妈切勿走进的六大饮食陷阱

饮食陷阱	成为饮食陷阱的理由
长期素食	有些准妈妈总爱吃素，这样会影响胎宝宝的智力，也有可能使胎宝宝畸形、低体重、免疫力低下等
过食高蛋白食物	蛋白质是孕妈妈必需的营养物质，但摄取蛋白质过多同样无益，易引起腹胀、食欲减退、头晕、疲倦等症状
过食高糖食物	高糖饮食会削弱人体的免疫力，使准妈妈易受病菌、病毒感染，还有可能引发妊娠期糖尿病，不利于母胎健康
过食高脂肪食物	吃高脂肪食物会诱发乳腺癌、宫颈癌、结肠癌等，并且还能把这些不健康因素遗传给下一代
过食高钙食物	很多孕妈妈盲目补钙，这样会使体内钙过量，使胎宝宝有可能因此患上高钙血症
过量饮用刺激性饮料	酒、咖啡、浓茶等刺激性饮料都对准妈妈和胎宝宝不利，重者会直接毒害胎宝宝，造成胎宝宝畸形；轻者会导致胎动不安，准妈妈腹痛、腹泻等

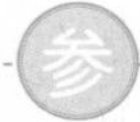

第56天　一日食谱参考

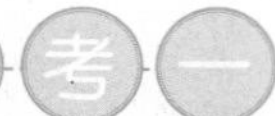

参考一

早餐　五仁粳米粥1碗，豆沙包适量，煮鸡蛋1个，凉拌黄瓜适量

加餐　酸奶 1 杯，香蕉1根

午餐　米饭1碗，青椒炒瘦肉丝、五香卤鸭各适量

加餐　橘子1个，坚果适量

晚餐　米饭1碗，白菜排骨汤、火腿炒丝瓜适量

晚点　苹果1个，饼干适量

全日烹调用油　约20毫升

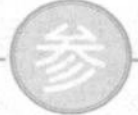

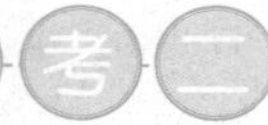

参考二

早餐　豆沙包50克，豆浆1杯，凉拌黄瓜片适量

加餐　坚果适量，橙子1个

午餐　米饭1碗，榨菜笋丝汤、番茄炒鸡蛋、凉拌菠菜粉丝各适量

加餐　苹果1个，自制橘子汁1杯

晚餐　猪血豆腐汤、鸡蛋饼、香干芹菜各适量

晚点　牛奶250毫升，饼干适量

全日烹调用油　约20毫升

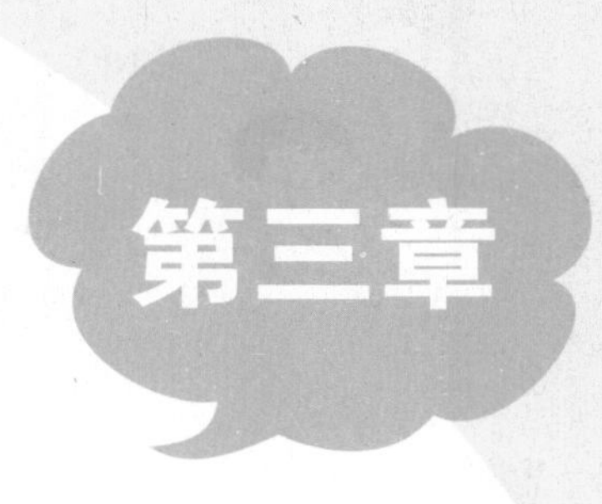

孕3月：准妈妈孕味初现

本月，大多数准妈妈依然被妊娠反应困扰着，但只是早上或晚上比较厉害，个别准妈妈可能严重到连喝口水都会感到恶心想吐，于是有些准妈妈可能会出现一些非理性行为，如暴躁、不安、生气等。要知道，这种不良情绪对宝宝可是不利的，因此，准妈妈一定要调节好自己的情绪，合理安排自己饮食起居，平平安安度过孕早期。

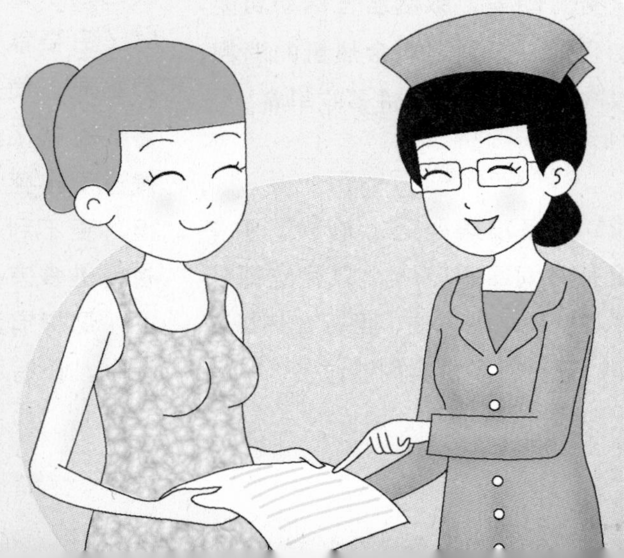

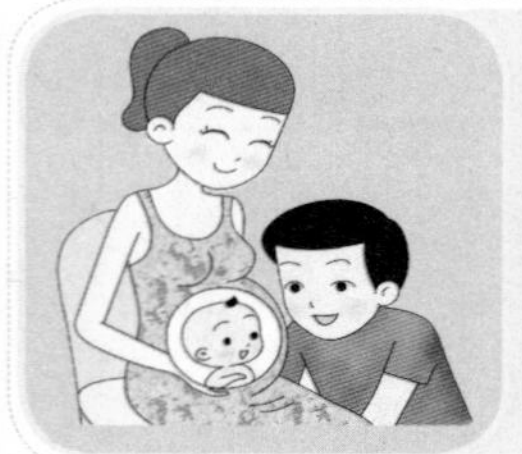

第9周

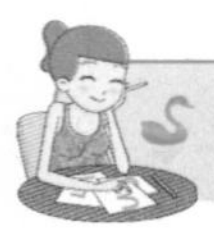

第57天　三次正餐要保证合理

孕初是胎宝宝器官形成的关键时期，最原始的大脑已经建立。为确保营养的供给，准妈妈一定要做到三餐合理分配。

1 要保证吃早餐

如果准妈妈不吃早餐，不利于自身的健康和胎宝宝的发育。为了克服不想吃早餐的习惯，准妈妈可稍早点起床，早饭前活动一段时间，比如散步、做操和参加家务劳动等，激活器官活动功能，加强前一天晚上剩余热量的消耗，以产生饥饿感，促进多吃早餐。

2 要重视午餐的质量

很多准妈妈是上班族，中午没有时间回家吃饭，只能选择快餐。快餐虽然方便，但存在热量过多、盐分过多、食用油过多、味精过多等问题，对准妈妈和胎宝宝不利。因此，准妈妈一定要重视午餐的质量，不要随便凑合。有条件的话，准妈妈可以自带丰盛可口的饭菜作为午餐。

3 晚餐不宜多吃

有些准妈妈白天忙忙碌碌，到了晚上则大吃特吃，这对健康是极不利的。晚饭后人的活动有限，晚间人体对热量和营养物质的需求量并不大，特别是睡眠时，只要能提供较少的热量和营养物质，使身体维持基础代谢的需要就够了。所以，晚饭不必吃得过于丰盛，否则会增加肠胃负担，更不利于消化食物。准妈妈晚餐进食宜少，并以稀软清淡为主，这样有利于消化，也有利于睡眠，还有利于胎宝宝正常发育。

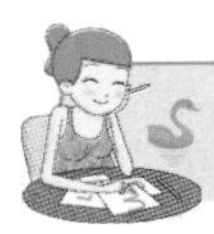

第58天　没胃口时要少吃多餐

孕早期准妈妈吃不下饭的时候，可以适当改变一下平时的生活方式和习惯，不拘泥于一日三餐，可根据自己的食欲状况进餐。如早晨起床时常有恶心、呕吐的现象发生，这时可以先喝点水，到户外去呼吸新鲜空气，待恶心的感觉减少后再进餐也不迟；或者准备一些平时喜欢吃的面包、饼干，起床前先吃一两片，缓解一下恶心的感觉也可以。

少吃多餐对孕早期的准妈妈来说是再合适不过了。如果早晨恶心，而下午食欲好，就可以在下午适当增加进餐的次数和量。

还有一些准妈妈会改变平时的味觉习惯，特别喜欢吃酸的食物，或者特别喜欢吃辣的食物，有时还会特别想吃某种食物，这都属于正常现象，不必过于克制自己。喜欢吃酸的食物，可以选择橘子、柠檬、青梅等水果，也可以选择一些糖醋味的菜肴，如糖醋排骨、糖醋鱼等；喜欢吃辣的食物，最好用新鲜的辣椒做调料，而不用或少用辣酱等调料，因为新鲜的辣椒中含有丰富的维生素C，这样既有助于增加食欲，同时也可以获得更多的营养素。但辛辣食物尽量少吃。

对于孕早期有妊娠反应的准妈妈来说，什么时候想吃就什么时候吃；能吃多少就吃多少，想吃什么就吃什么，并且尽量多吃一点，每天最好能吃150克左右的主食。当然，这些食物首先要保证对准妈妈和胎宝宝来说都是安全的。

有些准妈妈妊娠反应特别严重，吃什么吐什么，甚至喝水也吐，闻到饭、菜的味道就引起强烈的恶心和呕吐。由于不能进食，准妈妈很快便消瘦，体重减轻，十分虚弱。这时最好去医院进行治疗，以免对胎宝宝造成不利影响。

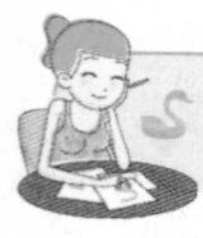

第59天　长期熬夜对母子不利

一到年末，准妈妈沙莉的日程表上，客户宴请、同学聚会、单位联欢等各大活动排得满满当当，性格热情活泼的她婚前一直是夜生活爱好者，何况，来自单位或客户的应酬，她也觉得不应推托。怀胎三月的她依然不时地熬夜，短期频繁的夜生活会不会影响胎儿的健康发育呢?

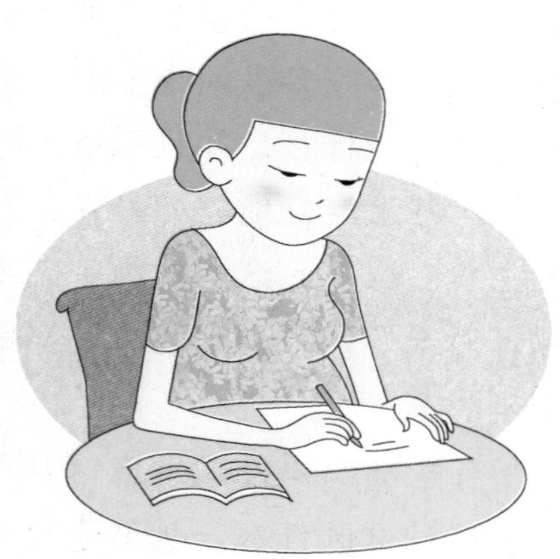

人们之所以能够清晰地分辨昼夜，原因在于人体生物钟的作用，其控制部位在下丘脑的视神经交叉处。而促进人体生长发育的生长激素，更多的是在夜间由垂体前叶分泌。专家表示，在怀孕的头几个月，胎儿正处于主要器官形成的关键时期，孕妇应该注意休息保养，避免生物钟颠倒，否则会导致内分泌紊乱，影响新陈代谢，从而妨碍自身的健康及胎宝宝的发育，严重者可以导致胎宝宝发育停滞。同时，人体肾上腺皮质激素的分泌是在黎明至清晨这一段时间开始的，这种激素能够促进糖类的代谢，为身体提供热量。

人脑的活动需要大量的蛋白质，这一物质的合成与补充同样是在夜间完成的。人在白天用脑后，大脑本身需要在夜间利用睡眠来补充营养及恢复功能。准妈妈因工作或娱乐熬夜过度会引起大脑疲劳。由于脑血管长时间处于紧张状态，会出现失眠、烦躁、头痛、胸闷等症状，还可能诱发妊娠高血压等疾患。

为了妊娠期间自身及胎宝宝的健康与发育，准妈妈尽量不要熬夜，最好每天晚上9点半左右睡觉。这也是顺应人类“日落而息”长时期形成的作息习惯。

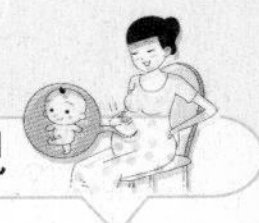

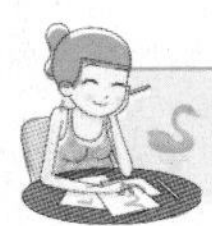

第60天 孕初疲倦，专家为你解烦忧

孕初疲倦可以采用以下方式进行缓解：

❶ 找人聊聊天

当准妈妈心情不好的时候，一定要及时和身边人沟通、交流，虽然有些问题对方并不一定能替你解决，但在述说的过程中，你的负面情绪得到了释放，而且还能得到温暖的回馈，这样能令你感到心情愉悦，疲倦感自然消失不见。

❷ 听听音乐

音乐一直都是安抚情绪的好工具，轻柔的音乐不仅能舒缓你的情绪，还能安抚、改善疲倦的心情，让你的内心重新充满能量。而且，这也是一个胎教的好机会！

❸ 冥想

每天早晚抽半小时，选择一个舒服的姿势，让自己平静下来，想象一些美好的事物。比如海滩边，看着潮汐进退，配合呼吸，潮汐来了吸气，潮汐退了呼气，然后让脑袋逐渐地放空，让脑筋休整片刻。不过，在冥想时千万不要胡思乱想，否则，反而会让身心更加疲倦。

❹ 短时间的午睡

短时间的午睡可以缓解准妈妈孕期的疲劳，加速新陈代谢。如实在不能午睡，那至少应该坐下来闭上眼或舒展双腿休息一下。但如果白天睡多了晚上有可能被失眠困扰，所以在午后小睡一下就好了。

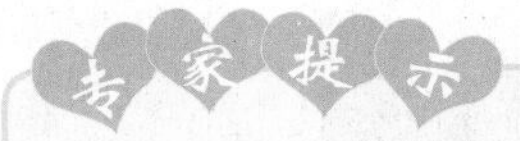

无论怎样疲倦难当，都不要以咖啡、浓茶、可乐、糖果、甜腻的蛋糕来振奋精神，它们带给准妈妈的短暂兴奋一过，血糖会直线下降，反而会比之前更加疲倦。况且，它们对腹中胎宝宝的伤害是难以预计的。

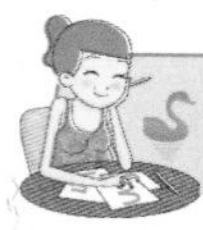

第61天 上下班安胎有妙招

上班族女性在怀孕后如果继续上班，除了要避免过于劳累外，还要注意以下几个方面：

1 路上注意安全

上下班最好避开高峰时间。在怀孕早期，如果你感觉特别恶心或者昏昏沉沉的，最好不要自己开车。如果准妈妈乘坐公共交通工具遇到太拥挤时，最好等候下一班乘客较少的车。假如没有找到座位，准妈妈切记要紧握吊环或扶手，以减轻腰部负担。

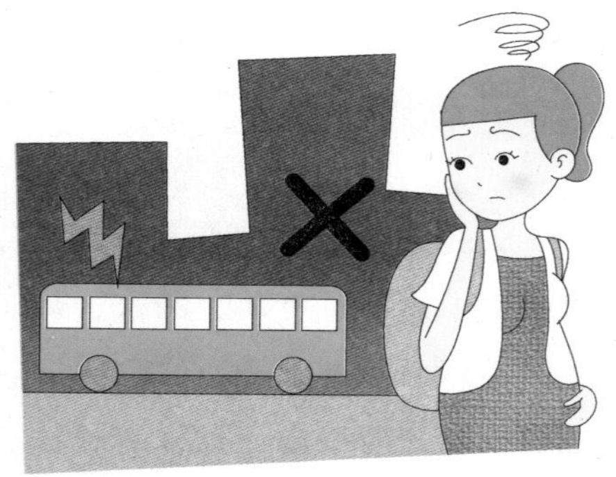

2 上下楼梯

在高层建筑中，准妈妈最好选择乘自动电梯，尽量避免上下楼梯。因为上下楼梯时，身体的重心不稳定，会加重子宫的负担，这可能会影响胎宝宝。此外，准妈妈上下楼梯时，容易因重心不稳踩错台阶而失去平衡，容易造成意外。若必须上下楼梯，准妈妈应注意：上楼梯时，要握着扶手，慢慢地拾级而上；下楼梯时，要站稳脚步，一步步慢慢向下走。

3 把塑料袋放在触手可及的地方

在怀孕早期，如果你呕吐得很厉害，不妨事先多准备一些塑料袋。另外，在咽喉处和头部放一块凉毛巾，可以帮助你减轻恶心的感觉。

4 谨防二手烟

上班期间，应当面及时制止他人抽烟。如果当面提出可能使双方都感到尴尬，可以采用委婉的方式，比如在办公桌上放一块牌子，写上醒目的“这里有准妈妈，No Smoking”字样。如果上面的措施都没有效果，可以联合同样反对在办公室抽烟的女同事，请上司帮忙出面制止在办公室里吸烟的同事。

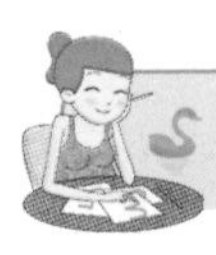

第62天　孕期补钙有标准

准妈妈体内钙质充足与否，对宝宝的一生都会产生重大影响。因此，准妈妈需要额外补充钙制剂，以满足自身及胎宝宝发育的需求。妊娠不同时期准妈妈补钙可以参考以下标准：

1 孕早期：800毫克/天

孕早期是细胞分裂和器官初步发育形成期，准妈妈钙的需求量与普通成年人需求量相同。每天喝250毫升鲜牛奶或者酸奶，就可以提供250毫克钙，再加上其他食物中提供的钙以及多晒太阳，一般是能够满足机体每天对钙的需求的。

牛奶

2 孕中期：1000毫克/天

胎宝宝快速生长期，准妈妈摄入量增加。每天要喝500毫升牛奶或酸奶，对于不习惯喝奶的准妈妈，每天可以补充500毫克左右的钙片，再吃一些虾皮、腐竹、黄豆以及绿叶蔬菜等钙含量丰富的食物，一般可达到需求量。同时进行一些户外运动，享受日光浴，促进身体对钙的吸收。

3 孕晚期：1200毫克/天

随着胎宝宝的持续长大，对钙需求量进一步增多。每日喝500毫升牛奶或酸奶，补充500毫克钙片，再吃一些含钙丰富的食物，才能达到需要的钙量。当然不要忘了每天的日照，冬天一般每天不少于1个小时，夏天则为半个小时左右，并且尽量避开上午10点至下午3点这段阳光中紫外线最强烈的时期。

阳光

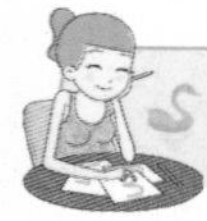

第63天　了解补钙三误区

孕期及时补钙很重要，但是，钙质并不能盲目地补充，下面是人们生活中补钙的三个误区：

1 误区1：补钙越多越好

有些准妈妈认为补钙越多宝宝就越聪明，于是孕期大量补钙。其实，孕期过量补钙，会使钙质沉淀在胎盘血管壁中，引起胎盘老化、钙化，使分泌的羊水减少，胎宝宝头颅过硬。这样一来，宝宝无法得到母体提供的充分营养和氧气，过硬的头颅也会使产程延长，宝宝健康受到威胁。因此，补钙要科学，千万不要认为补钙越多越好。

2 误区2：以钙片补钙最方便

有些准妈妈认为孕期补钙吃些钙片就可以了，既方便效果又好。其实，食补胜于药补。准妈妈补钙的基本原则是：以食疗为主，不足的部分可以用钙片来补充。其中，奶类和奶制品、豆类和豆制品、坚果类食品都是准妈妈补钙的最佳食物来源。

3 误区3：吃饭的同时服用钙片

有些准妈妈为了让钙最大限度地被吸收，在吃饭的同时服用钙片。其实这种做法是欠妥的。因为，一般动物性食物已含有大量的脂肪，过多的脂肪酸可以与钙离子相结合形成钙皂，不能被人体所利用。植物性食物含有较多的植酸和草酸，而植酸和草酸可以和钙离子结合成不溶性的钙盐，不能被人体利用。因此，只有在两餐之间补钙才能保证钙更好地被吸收。

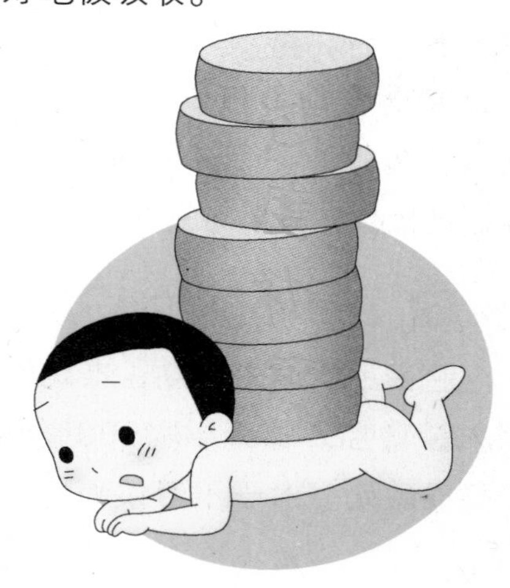

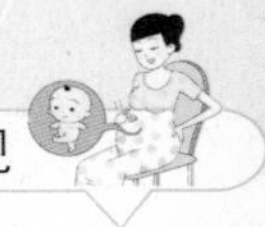

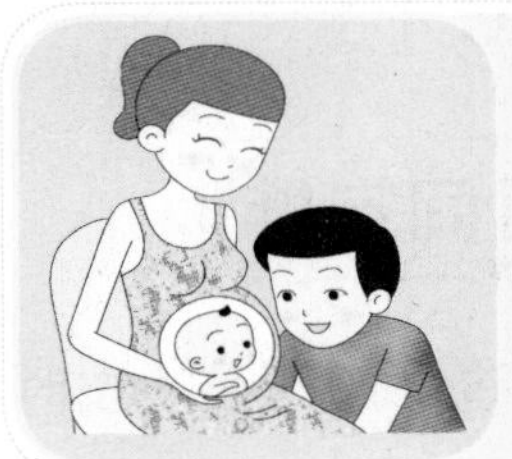

第10周

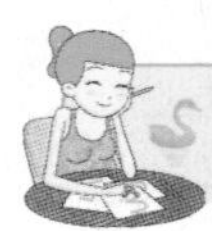

第64天　牛奶是准妈妈的高营养饮品

牛奶是高营养的饮品，其富含蛋白质和钙元素，极利于人体健康，最好每日饮用。牛奶含钙量极高，每100毫升鲜牛奶可以提供125毫克的钙，比其他食品中的钙含量都要高。钙是骨组织和牙齿的形成和代谢所必需的元素。为充分供给向胎宝宝输送的钙，母体就需要从食物中得到补充。同时，钙还会影响肌肉收缩、心率、血压、血液的凝固、神经冲动以及激素分泌量的调整等。而且，提高人体对钙的摄取量也可以减少脂肪的沉积。

牛奶中的糖分多是半乳糖和乳糖，是最容易消化吸收的糖类。牛奶中的矿物质和微量元素都处于溶解状态，而且各种矿物质的含量比例，特别是钙、磷的比例比较合适，很容易消化吸收。每天坚持饮用牛奶对准妈妈和胎宝宝都有好处。

虽然牛奶营养丰富，但是饮用牛奶时也应注意一些问题：

（1）鲜牛奶应放置在阴凉的地方，最好是放进冰箱。不要将鲜牛奶放在黑暗的地方，否则会破坏维生素B_2，也不要在阳光下直晒。长时间放在冰箱里也不好，温度过低，会使维生素A受到破坏。

（2）给牛奶加热时不要煮沸，也不要久煮，否则会破坏营养素，影响母体吸收。一般在牛奶将要煮沸时马上离火即可。这样既能保持牛奶的营养成分不被破坏，又能有效地杀死牛奶中的细菌。目前市场上供应的是消毒牛奶，如果不是消毒牛奶，一般要反复加热多次。

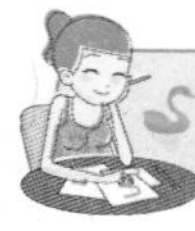

第65天　了解产前检查项目及时间安排

为了准妈妈及胎宝宝的安全，妇产科专家建议准妈妈必须按时、按妊娠进程到专科医院接受产前检查。

产检项目及时间安排

	妊娠早期	妊娠中期				妊娠晚期		
周数	0～12周	13～16周	17～20周	21～24周	25～28周	29～32周	33～36周	37～40周
月数	1～3	4	5	6	7	8	9	10
检查次数	早孕建卡(最少检查1次)	初查	每月1次			每2周1次		每周1次
常规检查	·妇科检查	·身高·体重 ·血压·宫高 ·腹围 ·水肿检查 ·胎心多普勒听诊	·体重·血压 ·宫高·腹围 ·水肿检查 ·胎心多普勒听诊			·体重·血压 ·宫高·腹围 ·水肿检查 ·胎心多普勒听诊		·体重 ·血压 ·宫高 ·腹围 ·水肿检查 ·胎心多普勒听诊
化验检查	·血常规 ·尿常规 ·白带 ·梅毒筛查	·血常规(筛查唐氏儿) ·尿常规 ·内诊(子宫颈防癌图片检查)	·血常规(根据医生的建议) ·尿常规			·血常规(根据医生的建议) ·尿常规		·血常规(根据医生建议) ·尿常规
辅助检查		·心电图	·B超(20周、23周左右)			·心电图 ·骨盆内诊 ·B超(36周左右)		·胎心监护

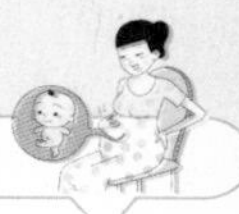

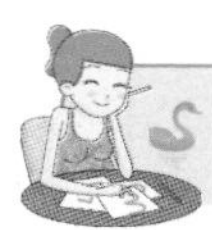

第66天　尽量不要穿化纤类内衣

随着生活水平的提高和现代科学技术的发展，人们的衣着也发生了很大的变化，各种布料涌入市场，很多人穿上了化纤类内衣。化纤类衣料舒适、美观、耐用、易于洗涤，深受广大消费者的喜爱。但是临床医生却发现有些人一穿上化纤内衣后，在身体与内衣接触的地方，如胸部、腋窝、后背、臀部等处皮肤都会出现有小颗粒状丘疹、片状红斑，且伴有瘙痒和不适的感觉。在治疗时为控制瘙痒和防止皮肤抓破感染，患者常被嘱服用一些镇静药、脱敏药或消炎药。这些药物对一般人没有什么妨碍，但如果是准妈妈，特别是妊娠早期经常服用这些药物，则会影响胎宝宝的生长发育，甚至导致胎宝宝畸形。

化纤类的纤维堵塞乳腺管是造成女性乳汁分泌不足的原因之一。日本东京公立女性大学前谷西光教授对150名缺奶或少奶的哺乳期女性通过按摩取其乳汁，用现代化扫描电子显微镜进行分析，发现乳汁中有极细的羊毛、化学纤维，其中有纤维者占受检人数的80％以上。为了防止乳腺管被堵塞，妊娠期女性最好不要穿化纤类内衣，尤其是戴化纤类胸罩，也不要贴身穿腈纶衣、人造羊毛衫、毛线衣、羽绒衣等，而应选用长纤维织成的、质地柔和、厚实的纯棉织品，并勤换勤洗内衣，临穿前抖掉内衣上可能存留的纤维，避免纤维摩擦脱落进入乳腺管。

新内衣一定要先洗涤后再穿。因为服装在制作过程中会使用多种添加剂，如甲醛树脂、荧光增白剂等，这些化学物质均对人体皮肤有刺激作用。服装在储藏过程中，为了防蛀、防霉而放入的防虫剂、消毒剂，对人体皮肤也有刺激作用，所以新内衣应该洗干净后再穿。

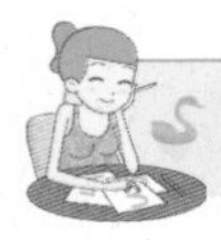

第67天 慎食辛辣调味品

中医认为，辛辣调味品多为热性，易耗伤津液，导致津亏生热而胎动不安。因此，准妈妈应慎食以下辛辣调味品：

品种	慎食原因
胡椒	胡椒为大辛大热的辛辣刺激性食品。《本草经疏》中指出："胡椒，其味辛，气大温，性虽无毒，然辛温太甚，过服未免有害。"《随息居饮食谱》则强调："多食动火燥液，耗气伤阴，破血堕胎，故孕妇忌之。"因此，准妈妈切莫多食胡椒
花椒	花椒性温味辛。古代医家还认为它有小毒。根据前人经验，准妈妈不宜多吃花椒。如《随息居饮食谱》中说："多食动火堕胎。"《中药大辞典》也明确告诫准妈妈慎服花椒
生姜	常言道："冬吃萝卜夏吃姜，不劳医生开处方。"姜对于缓解准妈妈晨吐有效。但准妈妈吃姜应该注意食量适度。炎夏容易口干烦渴，姜则辛温，属于热性药物。根据中医学"热者寒之"的原则，准妈妈要少吃姜。姜有祛寒发散的功效，感冒后喝点姜汤对祛除感冒有一定的效果，但是最好不要在姜汤中加红糖。中医学认为红糖能活血散瘀，多用于治疗血瘀引起的痛经，任何不良的刺激都可能引起胎宝宝流产，而活血的食物更容易促使流产的发生。准妈妈如生痔疮、肾炎、痱子、疖疮、咽炎或者上呼吸道感染时，不宜长时间食用，或应暂时禁食，以防病情加重

另外，为了胎宝宝的健康，准妈妈还不宜吃干辣椒、丁香、茴香、芥末等辛辣调味品。

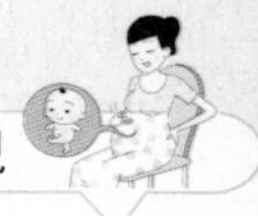

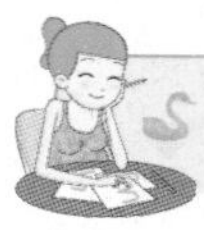

第68天 少吃油炸食品

有些准爸爸为了让怀孕妻子得到丰富的营养，认为油炸肉食、面食味道好，有营养，于是常常买一些油炸食品给妻子食用。准妈妈偶尔食用油炸食品无碍大局，但如果长期食用则对健康不利，这是因为：

（1）吃油炸食品易产生饱胀感，影响食欲，会导致下一顿饮食量减少。准妈妈减少进食，就会影响身体的营养补充，这对母子健康都不利。

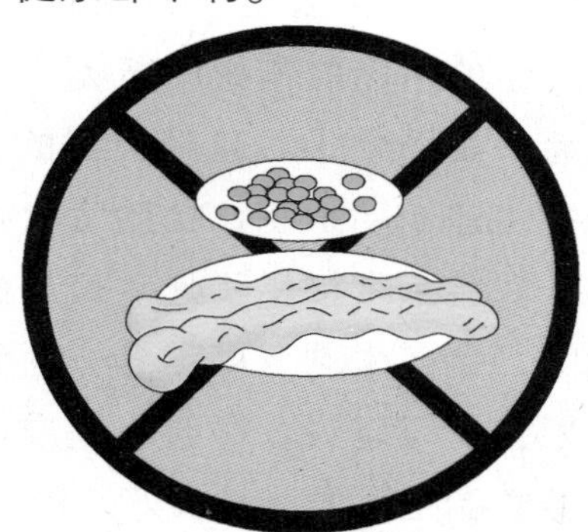

（2）有些油炸食品如油条、油饼，其面团是由明矾水和成的，而明矾的化学成分是钾铝矾。炸油条时，每500克面粉就要用15克明矾，也就是说，如果准妈妈每天吃2根油条，就等于吃了3克明矾。这样，天天吃油条积蓄起来的铝的摄入量就相当惊人了。人体内过多摄入铝，会引起脱发、记忆力减退等症状。准妈妈摄入铝过多，不仅影响自己的脑健康，而且还会影响胎宝宝大脑发育。这些明矾中含的铝会通过胎盘侵入胎宝宝的大脑，造成胎宝宝大脑发育障碍，从而增加了产出痴呆儿的概率。

（3）科学家认为，食用油经反复加热、煮沸、炸制食品，会变质，并含有大量致癌的有毒物质。常食用这种油炸过的食品会将有毒物质带入体内，有害身体健康，更会伤害腹中的胎宝宝。

（4）准妈妈在怀孕初期，由于妊娠反应，一般不喜欢吃腥、油类的食物，加之油炸食品比较难以消化吸收，常常导致准妈妈食欲不佳，所以孕期饮食应以清淡为主。到了怀孕4～7个月时，子宫增大，肠道受压，肠蠕动差，食用油炸食物很容易发生便秘，严重者可引起便后出血。

综上所述，准妈妈一定要注意少食用油炸的肥腻食品。

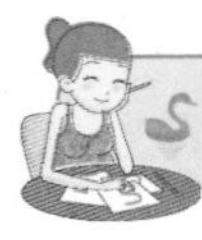

第69天　不要吝啬你的微笑

准妈妈愉悦的情绪可促使大脑皮质兴奋，使血压、脉搏、呼吸、消化液的分泌均处于相互平稳、相互协调状态，有利于准妈妈身心健康，改善胎盘供血量，促进腹中胎儿健康发育。因此，微笑也是准妈妈给予宝宝的一种胎教。

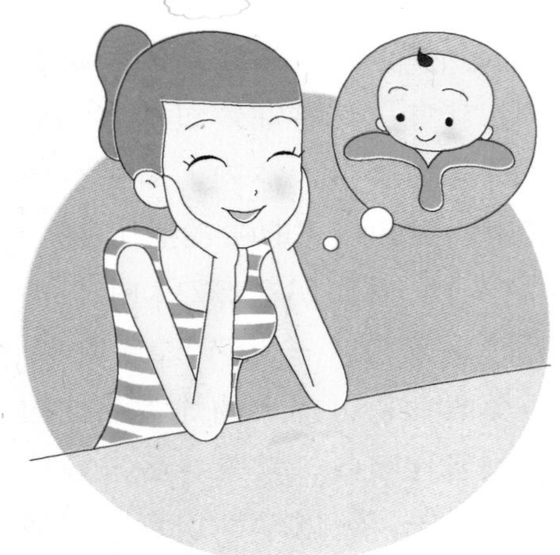

怀孕3个月，胎宝宝各器官分化趋势明显，如准妈妈长期情绪波动很大，就可能造成胎宝宝畸形。所以，准妈妈最好每天都开开心心，不要吝啬你的微笑。

每天早晨，对着镜子先给自己一个微笑，可以让这一天都充满朝气与活力，还可以把这种美好的情绪传达给胎宝宝。微笑是一种心理保健。在心烦的时候，控制各种过激情绪，提醒自己，腹中的胎宝宝虽然看不见准妈妈的表情，却能感受到准妈妈的喜怒哀乐。准妈妈应微笑面对生活，始终保持开朗、乐观的心情。

怀孕期间，不仅准妈妈要常常微笑，准爸爸也要常常微笑，因为你的情绪时常影响着妻子的情绪。妻子快乐，这种良好的心态会传递给胎宝宝，让胎宝宝也快乐。胎宝宝接受了这种良好的影响，会在生理、心理各方面健康发育。可以说，微笑也是准妈妈给予胎宝宝的一种良好胎教。

准妈妈切忌大悲大怒，更不要吵骂争斗。在夫妻感情融洽、家庭气氛和谐、心态良好的状况下，生下的孩子会更健康、聪慧。

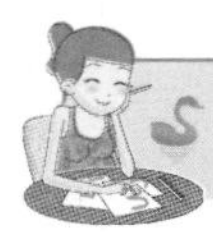

第70天　关注妊娠期尿频

妊娠第3个月，准妈妈的子宫如拳头般大小，子宫随胎儿生长逐渐增大，宫底可在耻骨联合之上触及到，胎儿已经充满了整个子宫。增大的子宫开始压迫位于前方及后方的膀胱和直肠，膀胱容量减少，出现尿频，总有排不净尿的感觉。千万不要刻意不喝水或憋尿，免得造成尿路感染。当妊娠3个月以后，子宫上升到腹腔内，对膀胱的压迫感逐渐消失，尿频现象也将自然消失。

妊娠晚期，胎宝宝降至骨盆腔，压迫膀胱，使膀胱容积减少，储尿量明显减少，排尿次数就会增多，1～2小时排尿1次。

只要排除尿道感染情况，尿频、尿急属于正常现象。准妈妈不必要为此限制液体的摄入量，以免导致脱水，影响机体正常代谢过程。

同时，准妈妈可做缩肛运动，训练盆底肌肉的张力有助于控制排尿。如果你觉得尿外溢让人受窘，可使用卫生巾或卫生护垫。但更关键的是做骨盆放松练习，这有助于预防压力性尿失禁。

练习方法为：作爬行姿势，背部伸直，收缩臀部肌肉，将骨盆推向腹部，并弓起背，持续几秒钟后放松。但如果有早产的风险，事前应征求医生的意见，注意不要做过于激烈的运动。

尿频、尿急以及孕期溢尿情况，在妊娠终止后，症状自然消失。如果症状继续存在，表示会阴肌肉过度松弛或盆底有损伤，应该进一步检查、处理。

此外，如果出现多渴、多饮、多尿"三多"症状，并伴体重不增长时，应及时就医，以排除妊娠糖尿病的可能。尿频也有可能由其他病因引起，一旦伴有尿急、尿痛症状，一定要及时就医。

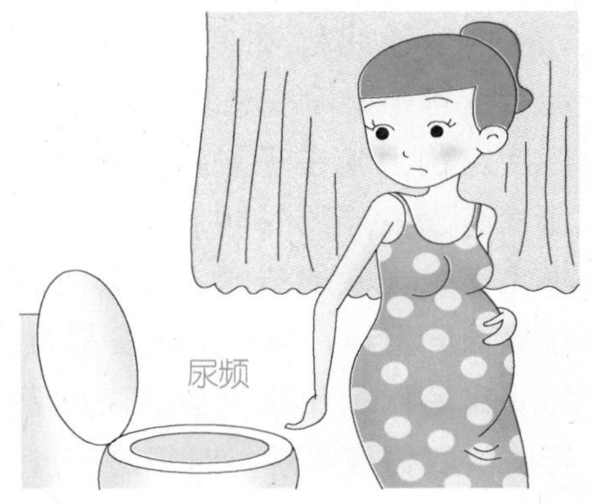

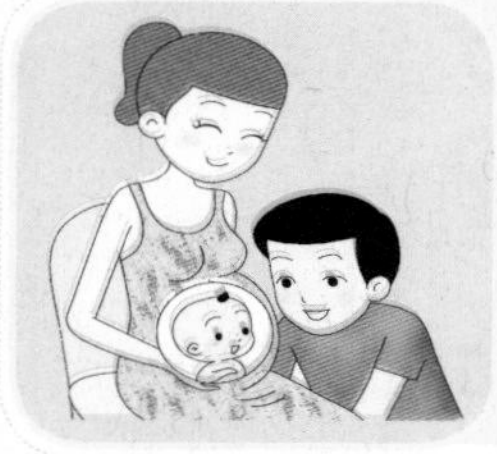

第11周

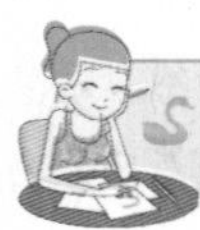

第71天　用双手爱抚你腹中的宝宝

从妊娠第3个月开始，胎宝宝就开始活动了，比如吐羊水、握拳头、伸展四肢、转身等。而准妈妈可以通过抚摸胎宝宝的方式帮助他做“体操”，与其沟通信息、交流感情。专家根据对胎宝宝出生以后的跟踪调查发现，经过抚摸和轻拍等胎教训练的胎宝宝，出生后会比一般宝宝动作灵活，感受力强，对环境的反应能力也较强，身体也会更健康。而接受抚摸时胎宝宝会有很愉悦、舒服的表情，可见他是喜欢这样刺激的。

准爸爸妈妈要明白一点——胎宝宝可不是没有感觉的。此月，胎宝宝的大脑在子宫内正处于迅速发育、发展的时期，并且对情感也有较灵敏的感觉。专家们通过显像屏发现，当准妈妈发怒时，胎宝宝有时会出现皱眉或身体不舒服的表情或表现。对于这一点，我国古代不少中医也提出过警告，就是准妈妈发怒，气血会不调和，会使胎宝宝得胎毒，出现多种器官性伤害。而温柔的抚摸显然对胎宝宝会是很好的良性情感刺激。实行抚摸胎教，准妈妈往往处在很好的心情之中，对胎宝宝充满了关爱，一方面准妈妈的气血处于很顺畅的状态；另一方面，胎宝宝的气血也会随之变得更顺畅，这对胎宝宝的机体保持顺利平衡的发育很有利，对胎宝宝大脑的平衡发育也很有利。国外有专家甚至认为，一个人如情绪处于较平和的愉快状态，身体内会分泌多种能补养身体的化学物质以及有利于健康的激素；相反，如情绪处于不快、抑郁状态，身体内就会分泌多种有害物质，经常这样就会得心脏病、癌症等多种疾病。

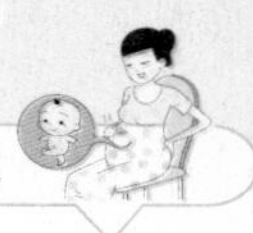

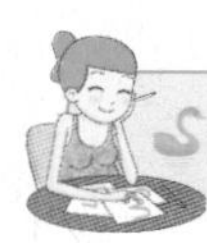

第72天　想象一下宝宝完美的模样

孕早期正是胎宝宝各器官进行分化的关键时期，准妈妈与胎宝宝具有心理与生理上的相通性。准妈妈可用意念胎教的方法使胎宝宝发育得更加完善。

生男孩子也好，生女孩子也好，会是啥样子？会像自己还是像丈夫？一定是把俩人的优点都继承下来，而且是“青出于蓝而胜于蓝”。准妈妈就应这样浮想联翩，想象自己的孩子一定会有一副聪明、智慧的头脑，模样活泼、可爱。准妈妈可以通过构想胎宝宝的美好形象，使情绪达到最佳的状态，从而促进体内具有美容作用的激素增多，使胎宝宝面部器官的结构组合及皮肤的发育良好，塑造出自己理想中的胎宝宝。

准妈妈如果经常构想胎宝宝的形象，从某种程度上来说，这种形象会相似于将要出生的宝宝。准妈妈可以在自己家的墙壁上粘贴一些自己喜欢的漂亮的婴幼儿照片，每天看一看，必然会使你的心情舒畅，进而使胎宝宝受到良性刺激。

联想胎教

准妈妈可以把自己的想象通过语言、动作等方式传达给腹中的胎宝宝，告诉他，他长得什么样、性格怎么样等，还可以和准爸爸一起描绘自己所希望的宝宝的模样，这样可以保持愉快的心情，通过体内的激素调节系统产生的生化物质影响胎宝宝。

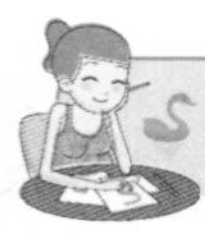

第73天 为你推荐三款健脾开胃的美食

水晶番茄

原料 番茄300克，白糖适量。

做法 将番茄洗净，切去蒂，用开水烫一下，剥去薄皮，然后切成块，放在盘内。把白糖均匀地撒在番茄上即可。

功效 本品酸甜可口，具有祛火开胃之功效。

萝卜饼

原料 白萝卜250克，面粉250克，猪瘦肉100克，葱、姜、盐、植物油各适量。

做法 先将白萝卜洗净，切成细丝，用植物油煸炒至五成熟，备用。将猪瘦肉剁细，加姜、葱、盐和萝卜丝调成白萝卜馅；将面粉加水适量，揉成面团。将面团擀成薄片，放入白萝卜馅，制成夹心小饼，放入煎锅内，烙熟即成。

功效 常食本品，具有健胃、消食、理气的作用。适用于准妈妈食欲不振、消化不良等症。

冰糖姜汁甘蔗露

原料 鲜甘蔗汁1杯，生姜汁半汤匙，冰糖少许。

做法 把鲜甘蔗汁、生姜汁、冰糖倒入炖盅内，用筷子拌匀，炖盅加盖，隔水炖15分钟，即可饮用。

功效 姜汁益脾胃，止呕祛痰；甘蔗能清热，生津下气，助脾胃，利大肠。此汤对准妈妈妊娠呕吐有一定的疗效。

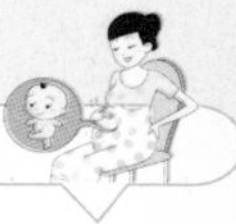

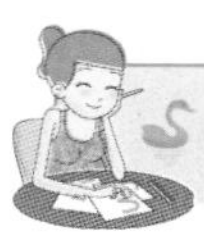

第74天　远离有致畸作用的食物

科学家已经证明，某些食物具有致畸作用。因此，准妈妈一定要了解哪些食物可以吃，哪些食物不能吃。以下几类食物，准妈妈一定要忌口。

1 受污染的食物

准妈妈经常食用被污染的食物会引起胎宝宝畸形。有机氯农药及有机汞农药等蓄积性较强的农药污染的食物进入机体，毒物就会在准妈妈体内蓄积，然后经血液循环进入胎盘，导致胎宝宝中毒，从而引起流产、畸胎、死胎等。

2 携带有弓形虫的食物

在怀孕早期，急性感染弓形虫会导致胎宝宝脑积水、脑钙化、流产、死胎等，新生宝宝可有抽搐、脑瘫、视听障碍、智力障碍等病症，其死亡率高达72%。几乎所有哺乳动物和禽类都可以传染弓形虫。人类的传染源主要是这些动物的肉类，如火锅的烫涮时间过短、烧烤的温度不够等都有传染的危险；生肉和熟食共用一个切菜板，生肉上的弓形虫就会污染熟食。因此，肉类一定要煮熟了再吃，生肉和熟食一定要分开放。

3 过多的酸性食物

我国民间历来有用酸性食物缓解孕期呕吐的做法，实际上这些方法是不可取的。研究发现，准妈妈过多地食用鱼类、肉类、白糖、巧克力等酸性食物，其体液会发生酸化，进一步促使血液中儿茶酚胺水平增高，从而引起准妈妈烦躁不安。这种不良的消极情绪，会使母体内的激素和其他有毒物质分泌增加，可能造成胎宝宝腭裂、唇裂及其他器官发育畸形。

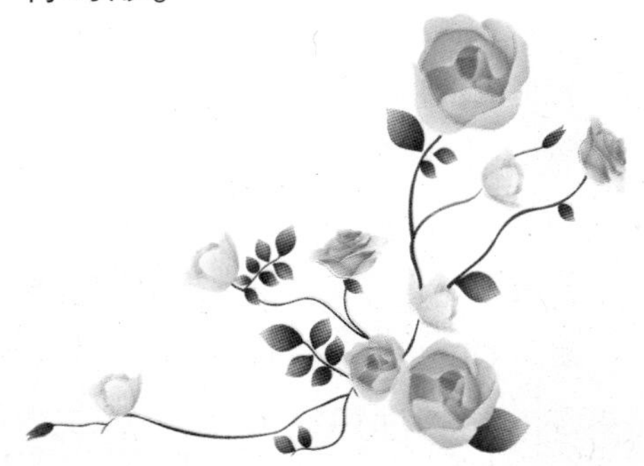

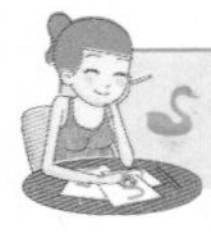

第75天 应远离冰镇食品

天气越来越热，所以总想吃点冰的东西，或者喝点比较凉的水，可现在有孕在身的你，还能不能沾这些东西？在怀孕早期，多数人都会胃火上升，即便不是在特别热的时候，也会想吃冰激凌、喝冰水，缓解燥热。但是怀孕期的胃肠对冷热的刺激非常敏感，多吃冷饮会使胃肠血管突然收缩、胃液分泌减少、消化功能降低，从而引起食欲不振、消化不良、腹泻，甚至引起胃部痉挛，出现剧烈腹痛现象。

这种情况下，最大的宽限是偶尔吃一支冰激凌，如果某天超过了两支，或者1天内喝冰水超过总需要量的一半，就可能伤及脾胃，影响吸收和消化功能。或许一开始你没感觉到有什么不对劲，但时间久了，就会出现大便不畅、下身分泌物增多等现象。严重的还可能导致阴道炎，影响正常生产。不仅如此，脾胃功能下降，会增加肠道疾病的感染发病率，增大准妈妈用药风险。

怎么缓解燥热呢？建议准妈妈可以吃一些常温消暑食物。比如，吃常温下的新鲜蔬果，以补充身体水分；用凉白开水代替冰水。同时，准妈妈要注意营养均衡，调养好身体，才能从根本上防止胃火上升带来的“口燥”。

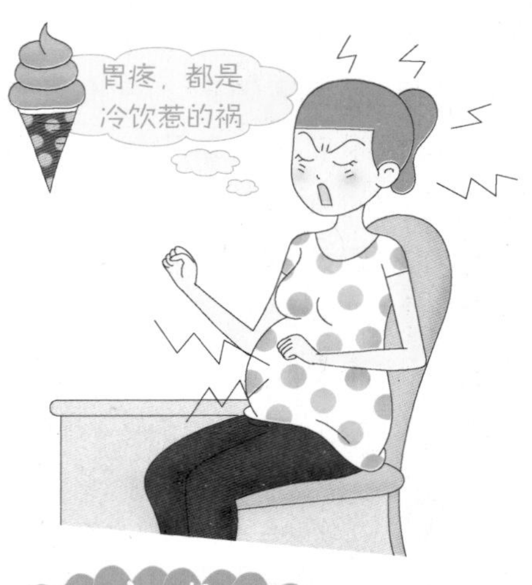

专家提示

胎宝宝对冷的刺激也很敏感，当准妈妈喝冷水或吃冷饮时，胎宝宝会在子宫内躁动不安，胎动会变得频繁。因此，准妈妈吃冷饮一定要有节制，切不可因贪食而影响自身的健康和引起胎宝宝的不安。

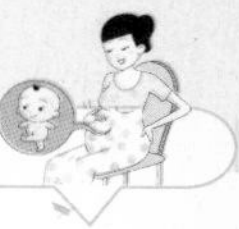

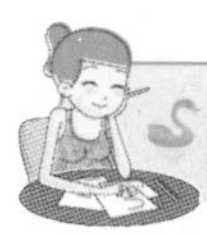

第76天　为你推荐两款预防流产的美食

虾仁枸杞炒饭

原料　枸杞子10克，虾仁50克，植物油30毫升，大米饭100克，葱、姜、盐各适量。

做法　将虾仁、枸杞子洗干净，沥干水；姜、葱切碎。将锅置大火上，加入植物油，油六成热时入姜、葱，改用中火，放入虾仁炒1分钟，加入米饭，翻炒，再加入枸杞子炒3分钟即成。

功效　本品益气安胎，滋补肝肾，特别适合于习惯性流产者怀孕后或有先兆流产者食用。

鲫鱼姜仁汤

原料　鲫鱼1条（约重400克），生姜6克，砂仁15克，猪油、盐、味精各适量。

做法　将鲫鱼去鳞、内脏，洗净；把砂仁冲洗干净，沥干，研成末，放入鱼腹内；将生姜去皮，洗净，切成细丝；取一炖盅，将鱼放入盅内，再加入姜丝，盖好盅盖，隔水炖2小时，加入猪油、盐、味精调味，再稍炖片刻，出锅即成。

功效　鲫鱼除营养丰富外，还有治疗子宫下垂的作用，利于安胎，可防治先兆流产和习惯性流产，对于女性妊娠期间呕吐不止、胎动不安有较好的疗效。

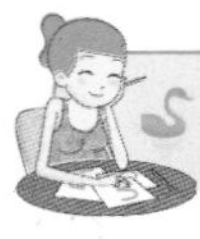

第77天 为你推荐三款缓解孕吐的美食

燕麦南瓜粥

原料 燕麦30克，大米50克，小南瓜1个，葱花、盐各适量。

做法 将小南瓜洗净，削皮，切成小块；大米洗净，用清水浸泡半小时；锅置火上，将大米放入锅中，加水500毫升，大火煮沸后换小火煮20分钟后放入南瓜块，小火煮10分钟；再加入燕麦，继续用小火煮10分钟；熄火后，加入盐、葱花调味。

功效 燕麦含有丰富的维生素E、维生素B_1、氨基酸，且锌的含量在所有谷物中最高。而且，燕麦含有一种燕麦精，具有谷类的特有香味，能刺激食欲，特别适合孕早期有孕吐反应的准妈妈食用。

姜蔗汁

原料 鲜姜汁1汤匙，甘蔗汁1杯。

做法 将上述原料调匀，加热温服。

功效 本方用于治疗准妈妈呕吐、饮食难下，具有健胃、下气、止呕的功效。

蛋醋止呕汤

原料 鸡蛋2个，白糖、米醋各适量。

做法 将鸡蛋磕入碗内，用筷子打匀，加入白糖、米醋，再搅匀；锅中加入水，上大火烧沸，倒入鸡蛋液，煮沸即可食用。

功效 鸡蛋富含优质蛋白，米醋可促进消化，减少油腻，减轻恶心症状。此汤适用于妊娠反应呕吐者。

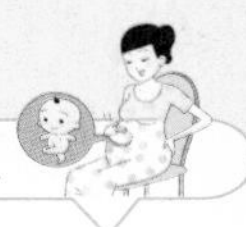

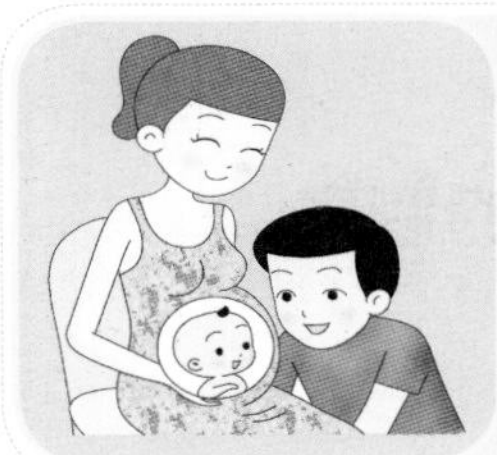

第12周

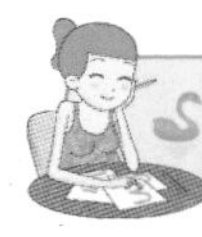

第78天 推荐三款适合准妈妈的茶饮

生姜乌梅饮

原料 乌梅肉10克，姜10克，赤砂糖30克。

做法 将乌梅肉、姜、赤砂糖加水200毫升煎汤。

功效 姜具有解毒杀菌的作用，姜中分离出来的姜烯、姜酮的混合味有明显的止吐作用。

草莓果汁

原料 草莓100克，乳酪1/ 2杯，柠檬1/ 3个，冰片1～2片，白糖1小茶匙。

做法 将草莓、去皮后的柠檬，全部放进榨汁机中榨汁，并与乳酪混合。再倒入杯中，放进冰片与白糖。

功效 草莓是维生素C含量比较高的水果，润肺生津，健脾和胃，补血益气，凉血解毒，可用于脾胃虚弱、食少纳呆、神疲乏力、头晕等症。长有面疱、粉刺者多食有益。

橙汁酸奶

原料 鲜橙1个，酸奶200克，蜂蜜适量。

做法 将鲜橙去皮，取肉搅打成汁，与酸奶、蜂蜜搅匀即成。

功效 健脾开胃，宽膈和中，降气除烦。

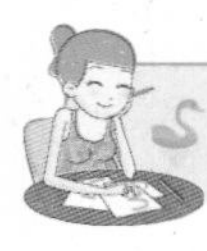

第79天　推荐两款适合准妈妈的靓汤

养血安胎汤

原料　鸡1只，姜2片，莲子12克，川续断12克，菟丝子18克，阿胶18克。

做法　鸡剖干净；莲子、川续断、菟丝子分别洗净；锅内烧沸水，待水沸时下入鸡汆约2分钟，捞起；将所有药材放入纱布包中，与鸡同入炖盅内，加入清水适量煮沸，再放入姜片及阿胶，然后隔水炖3小时，调味即可食用。

功效　对孕期食欲不振、腰痛、下腹部坠胀等症具有很好的疗效。

三鲜冬瓜汤

原料　淡菜30克，水发海带100克，冬瓜500克，料酒、猪油、盐、味精、葱结、姜片各适量。

做法　淡菜用温水泡软、洗净，去杂质，放锅内，加少许水、料酒、葱结、姜片，用中火煮至酥烂；海带切成菱形块，冬瓜去皮、子，切成块；锅内放熟猪油，烧至五成热时，放入冬瓜、海带略炒一下，加入沸水，用中火煮30分钟，再放入淡菜及原汤，烧沸后用味精、盐调味即可。

功效　补充丰富的蛋白质和钙、铁、锌、碘等矿物质。

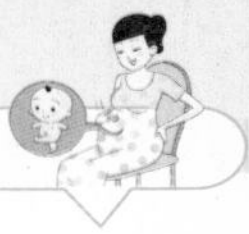

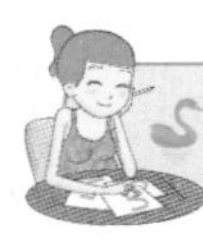

第80天　推荐两款准妈妈宜食的主食

什锦甜粥

原料　小米200克，粳米100克，绿豆、花生米、红枣、核桃仁、葡萄干各50克，红糖适量。

做法　将小米、粳米、绿豆、花生米、红枣、核桃仁、葡萄干分别用水淘洗干净；将洗净的绿豆放入锅内，加少量水，煮至七成熟时，加入开水，将小米、粳米、花生米、红枣、核桃仁、葡萄干放入；再加红糖，调匀，烧开后改用小火煮至熟烂即成。

功效　红枣富含维生素C及蛋白质等多种营养成分，被称为“天然维生素丸”，葡萄干有补气血、强筋骨、宁心神和止渴安胎的作用，核桃仁是健脑益智的食品，小米含维生素B_2较多。怀孕早期的准妈妈食此粥，能获得全面合理的营养补充，有利于胎宝宝各器官的生长发育。

肉丝面条

原料　面条250克，瘦猪肉100克，菠菜50克，花生油、葱、姜、盐、酱油、味精、香油各适量。

做法　将肉洗净，切成肉丝；菠菜择洗干净，放入开水中氽一下，过凉，沥干水分，切成3厘米长的段；将葱、姜洗净，均切成丝。锅置火上，烧热后倒入花生油，待油热后，放入肉丝，迅速炒散，加入酱油、葱丝、姜丝，翻炒几下，倒入开水，开锅后倒入面条，煮至面熟，放入盐、菠菜段、味精、香油，用筷子在锅内搅一下即可出锅。

功效　面条具有补虚损、厚肠胃、强气力之功效，中医学认为，多食面条可以减轻准妈妈妊娠反应，同时能保持大便通畅。菠菜质润，含铁亦多，可补血、润肠通便。猪肉含高质量蛋白质，中医学认为其有益气、滋阴、润燥之功效。

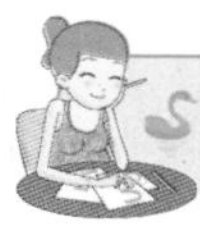

第81天 推荐两款准妈妈宜食的菜肴

开胃二丝

原料 新鲜黄瓜1根，大鸭梨2个，白糖、香油各适量。

做法 将黄瓜去蒂、洗净，用凉开水冲一下，切成细丝，放入盘内；鸭梨去蒂，削去外皮，去核，切成细丝，放入盘内，与黄瓜丝轻轻拌均匀，再将白糖均匀地撒入盘中，再滴入几滴香油，调拌均匀即可食用。

功效 此菜含有丰富的优质蛋白、维生素C、维生素D、维生素B_{12}和胡萝卜素及叶酸、钙、锌、磷、碘、铁等营养物质，能提供准妈妈所需的营养成分。

醋拌黄瓜

原料 黄瓜600克，白糖20克，醋25毫升，香油、姜末各少许。

做法 将白糖、醋同盛入一只小碗里，调成糖醋汁；把黄瓜洗净后去两端，从中割开，切成约3.3厘米长、1厘米宽的长方形条，盛入盘中，撒上姜末，淋上香油，浇入糖醋汁拌匀即成。

功效 黄瓜可提供多种维生素、糖类、钙、磷、铁和胡萝卜素等营养物质，清热、利水、解毒。黄瓜含有丙醇二酸，可抑制糖类在体内转化为脂肪。

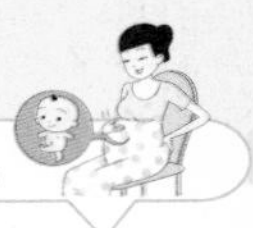

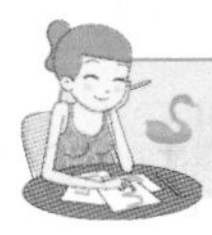

第82天　测测你的营养水平是否跟上

准妈妈如果缺乏营养，就会从某些身体特征中表现出来。如果准妈妈在一段时间内发现自己出现以下症状，那就可能是其身体缺乏营养发出的警示。

下蹲后起身会感到头晕，可能是缺乏铁，即可能患有缺铁性贫血；经常便秘，有可能缺乏膳食纤维；小腿经常抽筋，有可能缺钙；头发干枯、易断、脱发，可能缺乏锌、蛋白质、脂肪酸；味觉减退，可能缺乏锌；夜晚视力下降，有可能缺乏维生素A；牙龈出血，可能缺乏维生素C；舌炎、舌裂、舌水肿，有可能缺乏B族维生素；嘴角干裂，可能缺乏维生素B_1和烟酸。

营养缺乏的原因有很多，如：营养搭配不均衡，准妈妈有偏食的习惯，比如说偏爱肉类、蛋、奶等动物性食品，新鲜水果蔬菜吃得少，就容易缺乏维生素C；过度食用精制食物，就会造成某些营养素的缺乏；烹调加工方法不当，会使部分营养损失，如烹调时温度过高，加热时间过长，食物中的维生素A、维生素B_1、维生素C、维生素E等极易流失；水煮食物时，水溶性维生素和一些矿物质常会溶解于水中，造成流失。

以上检测标准只是粗略的判断，如果准妈妈感觉出现了营养缺乏的症状，最好还是先去医院做进一步确认后再下定论，不要擅自服用某些营养素，以免摄入不当，影响母子健康。

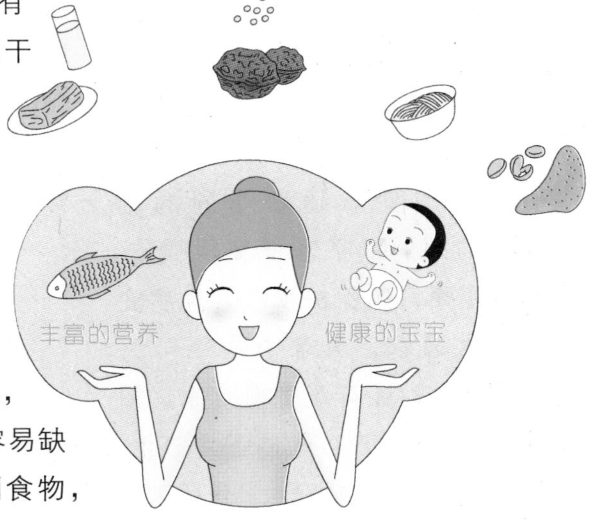

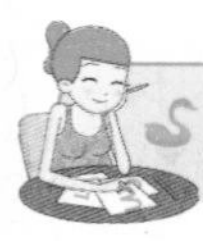

第83天 妊娠1～3个月准妈妈生理变化

1 妊娠第1个月

准妈妈体型跟孕前差不多，基本上没有特别的变化。子宫壁变得柔软、增厚，大小、形态还看不出有什么变化，约有鸡蛋那么大。由于体内激素分泌失衡，比较敏感的准妈妈出现恶心、呕吐症状。少部分出现类似感冒的症状，如身体疲乏无力、畏寒、发热等。卵巢开始分泌黄体激素，乳房稍变硬，乳头颜色变深且变得很敏感，稍微的触碰就会引起痛感。这种情况有的准妈妈感觉不到。

2 妊娠第2个月

准妈妈的身体会有略微不同的改变。随着孕周的增加，准妈妈的子宫壁变得很软，宫颈变厚，以保护子宫。乳房变得又大又软，乳晕有小结节突出，触碰时还可能觉得疼痛。情绪易焦虑不安，有时还会流泪，从兴奋、骄傲到怀疑、不安。准妈妈开始出现恶心、孕吐、乳房胀痛、疲劳等症状。准妈妈对气味越来越敏感，胃也开始变得敏感了。

3 妊娠第3个月

孕期进行到这个月，准妈妈会明显感觉到腰变粗了，同时臀部正在变宽。子宫现在看起来像个柚子，胎宝宝已经充满了整个子宫。乳房除胀痛外，开始进一步长大，乳晕和乳头色素沉着更明显，颜色变黑。受孕激素的影响，准妈妈的情绪波动会很大。此外，增大的子宫开始压迫位于前方及后方的膀胱和直肠，膀胱容量减少，会出现尿频，总有排不净尿的感觉。千万不要刻意不喝水或憋尿，免得造成尿路感染。

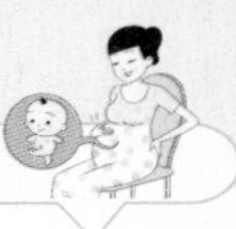

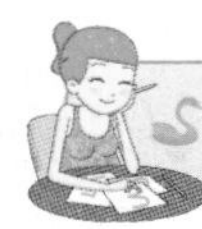

第84天　妊娠1～3个月胎宝宝生理变化

1 妊娠第1个月

胎宝宝的眼睛、鼻子、耳朵尚未形成，但嘴和下巴的雏形已经能看到了。身体分为两大部分，非常大的部分为头部，有长长的尾巴，很像小海马的形状。神经系统、血液系统、循环系统逐渐建立。大脑的发育已经开始，心脏的发育较显著，第2周末成形，第3周末起开始搏动。胎盘、脐带也开始发育。

2 妊娠第2个月

胎宝宝的两个鼻孔已经形成，并且看起来有个鼻尖。牙和颚开始发育，耳朵也在继续成型，皮肤像纸一样薄。臂和腿长了很多，肩、肘、髋以及膝等关节都可以看出来了。宝宝的手指和脚趾长得更长，尽管隐约还有少量蹼状物，但正变得更清楚。脑、脊髓、眼、听觉器官、心脏、胃肠、肝脏初具规模，内外生殖器的原基能辨认，但从外表上还分辨不出性别。

3 妊娠第3个月

胎宝宝的外生殖器分化完毕，可辨认出胎宝宝的性别。从比例上看，胎宝宝的头虽然小了一些，但仍占整个身体长度的一半左右。手指和脚趾已经完全分开，部分骨骼开始变得坚硬，并出现关节雏形。自身形成了血液循环，已有输尿管，胎宝宝可排出一点点尿。骨、皮下血管、心脏、肝脏、胃肠更加发达。

第四章

孕4月：妊娠反应渐渐消失

本月，准妈妈看起来很像个孕妇了，腹部开始变大，原来的衣服开始变得不合体了。体形变化大的准妈妈，现在可以考虑穿孕妇装啦。而且，大多数准妈妈会惊喜地发现，自己的胃口变得越来越好，妊娠反应正在逐渐消失，心情也跟着格外爽朗起来！不过，虽然度过了“黑色孕早期”，但准妈妈仍不可掉以轻心，依然要注意饮食起居，养成良好的生活习惯，远离对胎宝宝不利的因素。

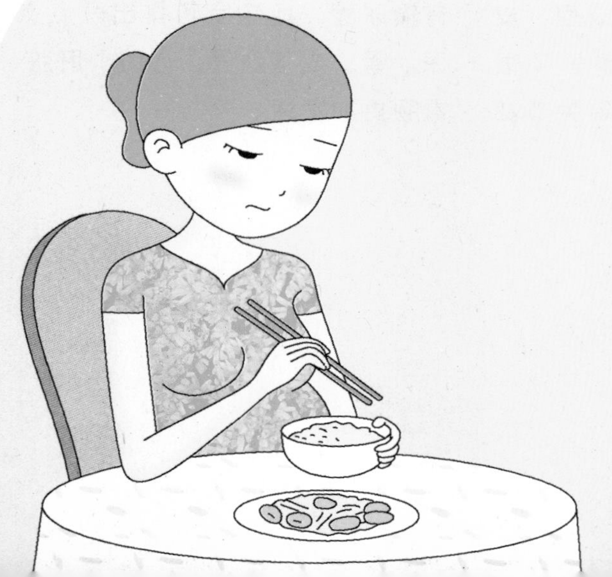

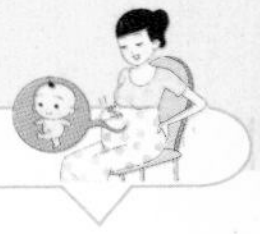

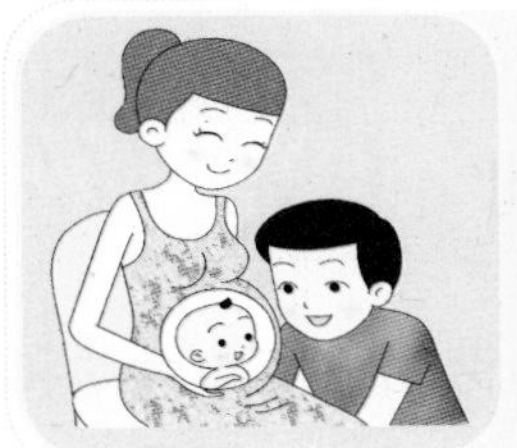

第13周

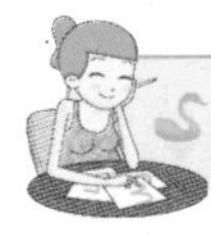

第85天 胃口大开怎么吃

怀孕进入第4个月，准妈妈的早孕反应症状逐渐消失，身心安定，但仍需小心。为了使胎宝宝发育良好，必须摄取充分的营养，蛋白质、矿物质、维生素等营养素也要均衡，不可偏食。尽量避免过分刺激的食物，如辣椒、大蒜等。还要避免过多脂肪和过分精细的食物的摄入，以防便秘。

本月，准妈妈每天蛋白质的摄入量以75～95克为宜。一日三餐中应增加富含优质蛋白质食物的摄入，如肉、鱼、蛋、豆制品等。尤其是妊娠反应严重、不能正常进食的准妈妈，更需要摄入优质蛋白质。此阶段有可能出现缺铁性贫血，因此，准妈妈应多吃含铁的食物，如动物肝脏、血、瘦肉、豆类、绿叶蔬菜等。

总之，准妈妈膳食宜粗细搭配、荤素搭配，不要吃得过精，以免造成营养素吸收不够。

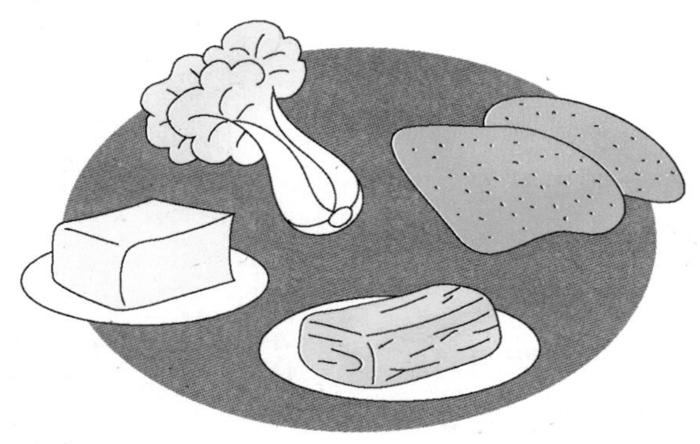

第86天 职场准妈妈的孕育权利

竞争、“充电”、升职，你是否还在忙个不停？老公期盼的目光，朋友家可爱的宝宝是否又在提醒着你——应该考虑做妈妈了。当你真的怀孕当妈妈的时候，却发现常在工作中受到某种约束，有些单位会以怀孕作为理由辞退女职工，在职场上受到不公平的待遇。

身为职业准妈妈其实很不容易，既要生儿育女，又要承担工作的责任，一个女人，尤其是一个幸福的女人，婚育生子乃人生必须经历的事情。但是工作也是获得基本生活和经济来源的途径，我们有权利知道某些问题的答案。

为维护妇女职工的合法权益，国务院制定和颁发了《中华人民共和国妇女权益保障法》，明确规定以下条款：

（1）不得在女职工怀孕、产期、哺乳期降低其基本工资，或者解除劳动合同。

（2）女职工在怀孕期间，所在单位不得安排其从事国家规定的第三级体力劳动强度的劳动和孕期禁忌从事的劳动，不得在正常劳动日以外延长劳动时间。

（3）怀孕达7个月或以上的女职工，一般不得安排其从事夜班劳动，在劳动期间应该适当给予一定的休息时间。

（4）怀孕的女职工，在劳动时间内进行产前检查，应当算作劳动时间；女职工产假为90天，其中产前休假15天，难产的，增加产假15天。

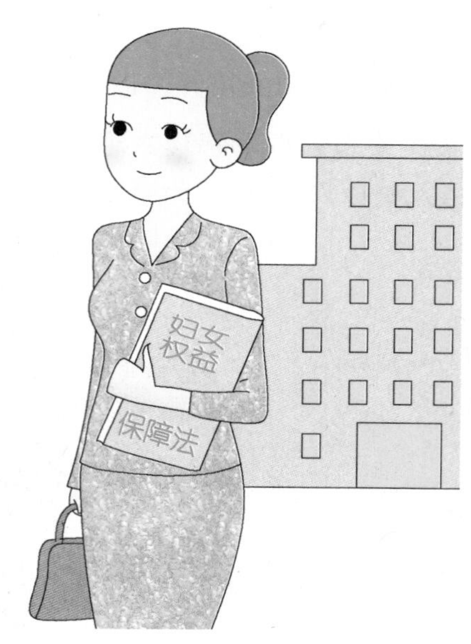

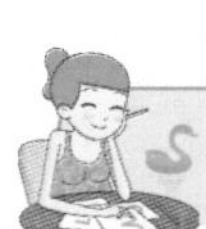

第87天　双腿抽筋是怎么回事

妊娠后，肌肉和骨骼会出现不适感。随着腹部的逐渐隆起，体形会不断地发生变化，子宫压迫经过腿部的神经和骨盆，可导致一些准妈妈双腿抽筋。双腿抽筋主要表现在腿肚和脚趾上，严重时还会在睡梦中被痛醒。这是因为妊娠后的身体变重，腿部肌肉的负担增大或经过腿部的神经刺激引起的。预防双腿抽筋应注意以下三点：

1 生活保健

不要让自己的下半身着凉，要用热水一边洗澡一边揉腿；睡觉时把腿垫高，有助于预防肌肉痉挛；有规律地运动，不要久坐。

2 饮食对策

有可能是缺钙引起的，应多摄取牛奶、海鲜、大豆、海藻类和发酵食品等含钙丰富的食物。

3 按摩

足部按摩：用大拇指轻轻地按压涌泉穴4秒，重复3次；轻轻按压脚内侧踝骨稍上方的腰椎反射区，每次按压4秒，重复3次；用大拇指和食指以画圆的方式，搓摩位于脚后跟的尾骨反射区。

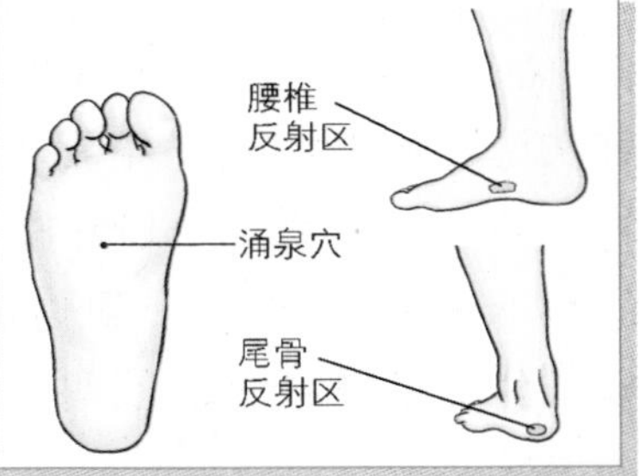

手部按摩：大拇指和食指轻轻地按压手腕中央位置4~5秒，重复4~5次。

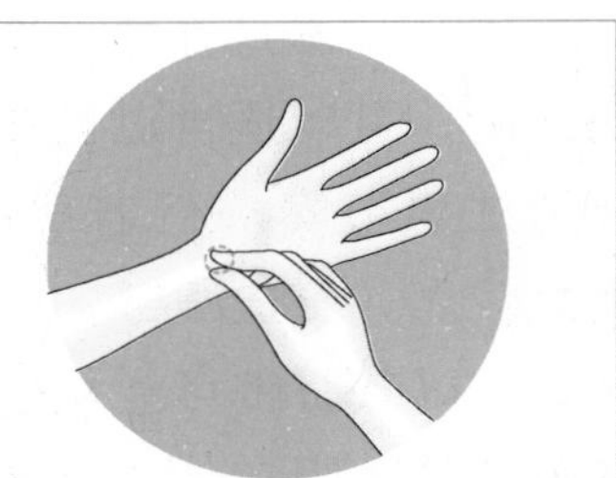

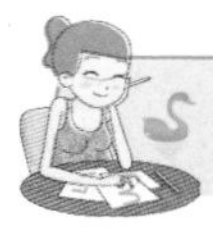

第88天 引导妻子告别孕期焦虑

告别了孕早期，准妈妈迎来了感觉稍舒服一点的孕中期。此阶段，尽管身体日益凸显，但准妈妈因为少了初期强烈的妊娠反应，所以，表面上看会显得更有活力，但内心却有难以掩饰的精神焦虑与担心。此时，准爸爸要引导妻子多接触一些美好的事物，多做一些有益的活动，建立良好的心态，培育美好的愿望，让胎宝宝在美好的愿望下逐渐成长。专家建议准爸爸本月可以做以下事情：

（1）亲自挑选舒适的平跟鞋和漂亮的孕妇装送给妻子当礼物，最好可以附加一份浓情蜜意的小卡片，让她感受到你的爱。要记住你的支持是对准妈妈最大的鼓励。

（2）从本月开始，准爸爸妈妈之间，可以适当过性生活，但必须注意节奏。倘若房事过频，用力较大，压迫腹部，胎膜就会早破，以致脐带可能从破口脱落到阴道甚至阴道外边，使胎宝宝因得不到营养和氧气而立即死亡或者导致流产。如果胎膜不破，未发生流产，也可能导致子宫腔感染，重症感染可使胎宝宝死亡，轻症感染也会使胎宝宝的身体和智力的正常发育受到影响。

（3）准爸爸记得给妻子买预防妊娠纹的护肤品，并提醒准妈妈从本月开始预防妊娠纹。也可以每天晚上亲自为准妈妈擦上去除妊娠纹的除纹霜，并给予适当的按摩。相信准妈妈一定会被深深地打动。

（4）如果是在35岁以上怀孕，或者曾经有流产、死胎史者，或者分娩过染色体病患儿的准妈妈，准爸爸在本月应陪她到医院做特异性检查，以检查胎宝宝是否患有先天性或遗传性疾病。

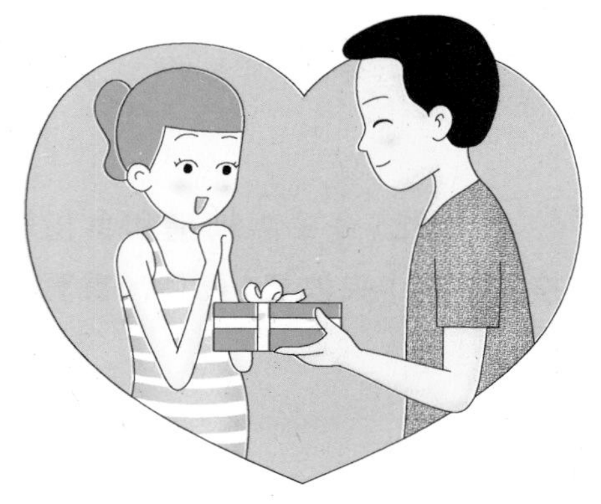

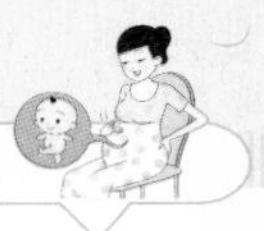

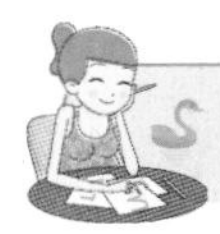

第89天　准妈妈使用空调要注意

炎热的夏季，准妈妈们会感觉到比较难熬，有些人就喜欢待在空调屋子里。殊不知，准妈妈在使用空调时，冷气不能太强，冷气如果开得太强会使皮肤收缩，反复出现这种情形也会使子宫收缩，有流产、早产的可能。此外，血管过度收缩也会成为造成疾病的原因。空调会使空气质量下降，因为为保持温度，房间一般都比较封闭，随着空气质量不好和温度与湿度的变化，可能会产生适合许多细菌繁殖的环境。另外，室内外温度差别比较大，也容易发生感冒等症状。因此，准妈妈在使用空调时应注意以下事项：

（1）家用空调每年可请专业人士进行一次全面清洗和消毒，特别是室内机的蒸发器。必须使用合格的消毒剂和正确的配比方法，由专业人员操作。消毒后，把消毒剂残液清洗干净，防止残液挥发对健康不利。在空调使用期间，应经常清洗过滤网(用清水直接冲洗即可)，最好每周一次。

（2）开启空调前，先开窗通风10分钟，尽量使室外新鲜空气进入室内。空调开启一段时间后，关闭空调，再开窗通风20～30分钟，如此反复，使室内外空气形成对流，让有害气体排出室外。

（3）室内温度最好控制在25℃左右，室内外温差不宜超过7℃；冷风出口处不要直接对着人和办公桌。

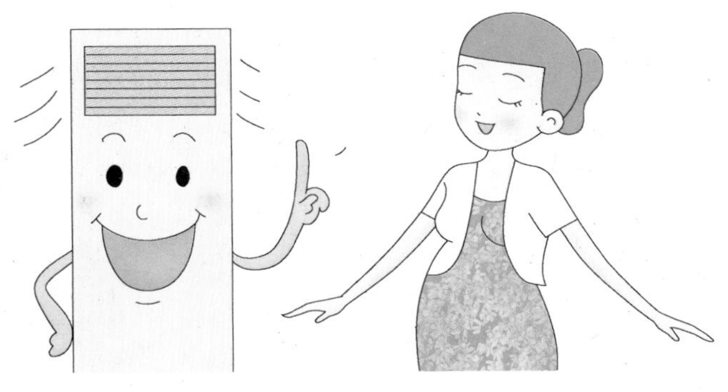

第90天 养成良好的睡眠习惯

睡觉不仅是准妈妈的大事，同样也是胎宝宝的大事。这一孕期，准妈妈的睡眠习惯对胎宝宝的影响出乎人的想象，准妈妈有一个良好的睡眠习惯，对胎宝宝是有利的。所以，准妈妈要努力做到以下几点：

（1）养成有规律的睡眠习惯。“日出而作，日落而息”，定时休息。

（2）避免睡前过度兴奋。睡前不要看煽情小说，不要看故事情节大起大落的悲剧类节目，也不要饮用带有刺激性的饮料（如浓茶、咖啡、可乐等），避免大脑因刺激性饮料、小说、电视节目而引起兴奋。

（3）睡前不要讨论问题，否则会使大脑过于兴奋，难以入睡。

（4）睡前不要对某事耿耿于怀。白天遇到烦心的事，晚上不要老在心里盘算、烦忧，要想得开，做到心境安宁、没有杂念，避免出现不良情绪。

（5）做好睡前准备工作。睡前最好先上趟厕所，排空膀胱，并用温水洗脚，使脑部血液下流，不再充血，减少大脑皮质的兴奋。

（6）和准爸爸一起胎教。上床后，和准爸爸配合一起完成胎教作业，比如和胎宝宝进行对话，讲个故事，朗诵一首古诗，或唱一首歌，完成以上“优育下一代”的任务后便可愉快地入睡了。

（7）为优质的睡眠提供条件。要保持室内外环境的安静和空气新鲜，床铺要整洁、舒适，睡眠姿势以左侧位为佳。

（8）进行一些自我按摩。自我按摩时，可采取双手食指推抹前额的方法，推抹时每次约30次；也可用拇指背侧推擦太阳穴30次。这些方法，均可帮助准妈妈解除失眠的烦恼。

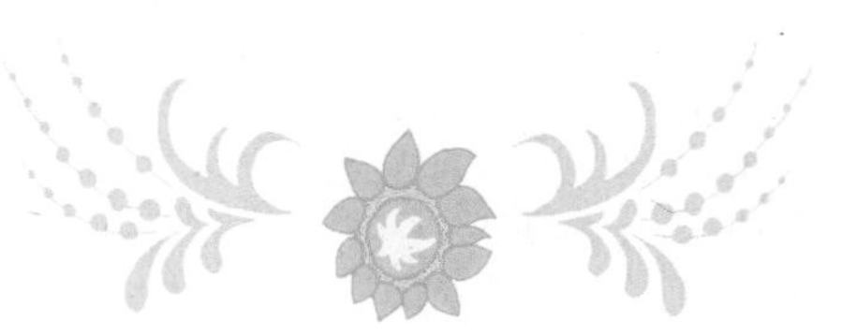

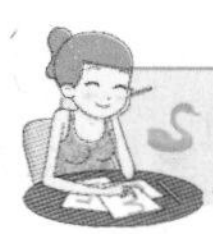

第91天　听不同的音乐会有不同的心境

怀孕4个月以后，胎宝宝就具有了听力，所以，从本月起，你就可以开始有计划地进行音乐胎教了。音乐优美的韵律，是父母与胎宝宝之间不同语言交流的桥梁，能被胎宝宝所感受，是相互交流感情的最佳通道。

音乐是纷繁多样的，它以7个音符组成了变化无穷的乐曲。随着曲调、节奏、旋律的不同，人体可以产生不同效果的情感和理性的共鸣。你可以根据自己的心情选择适合的胎教音乐。

1 轻松活泼的乐曲

这类乐曲如二胡曲《二泉映月》等。这些乐曲具有轻盈美妙的弦律，引人入梦的情绪，安详柔和的情调。

2 柔和平缓的乐曲

这类乐曲如民族管弦乐《春江花月夜》等。这类作品优美细腻，带有浓厚的浪漫情调，能使人进入一种如诗如画的梦境。

3 舒筋活血的乐曲

这类乐曲如《江南好》等。让人听了心情愉快、血液流畅、情绪极佳。

4 解除抑郁的乐曲

这类乐曲如《喜洋洋》、《春天来了》等。这类乐曲能使人浮想联翩，心情随着那优美酣畅的曲调起伏跳跃，十分迷人。

5 消除疲劳的乐曲

这类乐曲如《友谊地久天长》等。这类乐曲清丽柔美、抒情明朗。

6 振奋精神的乐曲

这类乐曲如广东音乐《步步高》等，一般可以使人精神饱满，产生向上的力量。

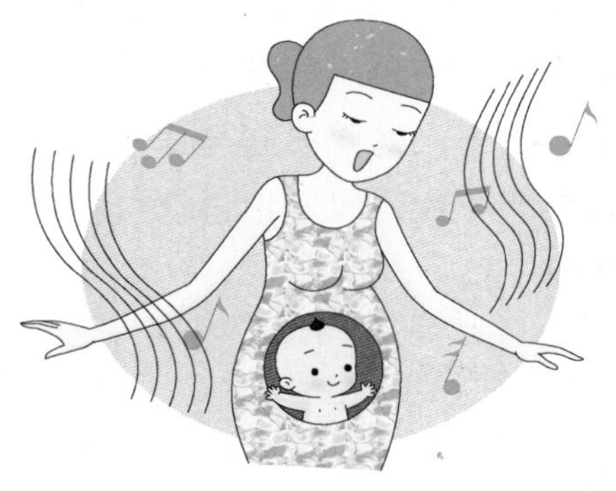

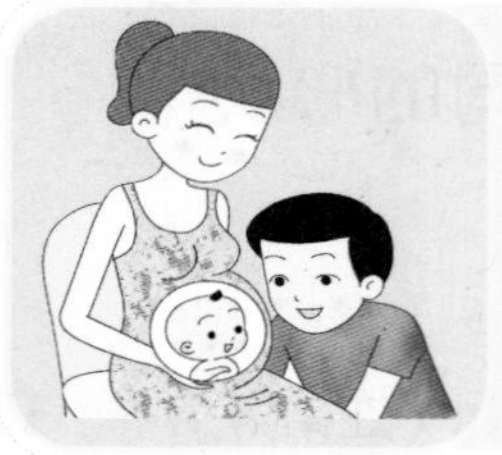

第14周

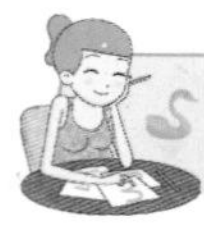

第92天 准妈妈的袜子鞋子有讲究

1 袜子

准妈妈的袜子除大小合适外，还不能过紧，如果要穿长筒袜更应注意。因为太紧的袜子会压迫血管，影响血液循环，导致水肿和静脉曲张的形成。目前市场上出售的孕妇专用长筒袜和连裤袜最适用。休息时最好脱下袜子，以利于静脉回流。如果孕期正是穿裙子的季节，一定要注意袜子与裙子的配色协调一致。一般来讲，袜子配裙子最适宜的颜色就是肉色。如果选用其他颜色的袜子，就要使它与裙子的色调协调一致，以便把自己打扮得修长一些。

2 鞋子

随着胎宝宝的发育成长，准妈妈的行动会日趋笨重，鞋子过大或穿不随脚的拖鞋会使自己行动不便，踩上异物容易摔倒，从而增加流产和早产的危险性；而瘦小的鞋或硬底鞋，则会影响脚及下肢血液循环，引起脚部疼痛，加重脚及下肢水肿；穿高跟鞋更不合适，因为穿上高跟鞋后会使人的身体前倾，改变身体重心，加重各个肌群特别是腹部和腿部肌肉的负担；穿平底鞋，就会使身体的震动直接传到脚后跟上，若是站立、行走得久一些，准妈妈也容易出现疲倦或脚跟痛。所以建议准妈妈换上鞋前部较为柔软、宽松，面料富有弹性、坡度适中并且鞋底可以起到防滑作用的软底鞋，比如羊皮鞋、布鞋等。

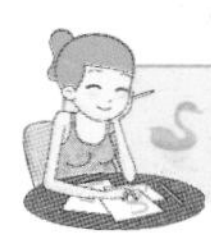

第93天 孕中期要多吃的五类食物

1 含锌的食物

准妈妈缺锌会影响胎宝宝在子宫内的生长，使胎宝宝脑、心脏、甲状腺等重要器官发育不良。还会造成自身味觉、嗅觉异常，食欲减退、消化吸收功能不良，常见的补锌的食物主要包括牡蛎、动物肝脏、肉、蛋、鱼以及粗粮、大豆等。另外，常吃一些核桃、瓜子等零食也可以有效补锌。

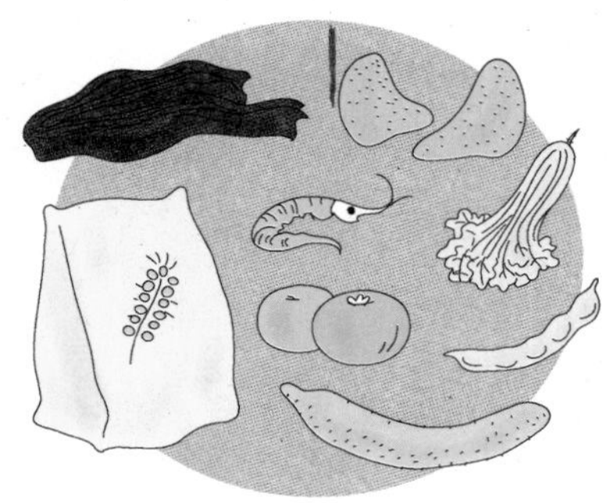

2 含碘的食物

准妈妈缺碘，会造成胎宝宝甲状腺发育不全，导致胎宝宝甲状腺功能低下，引起甲状腺肿、死胎、流产、先天畸形、聋哑等，还会严重影响胎宝宝的智力发育。常见的补碘食物有海带、紫菜、海参、海蜇等海产品。

3 含有维生素B_1的食物

如果准妈妈缺维生素B_1，就会出现疲倦、乏力、小腿酸痛、心动过速等症状。含维生素B_1较多的食物有糙米、标准面、小米、玉米、豆类、花生米、葵花子等。

4 含维生素C的食物

准妈妈缺维生素C，可引起坏死病，并有毛细血管脆弱、皮下出血、牙龈肿胀流血等症状。富含维生素C的食物有柿子椒、花椰菜、雪菜、番茄、菠菜、柠檬、草莓等。

5 含维生素D的食物

孕妇缺乏维生素D ，可出现骨质软化，严重者可出现骨盆畸形，影响自然分娩。维生素D缺乏可使胎宝宝骨骼钙化以及牙齿萌出受影响，严重者可造成小儿先天性佝偻病。富含维生素D的食物有鱼肝油、鸡蛋、鱼、动物肝脏、小虾等，多吃这些食物，就可以保证维生素D的供给。

第94天 为你推荐三款营养米粥

紫米粥

原料 紫米、糯米、红枣、红糖各适量。

做法 将紫米、糯米分别淘洗干净；红枣去核洗净。锅内放入清水、紫米和糯米，先用武火煮沸后，再改用文火煮到粥将成时，加入红枣共煮，以红糖调味即成。

功效 此粥补血健体。

红枣糯米粥

原料 红枣30克，糯米60克。

做法 将红枣、糯米洗净，加水煮粥。

功效 本品补中益气、健脾除湿，适用于脾胃虚弱、食少便稀、乏力等症，对尿频、自汗有较好的食疗效果。

黑米粥

原料 黑米30克，粳米70克，红枣、银耳、芝麻、糖、黄豆各适量。

做法 黄豆用温水浸泡1小时，换水洗净；银耳泡软后择去老蒂；红枣去核。先将黑米与粳米一起放入清水中淘洗干净，加清水适量，煮约1小时后，加入黄豆、银耳、红枣及洗净的芝麻，继续煮约30分钟即成。根据口味，可以在食用时加入白糖。

功效 本品补气养血，保产育胎。对准妈妈来说，常食此粥，有利于准妈妈及胎宝宝的健康，尤其对胎宝宝的大脑发育有着特殊作用。

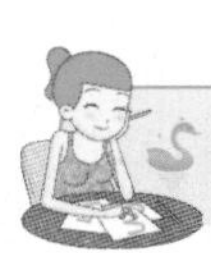

第95天　抚摸胎教让你的宝宝更聪明

胎宝宝一般在怀孕后第10周开始活动了，并且活动内容丰富，有吞羊水、眯眼、咂拇指、握拳头、伸展四肢、转身、蹬腿、翻跟头等动作，而且受到刺激后会做出各种反应。因此，准妈妈不妨对胎宝宝实施抚摸胎教，这样不仅可以与胎宝宝沟通信息，还有助于交流感情。

1 抚摸方法

准妈妈可用双手轻抚腹部，一边抚摸一边跟胎宝宝说话，就当胎宝宝每时每刻和自己生活在一块儿，把自己正在做的或可以和胎宝宝一起做的事告诉胎宝宝。同时，准爸爸也可以选择合适和固定的时间抚摸胎宝宝，或用手指轻按妻子的腹部，把压力通过腹壁传至胎宝宝皮肤，以产生压觉和触觉。这样可满足胎宝宝的皮肤饥饿感，激发胎宝宝活动的积极性，促使其产生蠕动。这种练习不仅能训练胎宝宝的触觉，而且还可以促进胎宝宝反应和活动，使之出生后反应灵活。

2 抚摸时间

一般以早晨和晚上开始做为宜，每次时间不要太长，5～10分钟即可。

3 注意事项

抚摸胎教应有规律性，坚持在固定的时间进行，这样胎宝宝才能心领神会地在此时间里做出反应。如果准妈妈有不良产史，如流产、早产、产前出血等，则不宜使用抚摸胎教，可用其他胎教方法替代。抚摸胎宝宝之前，准妈妈应排空小便，以使抚摸的时间能够得到保证。抚摸胎宝宝时，准妈妈避免情绪不佳，应保持稳定、轻松、愉快、平和的心态，如能配合对话胎教等，效果会更佳。抚摸及按压时动作要轻柔，以免用力过度引起意外。室内环境要保持舒适、空气新鲜、温度适宜。

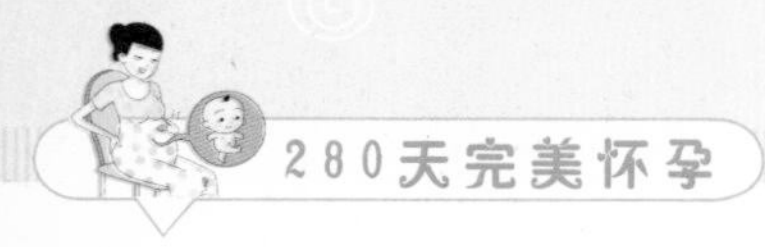

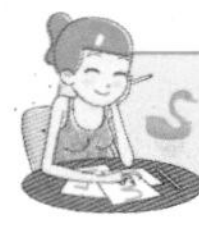

第96天 关注孕期色素沉淀

有许多准妈妈在孕期会出现皮肤色素沉淀，以面颊、乳头、乳晕、腹白线、外阴处较为明显。面颊部可见呈蝶形分布的褐色斑，称为妊娠斑，一般于产后逐渐消退。妊娠期色素沉淀与血浆中黑素细胞刺激素的增多有关，也可能由于体内孕激素及雌激素增高直接刺激黑素细胞所致。此种现象属生理性，不需治疗。由于日晒可使色素沉着加重，因此夏日外出时应注意戴太阳帽，少食辛辣食物。

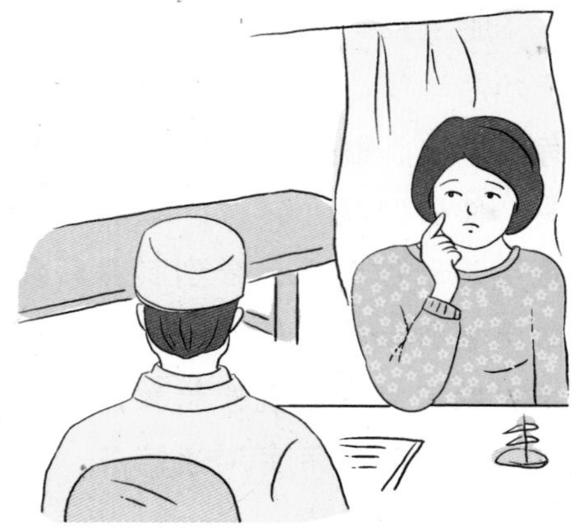

为了减少孕期黑素的沉淀，准妈妈平时应多吃富含维生素C、维生素A的食物，如新鲜的蔬菜水果；保持心情舒畅，禁忌忧思恼怒。下面推荐一种可以减少色素沉淀的食谱：

清炒花椰菜

原料　花椰菜500克，辣椒、水淀粉、酱油、白糖、精盐、醋、味精、花生油各适量。

做法　将花椰菜洗净，掰成小块，倒入沸水中烫一下捞出；将辣椒洗净，去子，切成小块；在水淀粉中加入白糖、酱油、精盐、醋、味精等调好；炒锅置火上，用中火加热，加入适量花生油，放入辣椒，翻炒几下，待辣味出来后，倒入花椰菜，继续翻炒，加适量水烧沸后，倒入已调好的水淀粉勾芡，再翻炒均匀即可。

功效　此品清香可口，有助于减少色斑形成和促使色斑块颜色减淡。

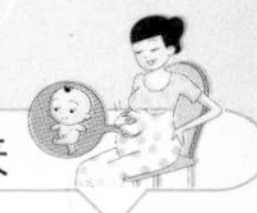

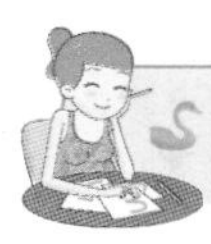

第97天　为准妈妈推荐四款美味茶饮

牛奶椰汁

原料　椰子1个，砂糖120克，牛奶80毫升。

做法　椰子肉切碎，加入清水500毫升，放入果汁机搅成汁，倒出过滤去渣；椰子水倒入锅中煮滚，依个人口味加砂糖，煮溶，加入牛奶，即可饮用。

功效　本品富含多种营养物质，具有清热祛火、美容养颜的作用。

葡萄蜜汁

原料　鲜葡萄汁100毫升，熟蜂蜜适量。

做法　将鲜葡萄汁用沙锅熬稠，加入熟蜂蜜，拌匀即可。

功效　本品适用于治疗妊娠烦渴，食用时用开水冲服。

牛奶香蕉木瓜饮

原料　木瓜块、香蕉块、牛奶各适量。

做法　将木瓜块、香蕉块、牛奶放在一起，榨成汁，每晚睡前饮用。

功效　此品是通便润肠的佳品，对孕期便秘患者有很好的食疗作用。

葡萄柠檬饮

原料　葡萄适量，鲜柠檬1个。

做法　将葡萄洗净，柠檬洗净切片，用水煎煮，饮服。

功效　常饮可预防妊娠期高血压疾病。

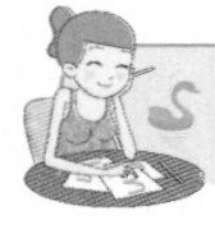

第98天 哪些食物要禁食

1 过于寒性的食物

这类食物一般不完全禁忌，应少食而有节制，如珍珠粉、柿子、甲鱼、蟹等。这些食物吃多了，可能会让准妈妈腹中冷痛、胃痛不适、消化不良。体质虚寒者更应忌食。

2 高草酸蔬菜

高草酸蔬菜如茭白、笋、菠菜、空心菜等草酸的含量较高。草酸在胃肠道中和铁结合，会降低铁的吸收率；在体内则会和钙结合，形成草酸钙，增加引发胆结石、肾结石的风险。尤其是已患有结石和贫血的准妈妈，更应禁忌这类食物。

3 辛辣大热的食物

辛辣大热的食物如桂皮、茴香、芥末、辣椒、桂圆、荔枝、巧克力，这些食物吃多了，可能会让准妈妈们脸上长青春痘，引发口腔、口角溃疡，牙龈肿痛、喉咙痛、便秘，易发痔疮。

4 大量的油腻食物和甜食

到孕中期，妊娠反应消失以后很多人会想，前几个月都没好好吃东西，现在要多吃点补回来。糖分和脂肪吃了是最易发胖的，准妈妈摄入过量，则体重过快增加，会加重准妈妈心脏、关节的负担，增加妊娠期发生糖尿病和高血压的危险。

5 咖啡、茶、可乐等含咖啡因的饮料

咖啡、茶、可乐等饮料中所含的咖啡因会刺激胎宝宝的神经，还会降低钙、维生素的吸收率。孕中、晚期都应注意尽量少喝这类饮料。

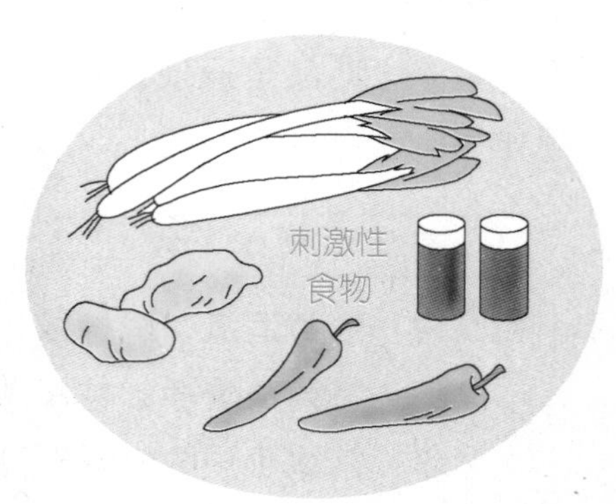

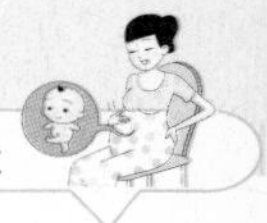

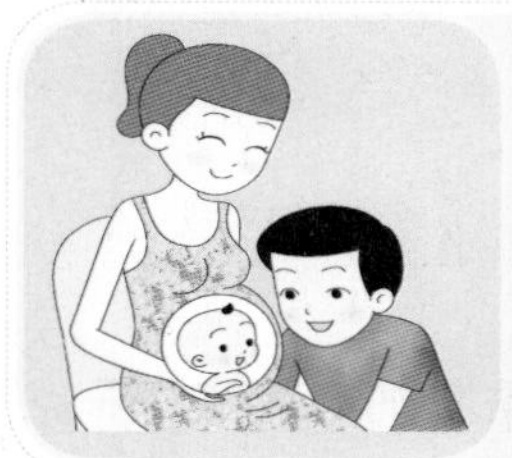

第15周

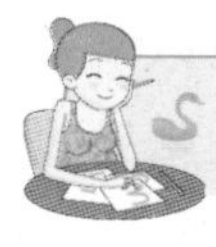

第99天 跟胎宝宝谈谈话

对话是目前流行的胎教法之一，是指怀孕期间的准妈妈、准爸爸选择一个安静舒适的环境，用手抚摸着肚子，以温柔的声音对肚子里的胎宝宝说话或讲故事。让他熟悉准妈妈和准爸爸的声音，直接感受到关注和爱。准妈妈说话的语调要轻柔，充满感情，注意自己说话的语调、语气和用词，以便给胎宝宝一个良好的刺激印记。准妈妈充满爱意的声音对胎宝宝能起到神奇的爱抚作用，促进其智力发育。

胎宝宝4个月时，大脑已形成，会将声音当做一种感觉；5个月时耳朵的构造逐渐完成，与成人相差无几。母亲的声音不但可以传递给胎宝宝，而且胸腔的振动对胎宝宝也有一定的影响。这个时期的胎宝宝，就开始用自己的耳朵去倾听外界或来自母亲的声音，不仅对父母的言行能做出一定的反应，还能在脑子里形成记忆。为了胎宝宝，父母应耐心、温柔地对着胎宝宝说话。对话以简单、明快、轻松为原则。对话时环境一定要保持安静，就算拿放物品都不要发出太大的声音，不要用力地摔门或摔物品，以免产生突发性的噪声刺激胎宝宝，引起胎宝宝的惊吓反应。

每天和肚子里的胎宝宝述说自己当天发生的事，给胎宝宝朗读一些清新优美的散文、诗歌、童话，并且和胎宝宝玩游戏、唱歌，都能启发胎宝宝的创造力，培养胎宝宝的感性特质，激发胎宝宝的潜能。

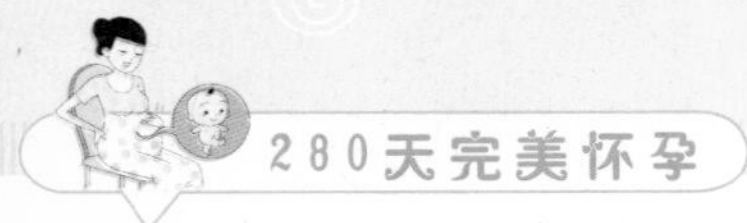

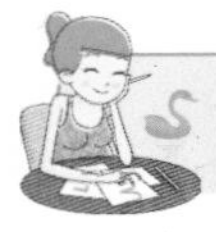

第100天　注意控制体重

从本月开始，准妈妈进入了孕中期，大多数准妈妈妊娠反应逐渐消失，食欲增加。有的准妈妈食欲特别好，消化能力也特好，想着要为胎宝宝增加充足的营养，所以是三天一只鸡，两天一只鸭，体重猛增。要知道，准妈妈一个人的体重，关乎母子两个人的健康，准妈妈体重并非越重越好。

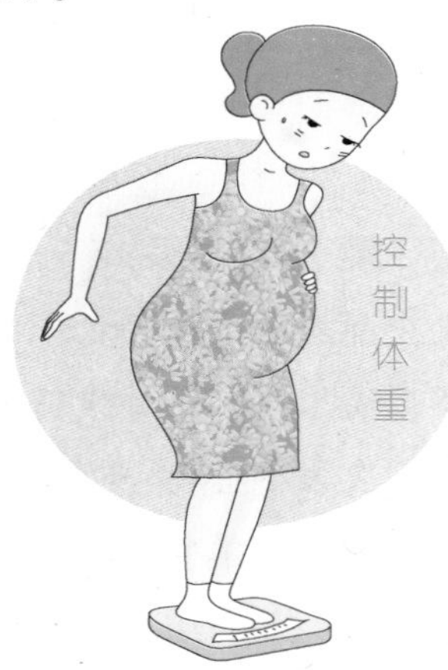

女性怀孕后体重逐渐增加是自然现象。孕期体重增加一般无规律，但常与怀孕前体重有关，一个体重100千克的肥胖女性比体重50千克的女性妊娠期体重增加要多得多。一般来说，女性妊娠过程中，体重增加10～20千克，妊娠晚期体重增加较妊娠早期明显。如果准妈妈体重过度增加，容易诱发糖尿病、高血压以及高脂血症，同时营养过度、脂肪堆积，胎宝宝往往也长得过大，容易造成难产。如果准妈妈体重过高，将不利于产后体形恢复。

此外，如果在妊娠晚期体重急剧增加，则可能不是由于脂肪堆积，而是因为出现妊娠水肿。如果水肿同时伴有血压升高，则可能存在严重的病理情况——妊娠期高血压病，应高度警惕，及时诊断和治疗。如果表面无明显水肿，但每周体重增加超过0.5千克以上，则很可能是出现了隐性水肿，必须及早进行诊疗，以免病情发展。

所以，准妈妈日常应注意合理饮食，膳食要均衡多样，不可过量。如果已经明显发胖，准妈妈一日三餐即可，不必额外加餐，避免吃甜食。但切勿节食，否则会影响胎宝宝的生长发育。

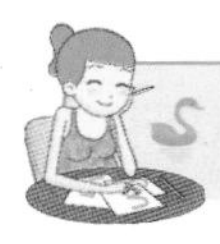

第101天 左侧卧位是最佳睡眠姿势

随着胎宝宝在子宫里逐渐长大，准妈妈的睡姿显得越来越重要。特别是到了妊娠中晚期，准妈妈的不良睡姿会影响到子宫的位置，而且会增加子宫对周围组织及器官的压迫，影响子宫和胎盘的血流量。医学专家对孕妇的睡姿进行了长期研究后证实：孕妇在妊娠期间，特别是妊娠中晚期，采取左侧卧位才是最佳睡眠姿势。

1 原因一

左侧卧位可以减轻增大的子宫对主动脉及下肢静脉的压迫及子宫静脉的压迫，维持正常子宫静脉的血流量，保持胎盘的血液供给，给胎宝宝提供生长发育所需的营养物质。

2 原因二

左侧卧位可以减轻子宫对下肢静脉的压迫，增加回到心脏的血流量，使肾脏血流量增多，改善脑组织的血液供给，有利于避免和减轻妊娠高血压综合征的发生。

3 原因三

在妊娠中晚期，子宫呈右旋转，左侧卧位可改善子宫的右旋转程度，因此可减轻子宫血管张力，增加胎盘血流量，改善子宫内胎宝宝的供氧状态，有利于胎宝宝的生长发育。

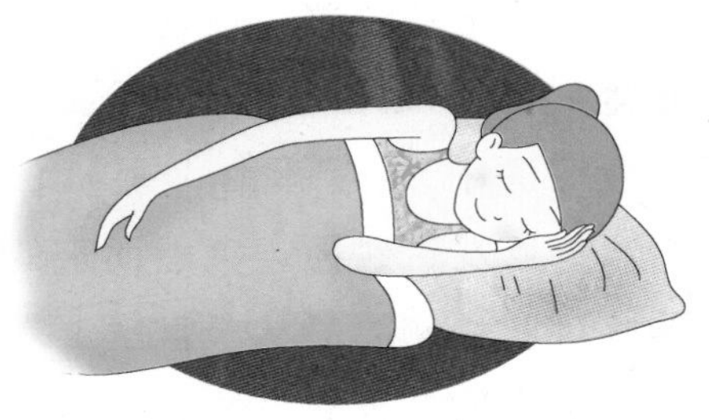

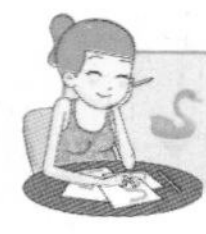

第102天　如何安全开车出行

汽车上的安全带是为了保证乘客的安全，这大家都明白，可处于怀孕期的准妈妈能否系安全带，则是许多人疑惑的问题。孕育专家认为，准妈妈绝对可以使用安全带！其实不使用安全带是很危险的。但是为了避免伤害到宝宝，安全带的系法必须要得当。

正确使用安全带的方法：

（1）调整座椅位置，在脚可以轻松触到踏板的同时，使腹部和方向盘之间保持尽可能大的距离。

（2）将安全带跨过髋部，系在腹部以下的位置，让它舒舒服服地贴在骨盆上。千万不要将安全带系在你腹部上，那样的话，一旦发生碰撞，突然而来的摇晃可能会使胎盘从子宫壁上剥离。安全带上半截应该穿过胸部中间，并绕过腹部，拉紧。不要把肩部安全带放在胳膊或后背后面，因为这样做会对孕妇和胎儿造成伤害。

如果乘坐的车内有肩式安全带，也应该每次都使用。肩带应舒舒服服地斜穿过胸部中央。如果安全带正好勒在脖子上时，你需要重新调节安全带的位置或座位，使带子系得更加合适。

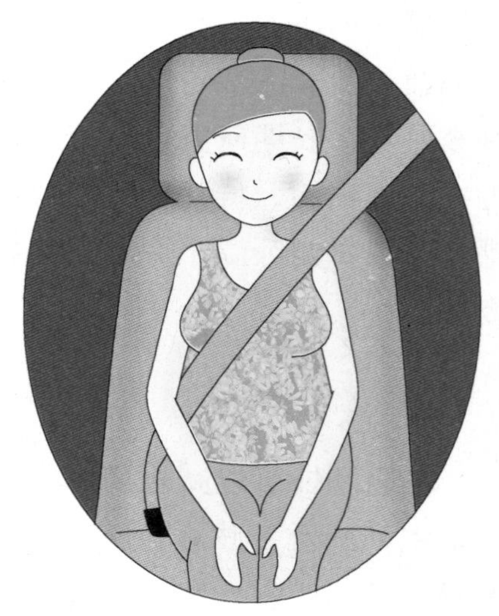

准妈妈的身体及羊水囊就像一个缓冲垫，保护着胎宝宝的安全。研究结果表明，保护发育中的胎宝宝的最好方法，就是保护好准妈妈自己，而正确合理地使用安全带，是必要的保护措施之一。

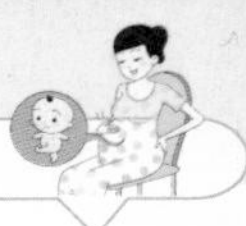

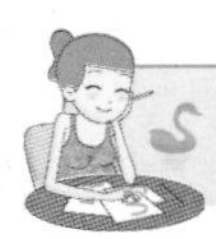

第103天　睡眠不要选择弹簧床

中晚期的孕妇最好不要睡弹簧床，尤其是质地较软的床垫。这是因为妊娠中晚期孕妇脊椎较正常腰部前屈更大，睡松软的弹簧床仰卧时，比一般的床更易使腹主动脉和下腔静脉受压而影响孕妇和胎宝宝健康。另外，睡弹簧床还有以下危害。

1 易致脊柱的位置失常

准妈妈的脊柱较正常腰部前屈更大，睡弹簧床及其他高级沙发床后，会对腰椎产生严重影响。仰卧时，其脊柱呈弧形，使已经前屈的腰椎小关节摩擦增加；侧卧时，脊柱也向侧面弯曲。长期下去，使脊柱的位置失常，压迫神经，增加腰肌的负担，既不能消除疲劳，又不利生理功能的发挥，并可引起腰痛。

2 不利翻身

正常人的睡姿在入睡后是经常变动的，一夜辗转反侧可达20～26次。学者认为，辗转翻身有助于大脑皮质抑制的扩散，提高睡眠效果。但是，席梦思床太软，准妈妈深陷其中，不容易翻身。同时，准妈妈仰卧时，增大的子宫压迫腹主动脉及下腔静脉，导致子宫供血减少，对胎宝宝不利，甚至出现下肢、外阴及直肠静脉曲张，有些人因此而患痔疮。右侧卧位时，上述压迫症状消失，但胎宝宝可压迫准妈妈的右输尿管，易患肾盂肾炎。左侧卧位时上述弊处虽可避免，但可造成心脏受压，胃内容物排入肠道受阻，同样不利于准妈妈健康。

因此，准妈妈不宜睡弹簧床。准妈妈以睡棕绷床或硬床上铺9厘米厚的棉垫为宜，并注意枕头松软、高低适宜。

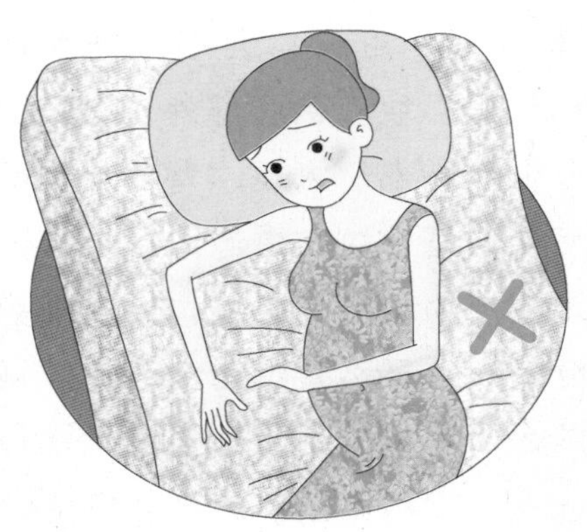

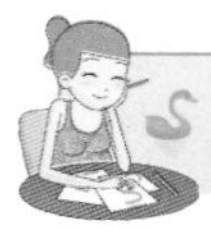

第104天 提前狙击妊娠纹

进入孕中期，受增大子宫的影响，准妈妈的皮肤弹性纤维与腹部肌肉开始伸长，当超过一定限度时，皮肤弹性纤维发生断裂，于是，在腹部会出现粉红色

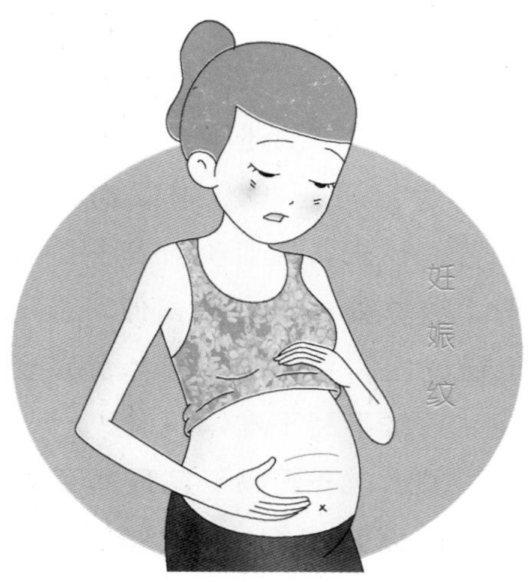

或紫红色的不规则纵形裂纹，这就是妊娠纹。大多数准妈妈从怀孕5～6个月起，会不同程度地出现妊娠纹。除腹部外，它还可延伸到胸部、大腿、背部及臀部等处。妊娠纹在生产以后，会逐渐变成为银白色条纹，但很难完全消失。虽然要想完全消除妊娠纹是不可能的，但适当的预防可以从一定程度上淡化产后妊娠纹的程度。具体可以从以下几方面做起：

1 均衡饮食

怀孕期间应补充丰富的维生素及矿物质。而由于胶原纤维本身是由蛋白质所构成，所以可以多摄取含丰富蛋白质的食物，避免摄取太油、太甜(容易肥胖)、太咸(容易水肿)的食物。应摄取均衡的营养，改善皮肤的肤质，帮助皮肤增强弹性。

2 控制体重过快增长

要适时调节怀孕时体重增长的幅度，每个月的体重增加不宜超过2千克，整个怀孕过程中体重增加应控制在11～12千克。

3 适当服用一些保健品

目前有一些针对准妈妈使用的保健品，可以促进真皮的纤维生成，增加皮肤弹性，预防妊娠纹。但是建议不要随便用药，可请医生帮忙。否则误食激素类药物，还会造成类似的萎缩纹。

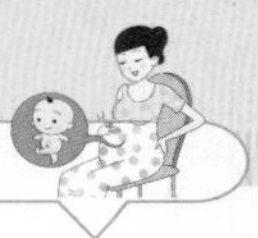

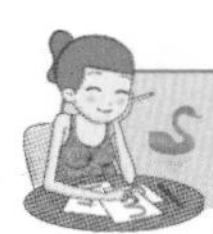

第105天　进行一次唐氏综合征筛查

唐氏综合征俗称“先天性痴呆”，由于它是偶发性疾病，这意味着每一个怀孕的妇女都有生出“唐氏儿”的风险。专家指出，唐氏综合征筛查的最佳时期是孕第15~20周。

唐氏综合征是一种常见的染色体疾病。正常人的细胞中有46条染色体，除2条性染色体外，其余的44条配对形成22对体染色体。唐氏综合征就是第21对染色体多一条，故也叫做“21-三体综合征”。

每600~700个新生儿就会有1个患有唐氏综合征。唐氏综合征患儿具有严重的智力障碍，生活不能自理，并伴有复杂的心血管疾病，需要家人的长期照顾，会给家庭造成极大的精神及经济负担。由于每一个怀孕的妇女都有生出“唐氏儿”的风险，而且生“唐氏儿”的概率会随着孕妇年龄的递增而升高，所以每一位准妈妈都有必要接受唐氏综合征筛查。

筛查方法是检测母体血清中甲型胎儿蛋白和绒毛促性腺激素的浓度，结合孕妇预产期、年龄和采血时的孕周，计算出“唐氏儿”的危险系数，这样可以查出80%的“唐氏儿”。做唐氏综合征筛查还可检查出胎宝宝患神经管缺损、18-三体综合征及13-三体综合征的高危孕妇。

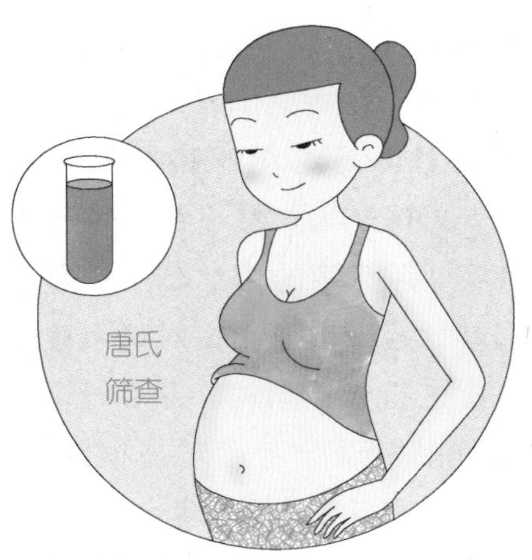

唐氏综合征筛查是抽取孕妇外周血，无须空腹，一般来说是没有危险的。筛查方法简单，对孕妇损伤小，无不良反应，能缩小羊水检查的范围。因此，在经济许可的情况下，每一位孕妇都有必要进行唐氏综合征筛查，做到防患于未然。

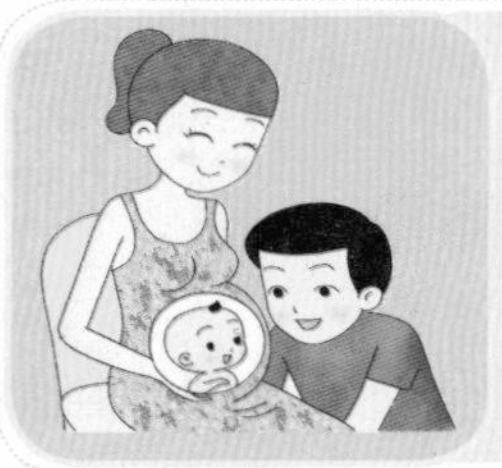

第16周

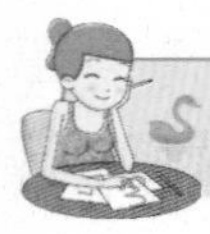

第106天　让胎宝宝见点光明

从妊娠第4个月起，胎宝宝对光线已经非常敏感。胎宝宝在妊娠25~32周之间，从不愿睁开眼睛，总是把小眼睛紧紧地闭着，好像是因为看不到任何东西。其实，胎宝宝的视觉在怀孕第13周就已经形成了。在对母亲腹壁直接进行光照射时，采用B超探测可以发现胎宝宝对光很敏感。出现躲避反射、背过脸去，同时有睁眼、闭眼活动。因此，本月可进行视觉功能训练。

光照胎教指通过光源对胎宝宝进行刺激，以训练胎宝宝视觉功能的胎教法。进行光照胎教时切忌用强光，也不宜照射时间过长。可用4节一号电池的手电筒，一闪一灭直接放在母亲腹部进行光线照射，每日3次，每次30秒钟，并记录胎宝宝的反应。进行视觉训练可促进视觉发育，增加视觉范围。

专家提示

在准妈妈对胎宝宝进行胎教的同时，准爸爸不能袖手旁观，不仅要积极参与，还要帮助妻子安排好胎教节奏。准爸爸要适时提醒妻子把握好时间的长短和强度，并随时注意胎宝宝的反应；在准妈妈漫不经心时，准爸爸要鼓励妻子耐心地与胎宝宝沟通，通过对妻子的爱心来影响胎宝宝，让胎宝宝感受到父爱，与胎宝宝建立起亲密的关系。

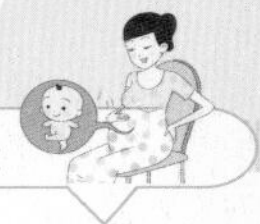

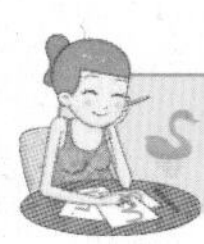

第107天　如何吃才能营养充足但不过胖

准妈妈的饮食规则里有重要的一条：少食多餐。这就意味着你挑选的食物个个都要“精明强干”。那么，有没有既能满足你挑剔的胃口，又能保证低脂低热量的吃法呢？

怀孕期间，在饮食上花点小心思，用点小办法，就可以做到既补充了营养又不长脂肪，这样做不仅有利于胎宝宝的健康，也方便准妈妈的产后恢复。

1 蔬菜当做水果吃

水果含有丰富的维生素，不仅是人体必需，还有利于铁的吸收，不妨把一些口感好的蔬菜当做水果来吃，或者与水果混合在一起食用。比如把橙子与黄瓜拌成香橙黄瓜色拉；或者将胡萝卜与苹果混合打成果汁；或者用黄瓜汁代替水果汁饮用，也是非常好的办法。

2 调整主食的结构

糖类、脂肪、蛋白质的每天食用大致遵循2∶1∶1的比例，这样可以保持营养均衡。少吃一些精米白面，适当在主食中增加豆类和杂粮。比如蒸一碗杂粮饭，这样可以多吸收一些膳食纤维，有利于肠蠕动，可缓解孕期经常发生的便秘现象，也是保持体重缓慢增加的好办法。

3 将晚餐时间提前

准妈妈还可以把吃晚餐的时间提前1个小时，并坚持饭后散步30～45分钟，怀孕期间如果可以养成少食多餐的习惯，对控制体重也非常有益。

站在体重秤上称称自己又长了几斤，看看从上次检查以来的饮食成果，估算一下腹中宝宝的斤两，就可以看出自己的“战果”有多大了。当然如果体重增加的少，医生也会建议准妈妈多补充些营养。

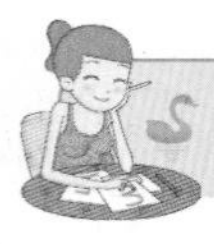

第108天　正确调整自己的三种姿势

对准妈妈而言，姿势不正确极易引起整个身体的疲劳与不适。因此，准妈妈应多加注意日常的坐姿、站姿与行姿。

1 坐姿

准妈妈应坐硬质椅凳，不宜长时间坐软沙发。亦不宜坐得太矮，使得腹部受屈、受压。坐时动作应缓，不可用力猛然坐下，应先坐在椅边，再慢慢向内移，后背要直，靠在椅背上，使髋关节和膝关节成直角，大腿保持水平状态。如果能把前脚放在板凳、柜子隔板上更好。

2 站姿

站立时，应将两腿平行叉开，放松肩部，让背部舒展并且挺直，收腹，使头部有一种被向上牵引的感觉。这种站立姿势有助于防止背痛，使胎宝宝的体重集中到大腿、臀部，并可增强腹部肌肉的力量，如此训练，会使自己分娩后较容易恢复体形。

3 行姿

行走应尽量做到与孕前一样轻松自如，要脚跟先着地，绷紧臀部，步步踩实，以防摔倒。上楼梯时，腰要挺直，脚尖先落地，脚后跟落地时，立即伸直膝关节，使重量移到脚，这时再举起另一只脚，以同样姿势向上踏出。下楼梯时挺直上身，一步一步平稳缓慢行走，注意不要踏空。

此外，当准妈妈准备拾起一件东西时，先弯曲膝部蹲下，尽量挺直背部，把东西移到靠近身体的位置。切勿从很高的地方拿物件，因为身体可能失去平衡。

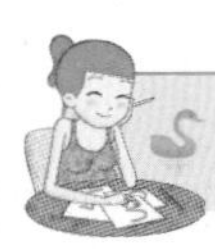

第109天　注意保持口腔卫生

健康的生活需要健康的牙齿。每个人都应该保护好自己的牙齿。准妈妈在怀孕期间，由于生理的变化，更应该注意口腔卫生保健。准妈妈应从以下几方面做好口腔卫生保健：

1 定期进行口腔健康检查

通过检查，以期达到早发现、早预防、早治疗口腔疾病的目的。

2 掌握治疗口腔疾病的适当时期

准妈妈容易发生流产的时间，一般是在妊娠后的前3个月，而怀孕3～7个月则是治疗口腔疾病最适当的时期。

3 保持口腔清洁卫生

特别是加强进食后的口腔卫生，这对防止发生牙齿和牙周组织疾病尤为重要。要坚持做到早晚刷牙，饭后漱口，并经常使用口腔含漱清洁剂。

4 注意营养

准妈妈比平时更需要丰富的营养，以确保母体和胎宝宝的需要，多吃一些水果、蔬菜、豆制品和其他富含营养的物质。

5 防治牙龈炎

据统计，妇女妊娠期牙龈炎发病率为50%，其临床表现为全口牙龈有炎症，妊娠期牙龈炎一般在怀孕后2～4个月出现，分娩后逐渐消失。有些孕妇在妊娠前已有牙龈炎，妊娠期症状则可能加剧。孕妇若患有妊娠期牙龈炎应及时到医院进行诊治。

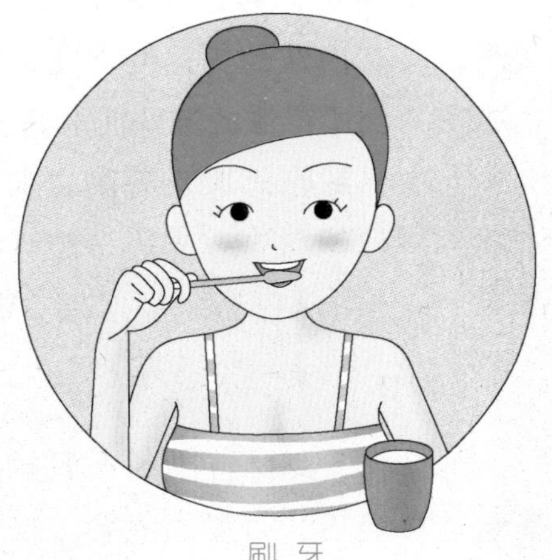

刷牙

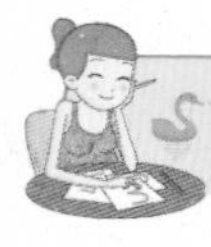

第110天　做个漂亮准妈妈

进入孕中期，由于内分泌引起的生理变化，大多数准妈妈形象发生了“翻天覆地”的改变，肚子已经明显凸起来，不再像怀孕前那样美丽迷人。一些准爸爸会口无遮拦地对妻子说出她的变化，这种做法很不恰当，作为“播种机”的准爸爸，应该对妻子的变化表示理解，并主动去给妻子购买一些漂亮、得体、舒适的衣装。

1 让妻子成为最美的准妈妈

其实，在美与不美这个话题上，准妈妈本人的气质很关键。首先准妈妈要有良好的道德修养和高雅的情趣，知识广博，举止文雅，具有内在的美。其次是颜色明快、合适得体的准妈妈装束，一头干净利索的头发，再加上面部恰到好处的淡妆，更显得精神焕发。

2 体型不同，选择不同

娇小型　身材娇小的准妈妈适合选择轻巧、可爱的服装。如果是两件式的套装，要注意上衣稍微短些，这样会让身形看起来比较修长。

高大型　身材高大的准妈妈在购买服装时一定要考虑胸部、肩膀的宽度，不要挑选蓬松感太强的衣服，以免看起来很臃肿。

瘦削型　身材瘦削的准妈妈可以多穿背心裙，注意领口不要太低，此外，还要注意肩膀宽度是否合适。选购一些柔软舒适的弹性针织服装，如束腰外套、针织裤和针织连衣裙，可以与其他款式的服装搭配，也可以单穿。

丰满型　丰满的准妈妈最好不要穿细肩带的衣服或洋装，以免看起来不协调，同时避免穿高腰或胸线突出的衣服，以免胸部显得更明显。

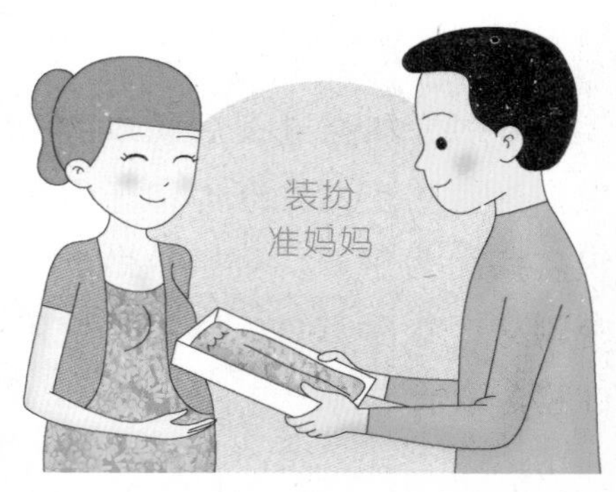

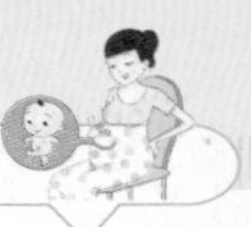

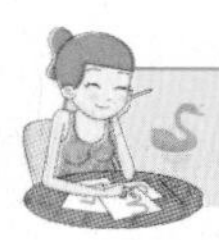

第111天　准妈妈要经常亲近大自然

自然是人类的朋友，当然更是准妈妈亲密的朋友。在大自然中，准妈妈可以欣赏到春天的鸟语花香、巍峨的山峰、飞流直下的瀑布、幽静的峡谷、叮咚的泉水等，这不仅可以使准妈妈领略到大自然的美，使准妈妈赏心悦目，而且还可以将这些美景不断地在大脑中汇集、组合，经过母亲的情感通路，将这一信息传递给胎宝宝，让他也能接受大自然的熏陶。此外，大自然中如郊外、公园、田野、瀑布、海滨、森林等，对人身心健康极其有益的负氧离子含量很高，可达数千，甚至上万个，而在城市的室内，却只含40～50个负氧离子。

因此，准妈妈应经常到山川、旷野中去，可以较多地获得这种“空气维生素”，还能给宝宝提供充足的氧气，促进宝宝的大脑发育。准妈妈可以在早上起床之后，到有树林或者草地的地方去做操或散步，呼吸那里的清新空气，再者，树林多的地方以及有较大面积草坪的地方，尘土和噪声都比较少。那些在室内工作的准妈妈，除早晨外，在工作休息时也应到树木、草坪或喷水池边走走。晚上最好能开小窗睡眠。若天太冷可关窗，但应在睡觉前和起床后，都打开窗户换一下空气。

此外，在大自然中，准妈妈可以更多地接受阳光照射，可促进血液循环，杀灭引发麻疹、流脑、猩红热等传染病的细菌或病毒，还能防止准妈妈缺钙，促进宝宝骨骼的生长发育。

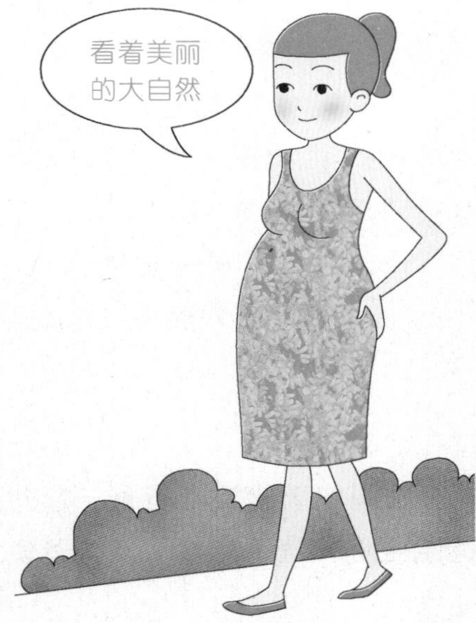

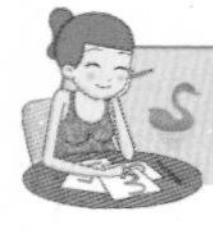

第112天　给腹中的宝宝讲故事

语言是准爸爸妈妈与胎宝宝交流最直接的手段，可以是喃喃自语，也可以对着胎宝宝讲故事。不过，研究显示，胎宝宝对于准爸爸低沉、浑厚的声音反应最为积极。所以，不仅仅是准妈妈，准爸爸也要常常与胎宝宝说话。

每天安排一段时间给胎宝宝讲故事。讲述的时候，准妈妈的声音要欢快、明朗、柔和，充满感情，这样才能“吸引”他。例如，可以给胎宝宝讲《最大的财富》这个故事，告诉胎宝宝，他的健康就是你最大的财富。

最大的财富

有个年轻人整天抱怨自己太穷，什么财富都没有。一天，一个老石匠从他家门口路过，听到了他的抱怨，就对他说：“你抱怨什么呀？其实，你有最大的财富！”年轻人惊讶地问：“我有什么财富？”老石匠说：“你有一双眼睛，你只要献出一只，就可以得到你想要的任何东西。”年轻人说什么也不肯献。老石匠又说：“让我砍掉你的一双手吧，你可以得到许多黄金！”年轻人更是不能同意了。老石匠说：“现在你明白了吧，人最大的财富是他的健康和精力，这是用多少钱都买不到的。”

准妈妈要邀请准爸爸一起对胎宝宝进行语言胎教。准爸爸说话时，语调要轻柔、平和。

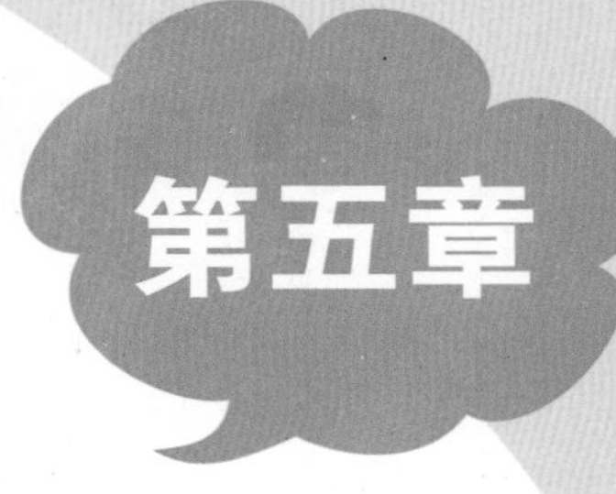

孕5月：用心感受胎动的快乐

本月，令你激动的是，宝宝有胎动了，他在子宫中远比你想象的要活跃，他的动作不但灵活，而且越发协调。如：交叉腿、后仰、踢腿、屈体、伸腰、滚动等。宝宝现在也许能够听到周围发生的事情，他回应的方式就是变得更加活跃。但由于子宫增大，压迫盆腔静脉，会使许多准妈妈下肢静脉血液回流不畅，可引起双腿水肿、足背及内、外踝部水肿尤多见，下午和晚上水肿加重，晨起减轻。

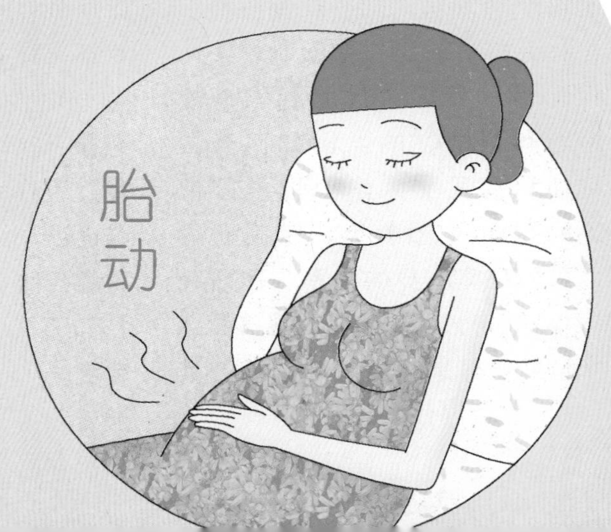

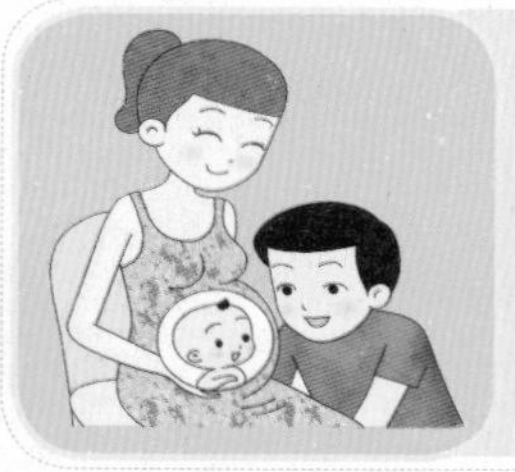

第17周

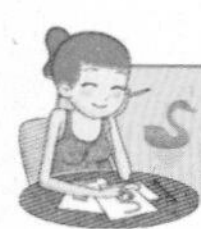

第113天 注重自己的人格、道德培养

准妈妈的举止行为也是一种良好的胎教，它可以通过信息传递，影响到腹中的胎宝宝。据传，周文王姬昌的母亲在怀文王时因其做到了耳不听淫声、口不出傲言、目不视恶色，甚至行坐端正等良好的胎教，因此她所生的文王贤明英武，深得民心。

由此可见，早在古代人们就已经懂得了母亲的良好行为对后代的影响。时至今日，虽然我们已经进入了信息科技时代，但我国的古代胎教学说一直被中外学者所重视。经过长期的研究，他们证明了我国古代胎教理论是相当有科学性的。例如，美国南加利福尼亚大学心理学家梅边尼克耗时30余年，专门研究犯罪和家庭成员的关系。他研究了1447名丹麦男性，发现这批人中如果父母是经济犯罪分子，其孩子成为经济罪犯的可能性达20%～24.5%；如果父母是守法公民，那么这个比率将下降为13.5%。由此可见，父母，尤其是准妈妈行为的好与坏可能会对胎宝宝乃至其未来一生的行为产生重大的影响。

因此，准妈妈要特别注重自己的人格、道德培养，注意培养自己的正气，为人处世追求仁义、礼貌、信誉。准妈妈在日常生活中要尊重他人，宽厚待人，不斤斤计较，不做怨妇；乐于为他人或集体做事，乐于赞美他人，能由衷地为他人的成就感到高兴；遇事不打小算盘，不贪图小便宜；不在背后说人长短，不耍阴谋诡计。经过准妈妈长期的熏陶，耳濡目染，相信胎宝宝必定会是个有正气、德行好、品格高的好宝宝。

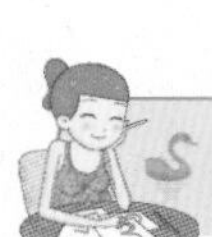

第114天 让胎宝宝感知母亲的快乐

科学研究发现，怀孕期夫妻吵架或闹情绪、相处不好，对胎宝宝产生的不利影响是非常大的，尤其是准妈妈，经常闹情绪对胎宝宝的影响最大。5个月的胎宝宝，其大脑中枢内控制本能、欲望、心理状态的间脑或旧皮质部分已经形成。当夫妻吵架或准妈妈情绪不好时，如果用超声波来观看胎宝宝，可发现胎宝宝会有一些异常行为。因为当准妈妈情绪不稳定时，间脑的激素就会变化，这时会通过母亲血液经由胎盘流入胎宝宝血液中，再进入胎宝宝间脑，间脑受到刺激，就会让胎宝宝的行动产生变化。这种刺激的反应，对出生后的孩子影响很大。一般来说，脾气较暴躁的孩子，其在母亲体内孕育时的家庭环境，特别是父母关系往往不是很和谐。

因此，为了宝宝能够健康成长，准妈妈一定要保持一种快乐的情绪。而丈夫最能影响妻子的情绪，为了腹中宝宝的安全，准爸爸一定要尽量避免让妻子做吃力的家务劳动，减少妻子的负担，要经常开导妻子少发脾气。如果妻子孕后爱发脾气，好找碴吵架，丈夫不能拉开架势和妻子吵。为了未来的宝宝，丈夫理当先克制自己的情绪，宽容妻子，要多给妻子摆事实、讲道理，排解妻子心中的郁闷。

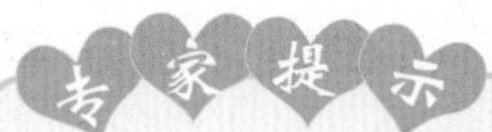

丈夫要多提醒妻子，发怒对宝宝有害。发怒是由强烈的刺激引起的一种紧张情绪，要尽量避免让妻子受到这种强烈刺激，多创造缓解妻子紧张情绪的外环境，引导妻子学会自我放松和自我平衡。同时，丈夫要多开动脑筋，丰富妻子的业余生活，提高妻子的处世能力。

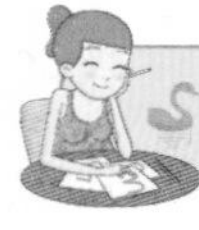

第115天 怀双胞胎的准妈妈如何吃

双胞胎准妈妈可谓一个人吃，三个人消耗，自然比怀一个胎宝宝的准妈妈更加需要补充营养。那么，双胞胎妈妈应如何增加自己的营养呢?

争取每天比平常多摄入2510焦（600卡）热量，要比怀一个宝宝的准妈妈每天多摄入1255焦（300卡）热量。要吃得好，多吃含蛋白质、钙、糖类的食物，尤其是全麦的五谷类食品，这可以增加宝宝们出生时体重正常、体格健康的可能性。

如果你想得到一些指导，可以去找一位营养师咨询，或是去参加一个孕期培训班。一位来自美国辛辛那提宝宝中心的准妈妈，担心自己不能够在怀孕期间坚持健康的饮食，她咨询了一位营养师。碰巧的是，这位营养师曾生过三胞胎。这位准妈妈从营养师那里学到了一些小窍门，例如，在冰箱上贴一张健康零食的清单，并尽量使自己每天摄入的热量控制在12552焦（3000卡）以内。由于这位准妈妈是位素食主义者，要保证摄入足够的蛋白质比较困难，为此她靠吃一些蛋白质含量丰富的素食，如豆子、花生酱、坚果以及脱脂乳酪来获取营养。此外，她还坚持每天喝9升水，并服用多种维生素和铁补充剂。

其实，在你刚有了怀孕打算时，就应该开始补充含400微克叶酸的多种维生素了；在怀孕期间，叶酸摄入量要增加到每天600微克。由于中国的面粉中没有像美欧一些国家那样强化叶酸，所以一些医生认为中国准妈妈每天需要补充800微克的叶酸。怀有多胞胎的准妈妈中贫血现象很普遍，因此要确保摄入的维生素中含有足量的铁，以有效地预防母体贫血。在整个孕期，你每天需要摄入铁的含量为30～60毫克。你一定要和医生讨论如何补充维生素制剂。

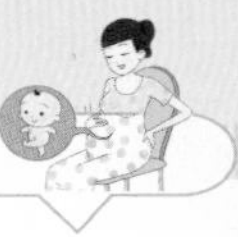

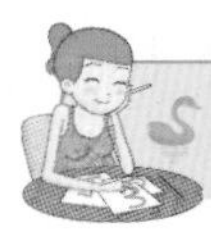

第116天　关爱自己的“私密地带”

女性怀孕后，由于生理变化，其外阴部发生了明显变化，皮肤更柔弱，皮脂腺及汗腺的分泌较体表其他部位更为旺盛。同时，由于阴道上皮细胞通透性增高，以及子宫颈腺体分泌增加，使白带大大增多。而且，准妈妈比常人更容易感染细菌，于是各种妇科炎症便容易缠上准妈妈们。一般而言，准妈妈的霉菌性阴道炎最为多见。这时，准妈妈们应该怎么办呢?

妇科专家认为，准妈妈得阴道炎后不仅自己遭受痛苦，腹中胎宝宝也会受到影响。因为该病菌会使患病准妈妈在妊娠期发生胎膜早破、早产及产褥感染等。新生儿经产道分娩时也容易被感染。因此，准妈妈确诊阴道炎后，一定要在医生的指导下慎重用药，尽量选择对胎宝宝无害或是影响比较小的药物，切不可随意使用药物，更不要滥用抗生素或激素类药物，以防因药物导致胎宝宝畸形。用药治疗时一定要彻底，绝不能因症状减轻就自行停药。如果治疗不彻底，寄生在产道的霉菌还会在分娩时感染胎宝宝，使新生儿得一种叫鹅口疮的疾病。

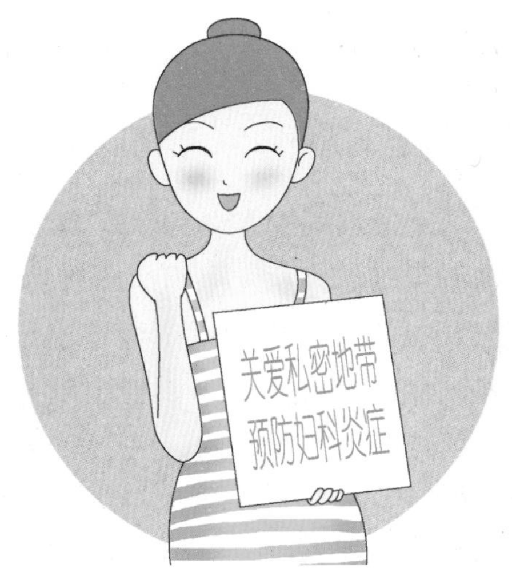

因此，准妈妈平时应勤换、勤晒内衣，少吃辛辣刺激的食物，以免助湿生热，诱发各类炎症。另外，准妈妈进行阴部清洁时务必注意：不可用高锰酸钾液洗，不可用碱性肥皂水洗，不可用热水烫洗。

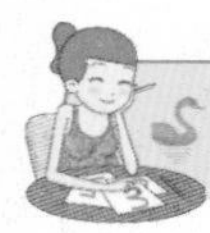

第117天 孕期旅行应注意安全

进入孕中期，准妈妈除了散步、瑜伽、游泳以外，还可以给自己制订一个出游计划，带上肚子里的宝宝，一起享受温暖的阳光、清新的空气。怀孕4～7个月是旅行的好时机，大多数准妈妈是没问题的。但旅行一定要注意以下几点：

1 制订可行的出游计划

即使准妈妈身体的状况良好，也不可疏忽大意，不可太过疲劳，因此在行程安排上一定要留出足够的休息时间。此外，在出发前必须查明到达地区的天气、交通、医院等，若行程是难以计划和安排的，有许多不确定的因素的话，最好还是别去。

2 随身携带必备药品

治疗外伤的药水、药膏、创可贴、花露水等，使用时要先看说明书，看是否有无准妈妈慎用的字样。

3 出游要由丈夫或家人陪同

准妈妈尽量不要一人独自出门旅行，与一大群陌生人做伴也是不合适的，最好是由丈夫、家人或好友等熟悉自己的人陪伴前往，不但会使旅程较为愉快，当准妈妈觉得累或不舒服的时候，也有人可以照顾自己。

准妈妈如果有过自然流产、宫外孕、早产、难产、胎盘早期剥离、子宫及胎盘先天异常等症状，以及患有高血压、糖尿病、先天性或后天性心脏病、脑血管病变、痛风、高脂血症、严重贫血、哮喘、盆腔炎、下肢静脉曲张合并栓塞、癫痫、Rh阴性血型、孕早期有严重“害喜”现象，以及会晕车、晕船、晕机的准妈妈，因为在旅途中可能会有突发的急性病变，均不宜出门。

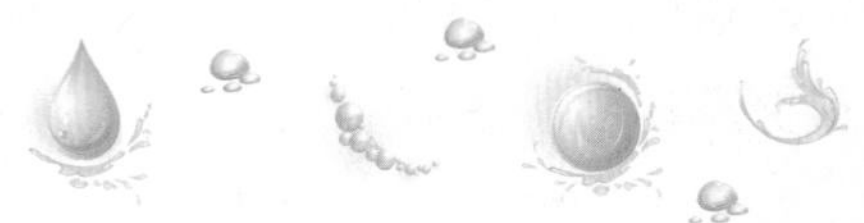

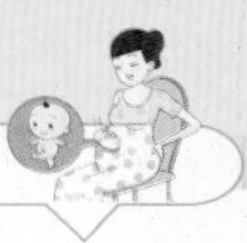

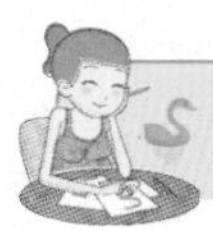

第118天　要多吃“强脑之果”

坚果在食物的分类中被归为脂肪类食物，但是坚果含有的油脂虽多，却多以不饱和脂肪酸为主。对于胎宝宝来讲，身体发育首先需要的营养成分当然是蛋白质。但是对于大脑的发育来说，需要的第一营养成分却是脂类（不饱和脂肪酸）。据研究，脑细胞由60%的不饱和脂肪酸和35%的蛋白质构成。

下面简单介绍一下常食坚果的营养功效与食法：

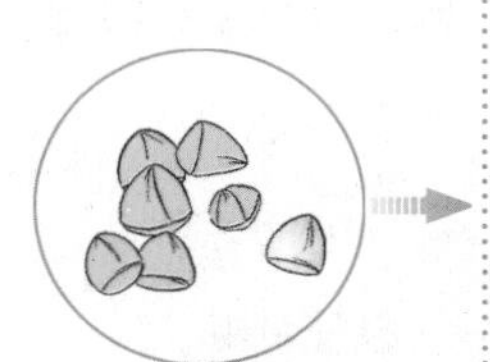

榛子　榛子含有不饱和脂肪酸，并富含磷、铁、钾等矿物质，以及维生素A、维生素B_1、维生素B_2、烟酰胺（维生素PP），经常吃可以明目、健脑。每天坚持吃50克。

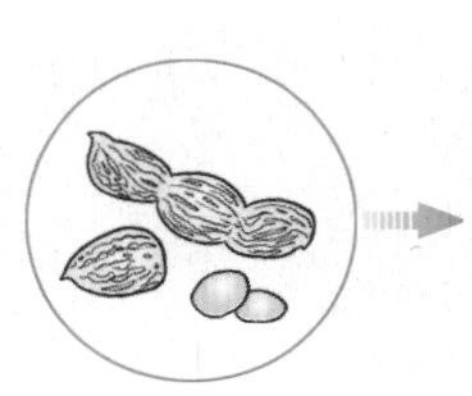

花生　花生的蛋白质含量高达30%左右，其营养价值可与鸡蛋、牛奶、瘦肉等媲美，而且易被人体吸收。花生皮还有补血的功效。花生米与黄豆一起炖汤，也可以和莲子一起放在粥里或是米饭里。花生最好不要用油炒着吃。

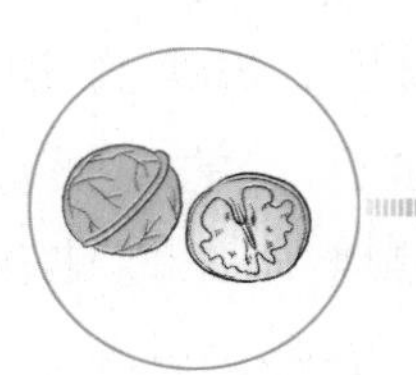

核桃　补脑健脑是核桃的第一大功效。此外，核桃含有的磷脂具有增强细胞活力的作用，能增强机体抵抗力，并可促进造血和伤口愈合。而且，核桃仁还有镇咳平喘的作用。核桃可以生吃，也可以加入适量盐水煮熟吃，还可以和薏米、栗子等一起煮粥吃。

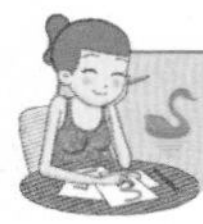

第119天 养成良好的生活习惯

我们每一个人都有着各自的生活习惯，有的人习惯于早睡早起，而有的人喜欢晚睡晚起。不论我们每个人有什么习惯，养成一种良好的生活习惯是不容易的。这是为什么呢？俗话说："江山易改，本性难移。"也就是说，人一旦养成了一种习惯，想改成另一种习惯是很困难的。

一个人的习惯是什么时候养成的呢？有人说是儿童时期养成的，也有的人说是出生后开始逐渐养成的。如果我们说早在胎宝宝时期一个人的某些习惯就已基本养成，恐怕你不会相信。其实，胎宝宝的生活习惯在母亲腹内就受到母亲本身习惯的影响，而潜移默化地继承下来。这不是哪个人的凭空想象，而是经过科学家实践证明的事实。让我们通过一项有趣的实验来看看。

瑞典有一位医生叫舒蒂尔曼，他曾对新生宝宝的睡眠类型进行了实验，结果证明：新生宝宝的睡眠类型是在母亲怀孕后几个月内由母亲的睡眠所决定的。他把准妈妈分为早起型和晚睡型两种类型，然后对这些准妈妈进行追踪调查，结果发现：早起型的准妈妈所生的孩子天生就有同妈妈一样的早起习惯。而晚睡型准妈妈所生的孩子也同其妈妈一样喜欢晚睡。

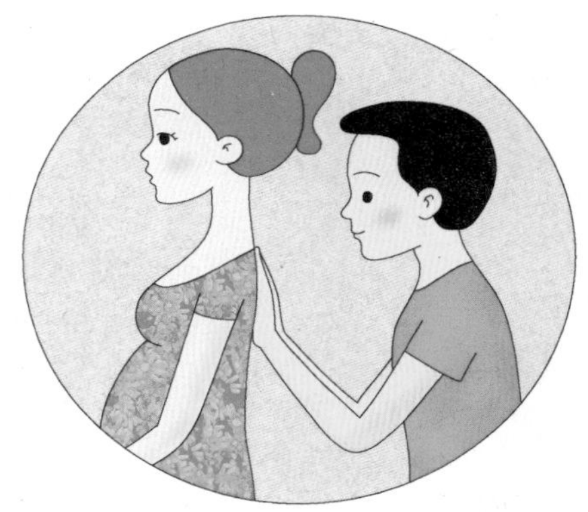

通过实验，我们是否可以得出这样一个结论：胎宝宝出生几个月内，可能和母亲在某些方面就有着共同的节律了。母亲的习惯将直接影响到胎宝宝的习惯。如果有些母亲本身生活无规律、习惯不良，那么从你怀孕起就要从自身做起，养成一个良好的习惯，以培养出具有良好习惯的宝宝。

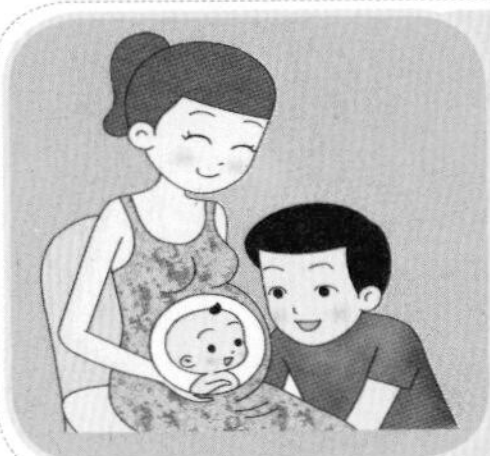

第18周

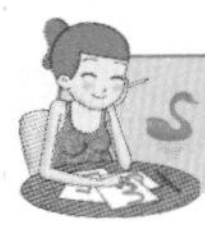

第120天　每天做做运动

散步是整个孕期最好的一种运动方式，它可以贯穿运动胎教的始终。但是，到了孕中期以后，除了散步，准妈妈还可以做些其他的运动。

腹式呼吸练习

腹式呼吸应从卧位开始，分4步进行。第一步用口吸气，同时使腹部鼓起；第二步用口呼气，同时收缩腹部；第三步用口呼吸熟练后，再用鼻吸气和呼气，使腹部鼓起和收缩；第四步在与呼吸节拍一致的音乐伴奏下做腹式呼吸练习。

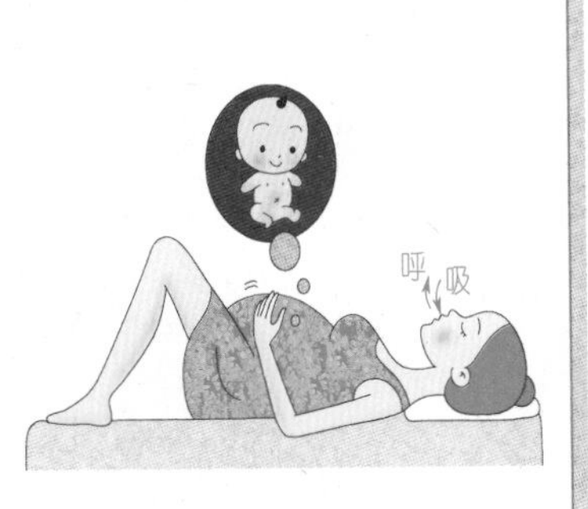

骨盆扭转运动

准妈妈取仰卧位，左腿伸直，右腿向上屈膝，足后跟贴近臀部，然后右膝缓缓倒向左腿，使腰扭转。接着，右膝再向外侧缓缓倒下，使右侧大腿贴近床面。如此左右交替练习，每晚睡前各练3～5分钟。

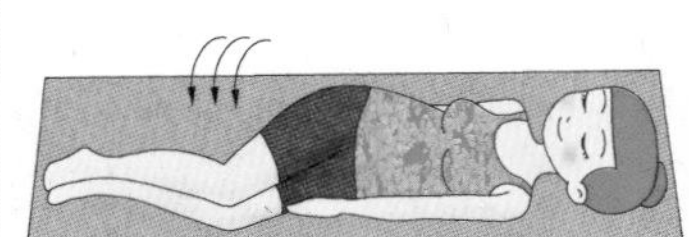

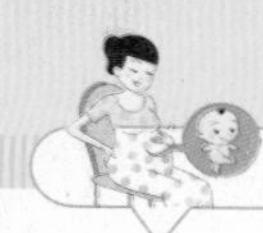

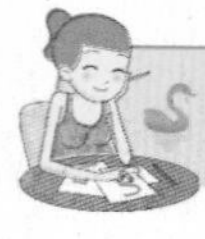

第121天　与胎宝宝贴心交谈

医学研究表明，父母经常与胎宝宝对话，能促进其出生以后的语言及智力方面的良好发育。

语言胎教的题材很多，父母可以将日常生活中的科普知识作为话题，也可以与数胎动结合进行，与胎宝宝进行贴心的谈话，比如：

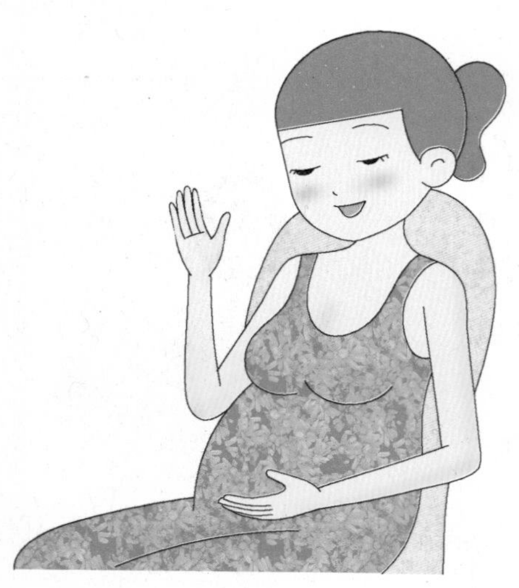

小宝贝，咱们每天都学一首新诗。妈妈增长知识，你也增长知识。昨天妈妈梦见去逛街，给你买衣服去了，买了好多。当然，不光有你的，还有妈妈的。妈妈是不是挺爱美呀？刚才，你又顶了妈妈一下，妈妈都弯不下腰了，得直起腰来写日记。小家伙，调皮捣蛋。妈妈现在好想抱抱你，亲亲你。嘿嘿，你看妈妈一点都不像一个大人，等你大了，没准妈妈还与你抢吃的呢！

你是妈妈的宝贝，妈妈是姥姥的宝贝，看看不平衡了吧，又顶妈妈了，是不是伸个懒腰，胳膊往下、腿朝上？你在妈妈肚子里舒服不舒服呀？你看我们都是头朝上，用脚走路，你怎么是倒立的呀？哈哈，奇怪不奇怪！

小宝贝，你长大以后肯定不记得在妈妈肚子里怎么待着了。对了，爸爸今天下午出差回来，想爸爸了吧？我想你一定很想，因为你好几天都没有听见爸爸那熟悉而又富有磁性的声音了。别着急，再耐心等待几个小时，你就可以感受到爸爸的关爱了。

好了，这会儿老实多了，明天又是礼拜六，爸爸妈妈又可以带着你一块儿出去玩了。再坚持几个月，爸爸妈妈就真的可以见到你的模样了！那是多么令人高兴的事啊！

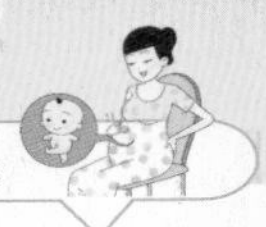

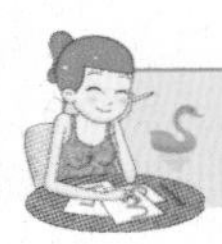

第122天　准妈妈流鼻血怎么办

流鼻血是怀孕期间较常见的一种现象，这是由于准妈妈体内分泌的大量的黄体酮使得血管扩张，容易充血。同时，准妈妈的血容量比非孕期增高，而人的鼻腔黏膜血管比较丰富，血管壁比较薄，所以十分容易破裂引起出血。尤其是当准妈妈经过一个晚上的睡眠，起床后，体位发生变化或擤鼻涕，更容易引起流鼻血。流鼻血一定要及时处理，否则也会引起暂时性脑缺血而感到头昏眼花。

1 将血块擤出

止血之前，如果鼻子中有血块，应先试着将血块擤出。因为堵在血管内的血块使血管无法闭合。血管内有弹性纤维，去除血块，这些弹性纤维才有办法收缩，使流血的开口关闭。

2 塞湿纱布或湿棉花

在两边鼻孔内各塞入一小块消毒过的湿纱布，也可用鼻腔液将棉花沾湿，塞入鼻孔，将有助于止血。也可以用白醋将棉花蘸湿，塞入鼻孔，醋里的醋酸会轻微地灼烧，以起到止血的作用。

3 捏住鼻子

擤过鼻血（清除血块）及塞过棉花之后，用拇指及食指将鼻孔捏在一起，持续压紧5～7分钟。如果仍未止血，再重复塞棉花及捏鼻子的动作，仍然压5～7分钟。这样应能起到止血的功效。

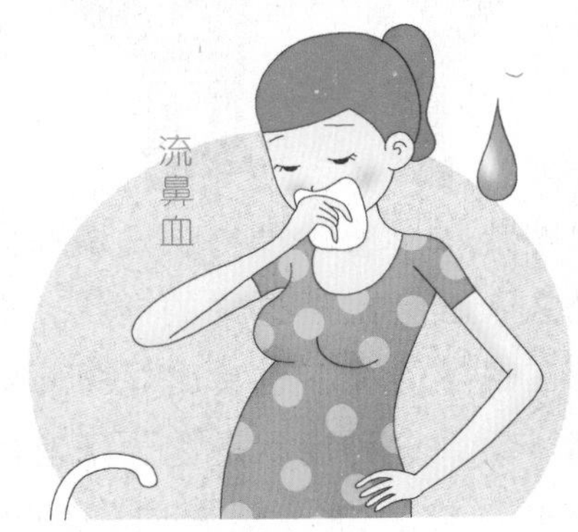

4 坐直

若躺下或仰头，将使血液流到喉咙，可以坐在椅子上，身体向前倾（勿将头部仰回）。

5 涂抹药膏

当鼻血被控制后，在鼻内涂一些维生素E软膏。如果没有维生素E软膏，可用少许抗生素或类固醇软膏代替，一天涂2～3次。

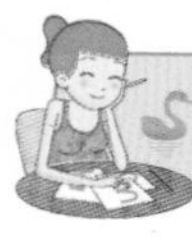

第123天　腹部抽痛怎么办

妊娠早期，下腹会有抽痛，如月经来潮时的感觉，还会产生心理情绪，下腹火辣辣地疼。但

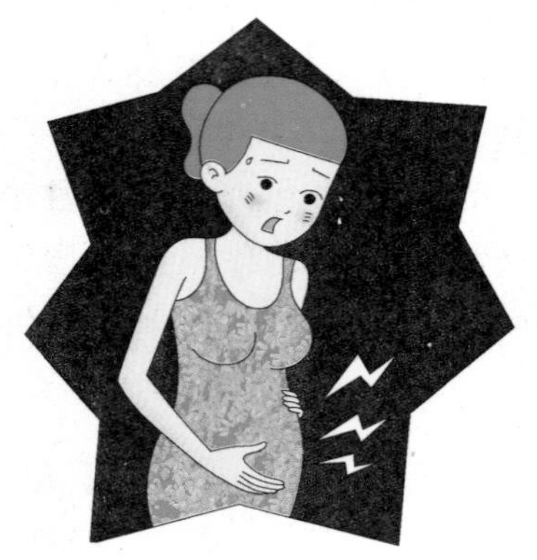

这些症状是暂时性的，洗澡时或坐久了就会出现这样的症状，而且在很多情况下也会出现腹部抽痛。出现这种症状是因为子宫周围的骨盆出血，随着时间的推移，子宫变大并反复收缩和舒张造成的。这种情况下不必担心，并非由于身体异常而引起。

妊娠中期如果有腹部抽痛和紧缩的感觉，导致这种症状的最大原因就是子宫收缩。预防腹部抽痛的有效措施有以下几方面：

1 生活保健

腹部抽痛或紧缩时，应向左侧躺下，以减少对子宫的压迫。这样血液流量就会增加，腹部的紧缩感也会减轻。

2 饮食护理

黄芪10克，加入适量水煎煮取汁，然后再加入粳米50 克，煮成稠粥，服时加饴糖15克，早晚温热各服1次。适于孕期脏腑虚弱腹痛。

3 按摩治疗

用手掌向下按摩背部，按摩时手指指腹稍微用力，并向着腹部抽痛的方向按摩。

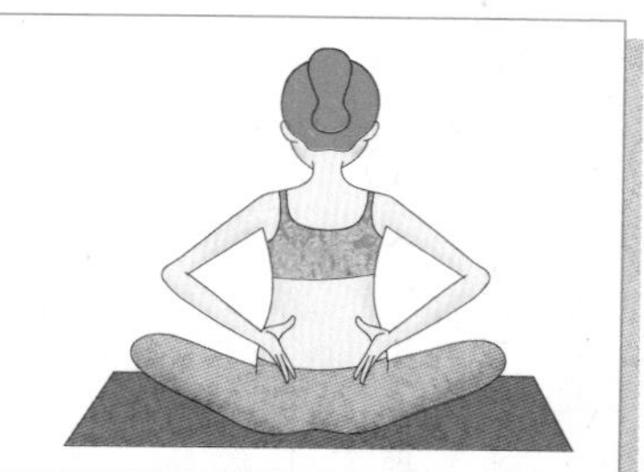

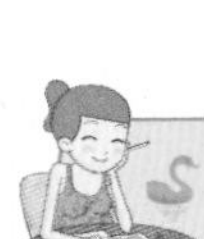

第124天　准妈妈这个月怎么吃

妊娠第5个月，绝大多数准妈妈食欲较好，胎宝宝的生长速度加快，对各种营养素的需要量显著增加。此期饮食具体应做到以下几点：

1 饮食多样化

准妈妈饮食要做到全面多样、荤素搭配，要多吃些富含多种营养素的食物，如猪肝、瘦肉、蛋类、海产品、鱼虾、乳制品、豆制品等，并且要多吃些新鲜黄绿色叶菜类和水果，以保证胎宝宝的正常生长发育。

2 减少外出就餐次数

此期准妈妈易出现便秘和烧心，应多吃些富含纤维的食品，如芹菜、白菜、粗粮等。烧心多是由于食入糖分过多引起的，可多吃些萝卜，因其含有消化糖的酶类。准妈妈此时胃肠道功能下降，胃酸分泌减低，胃肠蠕动减弱，所以一定要注意避免冷热食物的刺激，并尽量减少外出就餐次数，以免碗筷不卫生引起孕期疾病。

3 少食多餐

本月准妈妈食欲大增，进食量会增多，有时会出现胃中胀满。这时可服用1～2片酵母片，以增强消化功能。要少食多餐，既可补充相关营养，也可改善因吃得太多而胃胀的感觉。另外，考虑到胎宝宝骨骼发育和即将开始的视网膜发育，准妈妈应注意补充维生素A、钙和磷。例如可以把午餐和晚餐重点安排成补脑和补充维生素A；早餐和加餐重点安排成补钙，多吃一些干果和奶制品。

4 适量摄入脂肪

脂质是脑及神经系统的主要成分。准妈妈应适度摄入脂肪，吃一些鱼肉及核桃、腰果等干果，有利于胎宝宝大脑的发育。

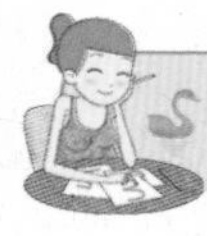

第125天 本月宜吃的几类食物

孕5月，为了适应孕育宝宝的需要，准妈妈体内的基础代谢加快，子宫、乳房、胎盘迅速发育，需要足够的蛋白质和热量。胎宝宝开始形成骨骼、牙齿、五官和四肢，同时大脑也开始形成和发育。因此，准妈妈对营养素的足量摄取至关重要，应继续补充优质蛋白、钙、锌等。同时，在本月里，准妈妈还要多吃含矿物质丰富的食物，以纠正偏食的症状。

可以补充矿物质的食物

补钙	宜多吃花生、菠菜、大豆、鱼、海带、虾、海藻、牛奶等。
补碘	宜多吃海带、紫菜、海鱼、海虾等。
补磷	宜多吃蛋黄、南瓜子、葡萄、谷类、花生、虾、栗子、杏等。
补锰	宜多吃粗面粉、大豆、核桃、扁豆、腰子、香菜等。
补铁	宜多吃芝麻、黑木耳、黄花菜、动物肝脏、蛋黄、油菜、蘑菇等。
补镁	宜多吃香蕉、香菜、小麦、菠萝、花生、杏仁、扁豆、蜂蜜等。
补铜	宜多吃糙米、芝麻、柿子、动物肝脏、猪肉、蛤蜊、菠菜、大豆等。

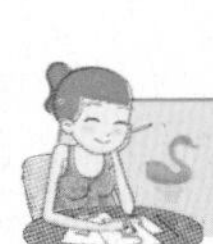

第126天 让宝宝接受艺术的熏陶

这个月的胎宝宝四肢健全，脑细胞虽没长全但已十分敏锐，对外界事物已有接受能力。通过绘画胎教，使胎儿认识外面事物的形象更具体、更深刻。

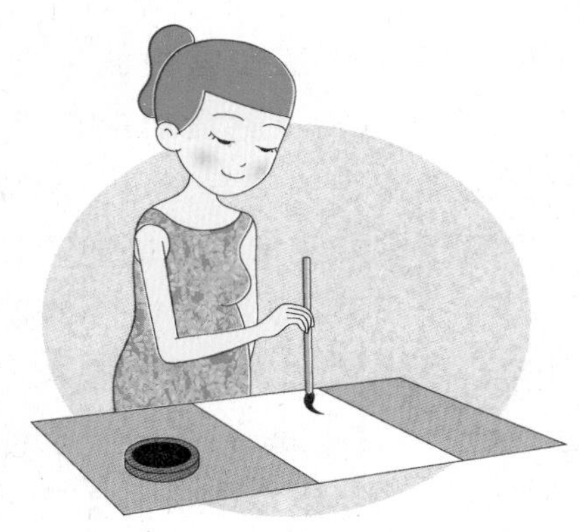

在进行绘画胎教时，自己先学绘画，在学的过程中，不论是动脑还是动手，都能波及胎宝宝，变成母子俩一块儿学。为什么这样说呢？比如学画一个苹果，准妈妈先照图样画个圆形，再画上苹果把儿，然后向胎宝宝作介绍：这个大苹果红红的，多漂亮，吃起来甜甜的、沙沙的，可好吃了。准妈妈这些举动会使自己的脑细胞特别活跃，所产生的脑电波系统也会动起来。

准妈妈画画的时候，不要在意自己是否画得好，你可以持笔临摹美术作品，也可随心所欲地涂抹，只要你感到是在从事艺术创作，感到快乐和满足，你就可以画下去。还可向胎宝宝解释你画的内容。当然你如能临摹一些儿童画，使自己的笔下有童趣和稚拙感，你就会通过笔触步入儿童世界。

绘画也是胎教的内容之一，画画具有和音乐胎教一样的效果，即使不会画画，准妈妈也会在涂涂抹抹之中自得其乐，并且会把这种好的刺激传递给胎宝宝。

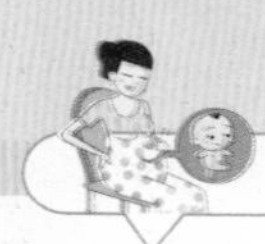

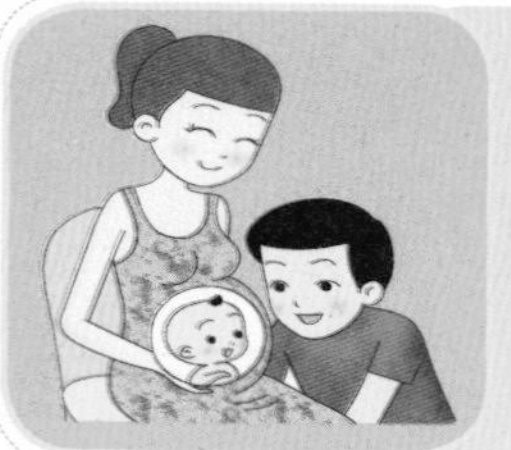

第19周

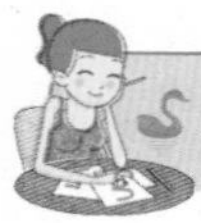

第127天　你感觉到胎动了吗

对大多数准妈妈而言，胎动是种令人兴奋的体验，是让人能亲身感觉到生命正在自己的腹中孕育的证明。

如果你是第一次怀孕，那么在孕18～20周，你就会注意到胎动，如果不是第一次怀孕，那么在16～18周，甚至更早期即能感觉到胎动。这主要是因为，最早的胎动感觉起来像鱼在游泳或翅膀在舞动一般，准妈妈常误以为是消化不良、胀气或饥饿所致，但有经验的准妈妈比较了解会发生些什么征兆，因此能较早确认出胎动的感觉。胎宝宝的拳打脚踢、转身等动作，不仅能感觉得到也能看得到。随着胎宝宝渐长，腹中胎宝宝的动作会越来越多、越来越规律，准爸爸也能够在准妈妈腹部明显地摸到胎宝宝的动作了。

胎动，是胎宝宝在宫内安危的一个重要指标。通过胎动计数，可以了解胎宝宝在宫内的情况。胎动正常，表示胎盘功能良好，输送给胎宝宝的氧气充足，胎宝宝发育正常。正常明显的胎动每小时不少于3～5次，12小时明显胎动在30～40次以上，最高可达100次左右。掌握了胎宝宝的胎动规律，就能发现胎宝宝活动是否正常。胎动一般情况下是有规律的，当然，也受一些因素影响而变化。妊娠月份不同，一天内测定的时间不同，胎动次数会有差异；羊水多少、母亲情绪变化、使用药物等都会使胎动发生一些变化。胎动于30～32周间最显著。临近足月时，胎宝宝逐渐占据子宫的空间，其运动明显地受到限制。虽然受到限制，胎宝宝偶尔还是会发出用力的一击，但胎动次数相对减少。

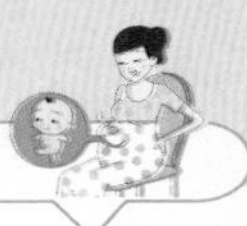

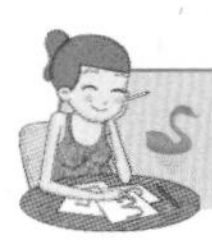

第128天　胎动是胎宝宝安危的标志

胎宝宝主要有4种活动模式：①肢体运动——伸伸胳膊、扭一下身子等，每一下动作持续时间一般为1～15秒。②下肢运动——也就是我们常常感觉到的胎宝宝的踢腿运动。这种动作很快，力量比较弱，每一下胎动持续时间一般在1秒以内。③胸壁运动——比较短而弱，一般准妈妈不大容易感觉得到。④全身性运动——整个躯干的运动，例如翻身。这种运动力量比较强，而且每一下动作持续的时间比较长，一般为3～30秒。

正常情况下，胎动减少就是胎宝宝宫内缺氧的重要信号，常见于胎盘功能减退、胎宝宝宫内缺氧，是胎宝宝宫内窘迫的信号。但胎动过频，往往是胎动消失的前驱症状，也应当引起重视。那么，准妈妈应如何计数胎动呢？

准妈妈取一个舒服的姿势，每天早、中、晚各选一个时间段，数1个小时胎动。这个时间段可以根据自己的时间灵活掌握。例如早上起床前的1小时、中午午休的1小时、晚饭后的1小时。然后将3个小时的胎动次数相加乘以4，即为12小时胎动次数。如果12小时胎动次数大于12次，为正常；如果12小时胎动次数少于10次，属于胎动减少，就应该仔细查找原因，必要时到医院进行胎心监测。

每一位准妈妈的状况不同，对胎动的感觉也不同，有的孕妇形容胎动就像小球在腹部里面滚动；有的则感觉像是肠子在蠕动；也有奇妙的说法，认为好像是气泡的运动；更有趣的则形容像蝴蝶在腹中闪过……所以，当胎动出现异常时，不要有什么顾虑，这一切都是正常的。

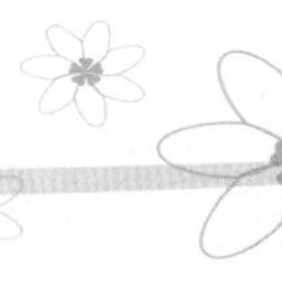

第129天　谨防孕期抑郁症找上门

做妈妈了，本该是幸福快乐的，但是有一部分准妈妈却在怀孕后情绪低落、食欲不振、极度缺乏安全感……，这其实都是孕期抑郁症的表现。专家表示，孕期抑郁症的危害远远大于产后抑郁症，严重的甚至会对腹中的胎宝宝造成伤害。所以，当你决定要做妈妈的那一天起，就要时刻保持良好的情绪。

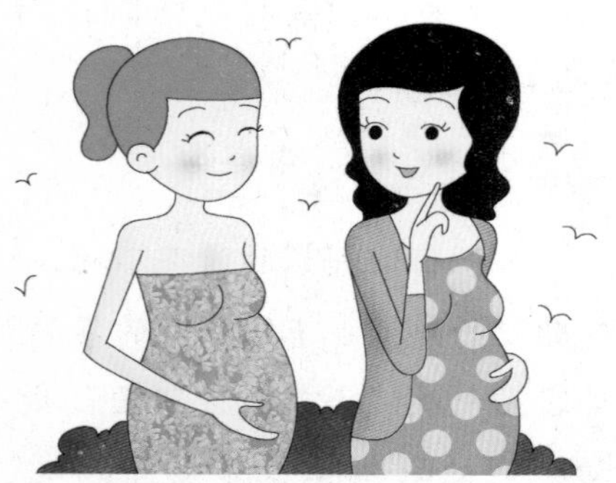

如果不慎患上了产前抑郁症，建议你要注意以下几点：

1 与同龄准妈妈多交流

大部分孕妇都乐于把自己的想法和感情告诉别人，实际上，对话可以帮助消除压力和焦虑，正是如此，才有分娩训练和同龄孕妇聚会等交流场所的出现。

2 多欣赏喜剧

平时丰富自己的生活内容，多欣赏喜剧，看一些幽默、风趣的散文和随笔。多搜集一些幽默滑稽的照片，这样就减少了胡思乱想的机会。

3 做自己想做的事情

找一种自己有兴趣做的事情，就当为自己投资。如果有这样的想法，不管对胎教还是对精神都有好处。

4 多读与妊娠有关的书籍

关于妊娠的信息知道得越多，心里就会越安宁，焦虑感也能得到减轻，这样就不会提前担心害怕了。

5 与分娩老师或主治医生多交流

遇到不懂的问题时要积极提问。分娩课程的老师或妇产科医生正是为了帮助孕妇消除焦虑和解决问题而工作的，所以不必感觉有负担。

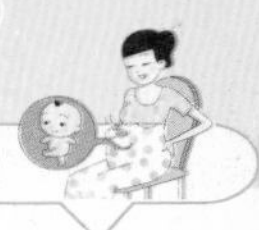

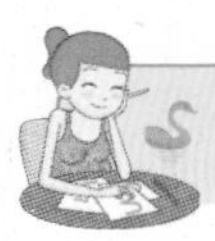

第130天　孕期贫血怎么办

血液中最主要的成分是血红蛋白，血红蛋白是一种蛋白质，能将氧气输送到身体的组织中去。如果身体内的血红蛋白低于标准量，就是患有贫血。最常见原因是身体内的含铁量缺乏。另一个原因可能是叶酸含量不足所致。

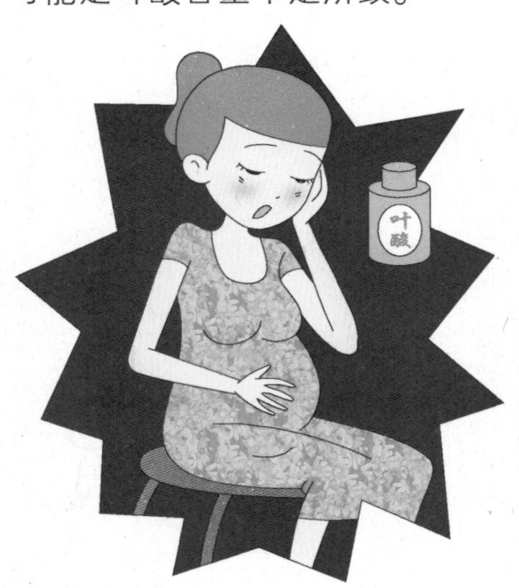

轻度贫血的准妈妈可能会忽视，但如果病情严重，准妈妈可能有下列症状中的一种或数种：苍白、无力、疲乏、气促、头晕、眼花、耳鸣、水肿、心悸（明显感觉到心跳）。其实，不光准妈妈，许多女性都患有贫血症。预防贫血的有效措施有以下两个方面：

❶ 生活保健

生活要注重规律，注意身体保暖。

❷ 饮食对策

患者应加强营养，注意多吃一些含铁及蛋白质较多的食物，如绿色蔬菜、精瘦肉、大豆、动物肝等。另外，这里有2个治疗孕期贫血食疗方。

（1）阿胶30克(捣碎为末)，糯米50克。先将糯米煮粥，将熟下阿胶末搅匀，烊化，早晨起来或临睡前食之。养血益气安胎。阿胶味甘性平，养血安胎，滋养肝肾，主治一切血亏证；糯米味甘性温，补中益气。本粥可治血虚型的妊娠贫血。

（2）糯米100克，红枣30克，黑豆30克，红糖适量。三味洗净煮成粥，加红糖适量。此方补气养血。糯米甘温，补中益气；红枣甘温，养脾和胃，益气生津；黑豆健脾。脾胃为生血之源，所以妊娠贫血孕妇可以此粥为早餐。

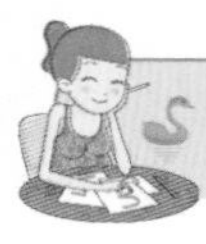

第131天　按摩治疗孕期贫血

手部按摩

有效穴位　内关、神门等。

按摩方法　点揉准妈妈内关、神门穴各50～100次，力度适中，以酸痛为宜；推压手心50～100次，力度稍重。

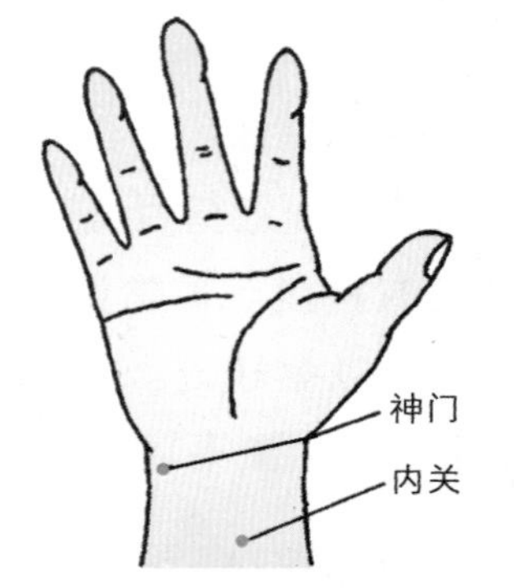

足部按摩

有效穴位　太溪、涌泉等。

按摩方法　点按准妈妈太溪穴30～50次；揉擦涌泉穴50～100次。

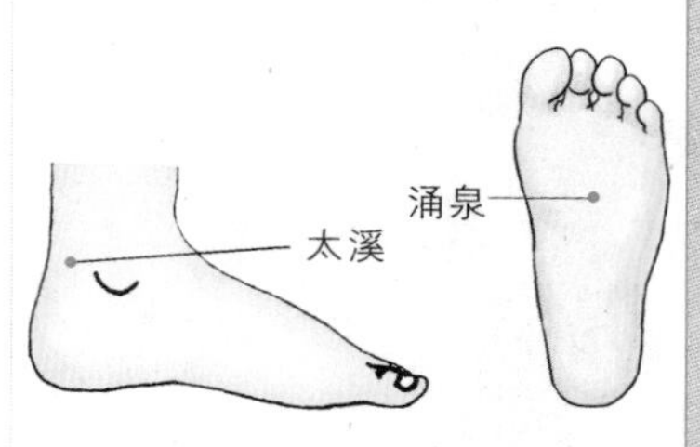

头部按摩

有效穴位　百会、风府、风池、率谷、神庭、攒竹、阳白。

按摩方法　按揉准妈妈百会、风府、风池、率谷各30次，力度适中，以酸痛为宜;按摩神庭、攒竹、阳白等穴各15次，每次按摩5秒。

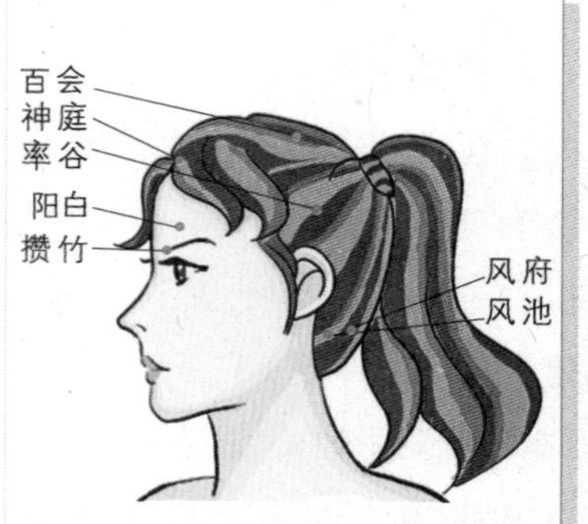

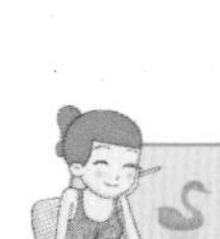

第132天　孕期健忘怎么办

怀孕后，即使平时没有健忘的人也经常忘事。这是妊娠后的变化导致的自然现象，没有必要把它想象得很严重，只要回顾一下平时的生活习惯，稍加注意就会有所好转。预防记忆力下降可以采取以下措施：

1 生活保健

保证充足睡眠。因为合眼睡眠时间过少，会使大脑处于“应激”状态，影响精神集中和回忆信息的能力。多进行脑力活动，如读书看报、下棋、弹琴，或学一种新语言，均是很好的脑力锻炼。

2 饮食对策

(1)鲤鱼头1个，豆腐150克，芡实、荠菜各25克，姜、油、盐各少许，水适量。先将鲤鱼头去鳞、鳃洗净、切块；芡实放热水中浸软、去皮；荠菜、生姜洗净，姜刮外皮、切片，荠菜撕成小朵；豆腐洗净后切成约2厘米边长的小块，并加油、盐调拌，然后置锅加水，放入鱼头和姜，用武火煮沸后去除水面上浮沫，加入芡实、豆腐、荠菜，再稍煮片刻至芡实、荠菜熟透即成。食之健脑强身。芡实与豆腐、鱼头一起煮，可增强健脑、滋养效能，对神经衰弱症也有一定的治疗作用，很适宜孕妇食用。

(2)鲜熟红桑葚20克，桂圆肉50克，苹果200克，冰糖50克，玫瑰蜜饯10克，水适量。先将桑葚、桂圆肉、苹果洗净，桑葚捣碎，桂圆肉切成颗粒，苹果切成丁形小块，冰糖捣碎；然后置锅内，加适量水，加入玫瑰蜜饯与上述各料，用中火煮至桂圆肉熟软即成。1日食完，连食5日为一疗程。具有健脑、益智之功效。适用于健忘、易疲、智商低下的孕妇食用。

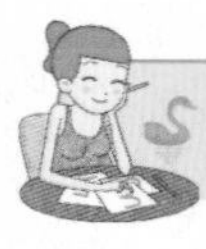

第133天　准妈妈外出购物要注意

一般在商场换季打折的时候很多准妈妈心里都痒痒的，想趁机给老公和宝宝买些衣物。购物会使准妈妈变得心胸开阔，感到放松，而且走路等于散步，也是一种很好的锻炼。

现在的准妈妈变成大肚妈妈了，上班坐地铁或公交时可以考虑戴口罩，防止被他人传染而感冒。但应注意走路不要过多，行走速度不宜过快，更不要穿高跟鞋。每次购物不宜多，最好不要超过5千克。如果携带的物品过重，最好把它等分为两袋，左右手各拿一袋。

购物狂妈妈秘方小运动：

1 购物之前

准备出门的时候，先来做做热身运动吧！

（1）双脚分开至与肩同宽，右手提着购物袋，左手轻轻按住右上臂，保持肘部不动，向上举起购物袋，再轻轻放下。

（2）上举的时候呼气，放下的时候吸气。注意手腕不能弯曲，可以的话重复做2～3次。

（3）结束以后再换左手，每天做1遍。

2 购物归家

提着购物袋到了家里，用手臂靠着桌子稍微运动一下吧！

（1）左手提着购物袋，右手放在桌子上。双脚前后张开，脸朝前方，保持肩与地板和墙壁相平行。

（2）平肘朝着天花板的方向伸展，将购物袋轻轻向上举起。上举时呼气，慢慢往下放时吸气。注意双肩保持水平，身体不要移动。可以的话重复做2～3次。

（3）结束后再换只手做。每天做1遍。

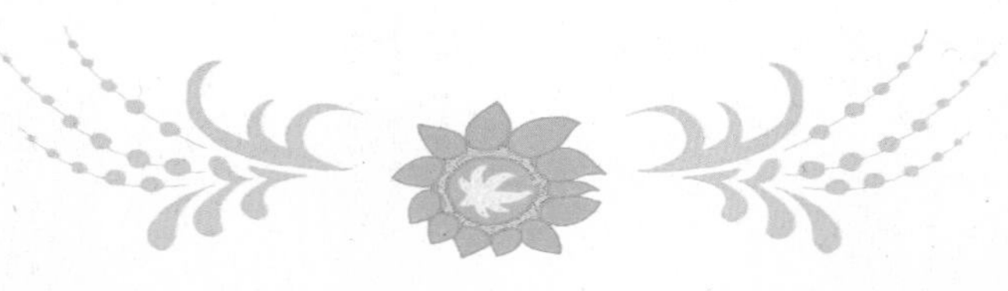

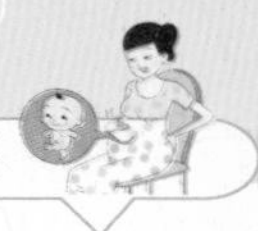

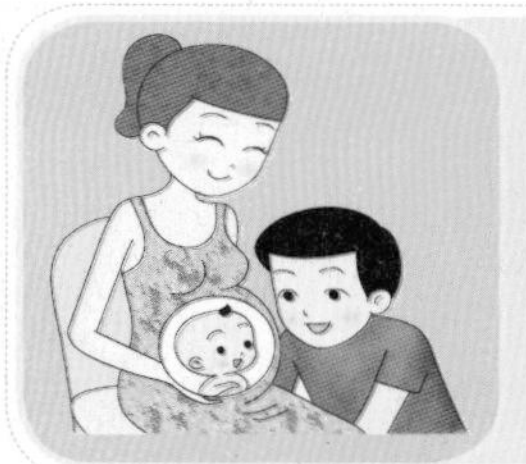

第20周

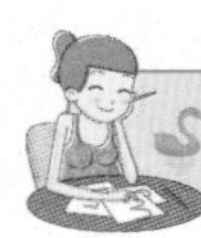

第134天　夏季防蚊有策略

研究表明，蚊子利用气味从人群中发现最适合它们“胃口”的对象。使用香水、发胶、面霜等带花香味的化妆品，被蚊子叮咬的概率都会增加。

如果蚊子多的话，可以用最原始、但是最保险的方法——挂蚊帐。蚊子密度较高的地区，可将蚊帐在浓度合适的除虫菊液体里浸泡一下，晾干后再使用。

准妈妈尽量不要用蚊香等化学品驱蚊，如果必须选用蚊香，要到正规的超市去购买，不要贪图便宜，购买未标明杀虫有效成分的蚊香及灭蚊片。首选除虫菊蚊香，其次选胺菊酯或溴氰菊酯等低毒拟除虫菊酯蚊香，不要购买和使用有机氯、有机磷类杀虫剂制作的蚊香;防蚊可装纱门、纱窗，用灭蚊拍杀蚊。

最好不用风油精或清凉油，因为风油精或清凉油里的冰片对准妈妈的刺激可能会导致早产。准妈妈被蚊子叮咬后，可抹一点苯海拉明药膏或炉甘石药膏，一般次日可消肿。

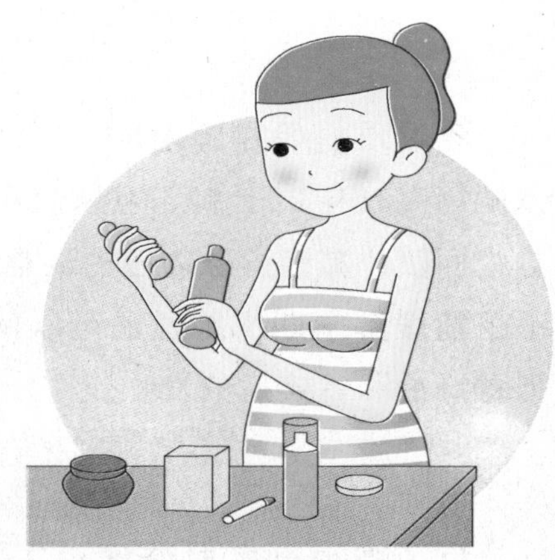

切莫因嫌热而不穿袜子，这样会使汗水气味快速挥发，把蚊子引来对人体其他部位发起攻击。穿上吸汗效果好的袜子不仅能有效降低皮肤湿度，还可遮掩气味。

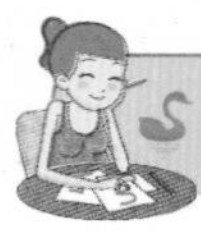

第135天 有效缓解水肿症状

注意保暖

水肿，即水分积存。为了消除水肿，必须保证血液循环畅通、气息顺畅。为了做到这两点，除了安心静养外，还要注意保暖。

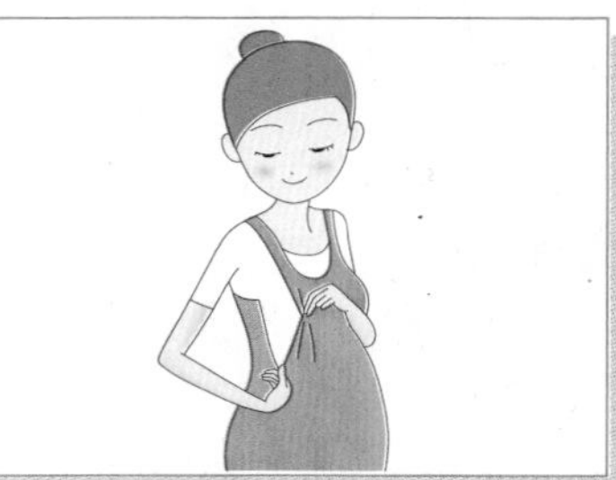

穿着合适的衣服

穿着紧身的衣服会导致你的血液循环不畅，从而引发身体水肿。因此，准妈妈在怀孕期间尽量避免穿着过紧的衣服。

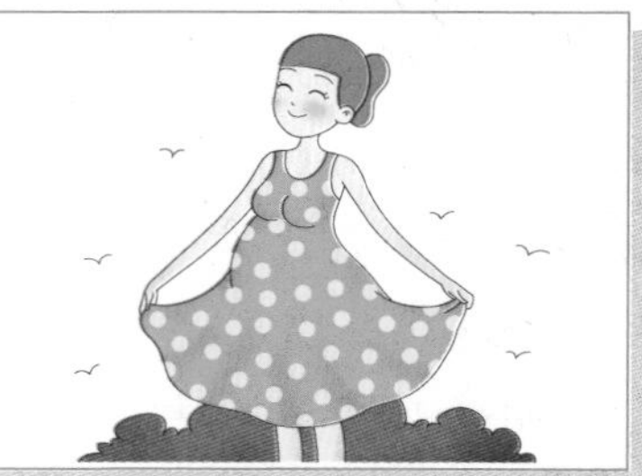

抬高双腿

建议准妈妈在睡前(或午休时)把双腿抬高15～20分钟，可以起到加速血液回流、减轻静脉内压的双重作用，不仅能缓解孕期水肿，还可以预防下肢静脉曲张等疾病的发生。

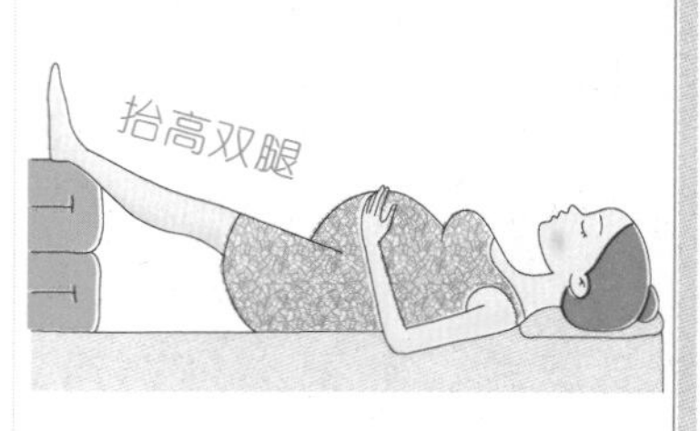

穿弹性(裤)袜

为了减少过多血液堆积在下肢，建议准妈妈在清晨出门前穿上弹性(裤)袜，尤其长期站立或是保持坐姿的准妈妈。可以选择准妈妈专用的袜子，在秋冬穿着还有保暖的功效。

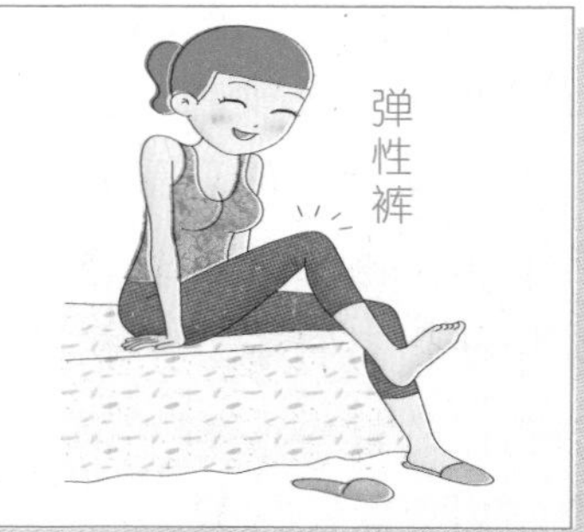

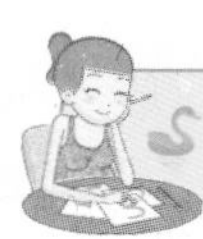

第136天 腰背疼痛怎么办

女性孕中期由于腹部增大隆起导致身体重心后移，腰背肌肉紧张，经常出现腰酸背痛等现象，特别是那些平时缺少锻炼、肌肉薄弱的女性。如果体重是50千克的准妈妈，那么她腰部承受的负担就相当于体重100～200千克时的状态。可以想象，准妈妈的背部肌肉要增加多大的收缩力才能抗衡前面垂腹的重量。肌肉超强度的强直收缩，怎么会不痛？

腰酸背痛症状明显的准妈妈宜用局部热敷理疗，卧床休息2～4周就可以得到改善。由于怀孕不能用止痛药；也不可用针灸、拔火罐；因膏药里面有麝香等成分，更不能贴膏药。这里为准妈妈推荐两则小方法。

1 爱心按摩法

让准爸爸帮助妻子按摩腰背、小腿和脚是比较有效的办法。当然不是要求准爸爸像专业按摩师那样，只需轻轻揉揉就会让准妈妈感到很舒服。在丈夫温暖的大手按抚下，准妈妈心情也会更加平和、甜蜜。

2 瑜伽止痛法

动作要领：侧躺（任意一边），曲臂枕于头下，另一胳臂置于弯曲的大腿上，置于底下的大腿保持放松伸直的姿势，置于其上的大腿稍微弯曲。时间以舒服为度，做完一侧后同样方式换另一侧。这项动作能减轻背部压力，放松腰背部肌肉。

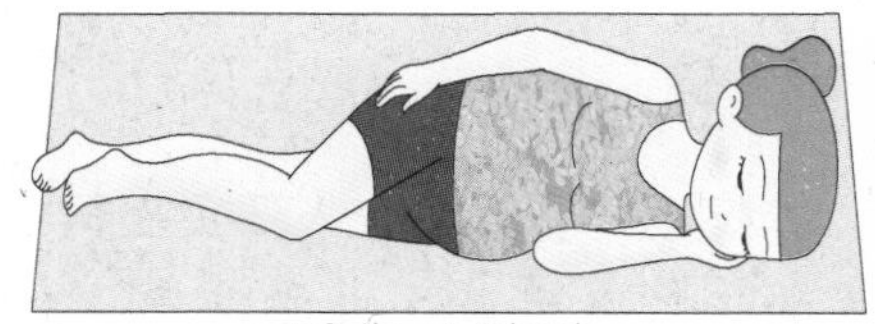

瑜伽止痛法

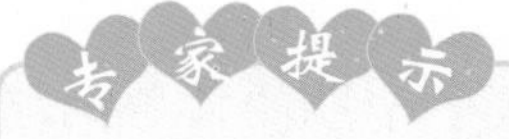

怀孕时期的肌腱、关节和韧带本来就比较脆弱，再加上怀孕末期腹部太大，勿提重物或抱小孩儿，不小心一个错误用力，就可能使身体无法承受突如其来的扭力，而造成可怕的后果。

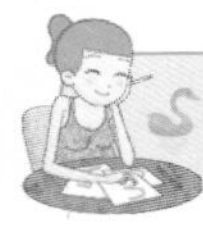

第137天 帮助准妈妈保持好情绪

一个生命的诞生离不开妈妈的精心呵护和无微不至的关怀。不良的情绪会扰乱神经系统，导致孕妇内分泌紊乱，进而影响胚胎及胎儿的正常发育，甚至造成胎儿畸形。

作为准爸爸，在情绪胎教中有着义不容辞的责任，应该注意做好以下几个方面的工作：

1 当好“后勤部长”

怀孕的妻子一个人要负担两个人的营养及生活，非常劳累。如果营养不足或食欲不佳，不仅使妻子体力不支，而且严重地影响到胎宝宝的智力发育。因为，宝宝的智力形成的物质基础，有2/3是在胚胎期形成的。所以准爸爸要关心妻子孕期的营养问题，尽心尽力当好妻子和胎宝宝的“后勤部长”。

2 丰富生活情趣

早晨陪妻子一起到环境清新的公园、树林或田野中去散步，做做早操，嘱咐妻子白天晒晒太阳。这样，妻子也会感到丈夫的温馨体贴，心情舒畅惬意。

3 风趣幽默的语言

妻子由于妊娠后体内激素分泌变化大，产生种种令人不适的妊娠反应，因而情绪不太稳定，因此，特别需要向丈夫倾诉。这时，准爸爸唯有用风趣的语言及幽默的笑话宽慰及开导妻子，才是稳定妻子情绪的良方。

4 协助妻子胎教

准爸爸对妻子的体贴与关心，准爸爸对胎宝宝的抚摸与“交谈”，都是生动有效的情绪胎教。

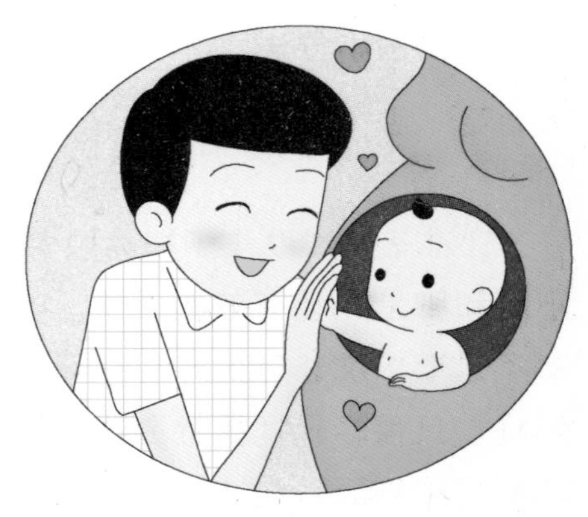

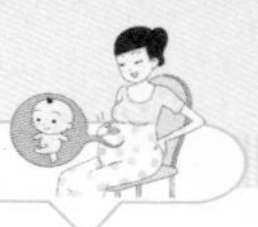

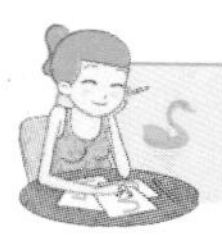

第138天　给胎宝宝讲故事

准妈妈腹中的胎宝宝天然地和故事有着不解之缘，其智力和情感也因为听了积极健康的故事而得到更好的发展。讲故事看似简单，其实蕴涵着很多学问。如何充分发挥故事的教育意义更需要智慧，只有加强修炼，你才可能成为名副其实的“故事大王”！

（1）建议选取非常有意思、能够感到身心愉悦的儿童故事、童谣、童诗，将作品中的人、事、物形成影像再详细、清楚地描述出来，例如：太阳的颜色、家的形状、主人公穿的衣服等等，以便比较生动地传达给胎宝宝。准妈妈在欣赏文学作品或绘画作品时，积极展开对情节场景或画面意境的联想，将美好的感受传递给腹中的宝宝，孩子接收到良好的意识信息，从而促进意识的萌芽和心智的发育，让宝宝更加聪明。

（2）如果没有太多的时间，只能匆匆地念故事给胎宝宝听，至少也要选择一页图画仔细地告诉胎宝宝，尽量将书画上的内容“视觉化”地传达给胎宝宝。“视觉化”就是指将鲜明的图画、单字、影像印在脑海中的行为。研究发现，每天进行视觉化的行为练习，会逐渐增强将信息传达给胎宝宝的能力。为了让母亲的感觉与思考能和胎宝宝达到最充分的交流，最好是保持平静的心境和集中注意力。

（3）尽量广泛阅读各类书籍，在选择胎教书籍时，不要有先入为主的观念，自以为宝宝会喜欢哪些书籍，选的故事要避免过于暴力的主题和太过激情、悲伤的内容。设定每天的“说故事时间”，每天各念一次给胎宝宝听，借说故事的机会与胎宝宝沟通、互动，让胎宝宝融入到故事描绘的世界中。

第139天 测量一下你的宫高

1 测量宫高的意义

准妈妈的宫高与胎宝宝的大小关系非常密切。孕早期、孕中期时，每月的增长是有一定的标准的。每一个月周长多少，都是需要了解的。而且到后期通过测量宫高，还可以估计胎宝宝的体重。所以，做产前检查时每次都要测量宫高，以估计胎宝宝宫内发育情况。妊娠子宫的增大有一定规律性。表现为宫底升高，腹围增加。因此，从宫高的增长情况也可以推断妊娠期限和胎宝宝的发育情况。

2 测量宫高的方法

让准妈妈排尿后，平卧于床上，用软尺测量耻骨联合上缘中点至宫底的距离。一般从怀孕第20周开始，每4周测量一次；怀孕28～35周每2周测量一次；怀孕36周后每周测量一次。测量结果画在妊娠图上，以观察胎宝宝发育与孕周是否相符。

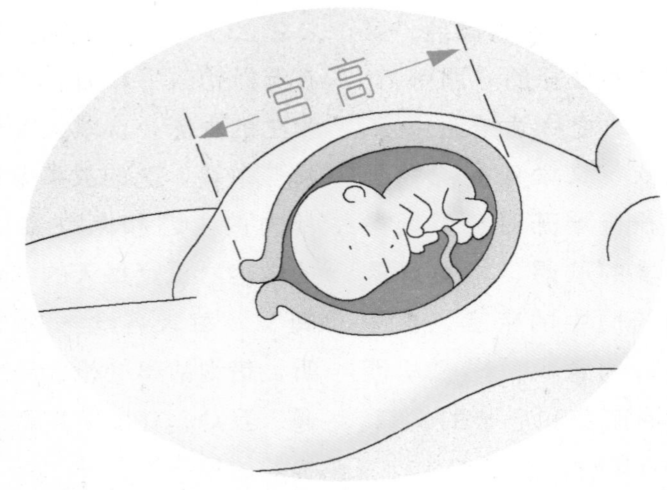

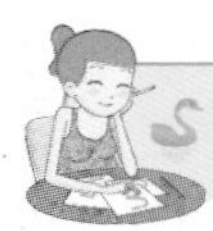

第140天 不要忘了去医院做一次孕检

1 超声波检查

准妈妈在孕20周时做超声波检查，主要是看胎宝宝外观发育上是否有较大问题。医师会仔细量胎宝宝的头围、腹围，看大腿骨长度及检视脊柱是否有先天性异常。准妈妈在16周时，已可看出胎宝宝性别，但在20周时准确率更高。至于最令准妈妈期待的首次胎动，第1胎在18～20周出现；第2胎则在16～18周会感觉到。此外，准妈妈在20周以后，会出现假性宫缩，大部分会在30分钟内缓解，但随着孕期周数的增加，出现的频率会愈来愈高。

2 羊水检查

羊水检查也称为染色体检查，通过检查可发现异常，35岁以上的高龄准妈妈都应该接受羊水检查。

3 畸形儿检查

此项检查能够了解胎宝宝的脊椎畸形和其他先天性畸形，还能识别染色体异常发生率较高的准妈妈，以便接受羊水检查。

医师会仔细量胎宝宝的头围、腹围，看大腿骨长度及检视脊柱是否有先天性异常。

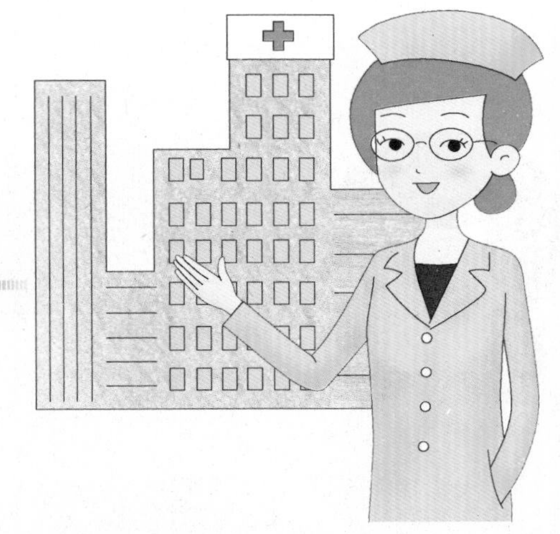

第六章

孕6月：

准妈妈孕味十足

本月，随着体重的大幅增加，支撑身体的双腿肌肉疲劳加重，隆起的腹部压迫大腿的静脉，使准妈妈身体越来越沉重，很简单的行动就会觉得很吃力。胎宝宝现在看起来像一个“小人儿”了，只是脸上皱巴巴、红红的，头上、脸上布满了胎毛，眉毛和眼睑已清晰可辨。这一时期正是胎教任务最重要的时期，准爸爸准妈妈应有明确的为“人父”、“人母”意识，提高自我修养，不失时机地对宝宝进行胎教。

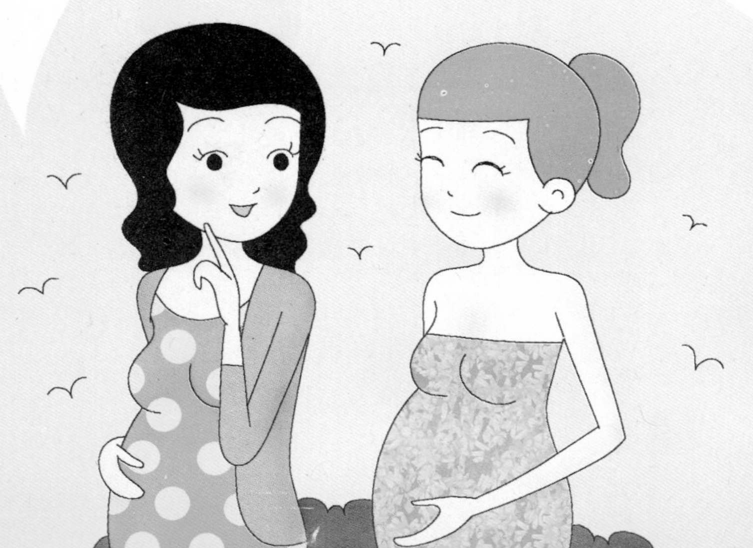

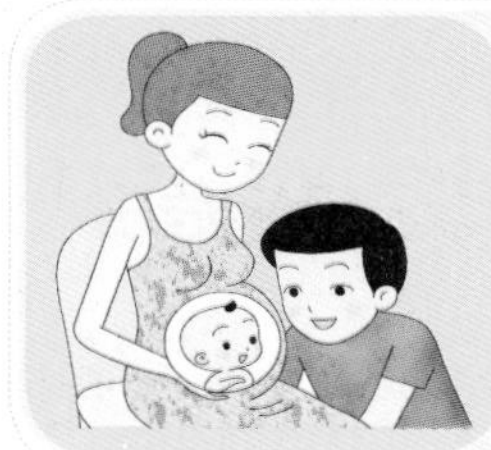

第21周

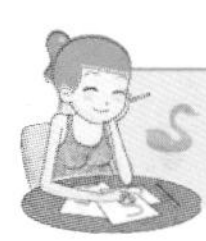

第141天　不要过多食用动物肝脏

众所周知，动物肝脏含有丰富的消化酶以及钙、铁、锌、镁等矿物质，一些重要的维生素，如维生素D、维生素A、维生素B_1、维生素B_2、维生素B_{12}等在肝脏中含量也很丰富。论营养，动物肝脏的营养价值确实很高，它含有20%的蛋白质、多种动物维生素、钙、磷、铁、锌等，均属人体所必需的营养物质。特别是吃猪肝还有补血、护肝、养颜和防治夜盲症的食疗保健作用，可谓是经济实惠的食中佳品。人们感到十分奇怪，为什么会出现“动物肝脏致畸”论呢？

医学研究人员做了大量实验，发现动物在怀孕期内如果被喂食大量维生素A，可使胎宝宝出现畸形。人们初次了解到维生素A与胎宝宝畸形的关系。还有人对20000多名准妈妈做了调查，她们在孕期内曾摄入过大量维生素A，结果出生的后代有的患有唇裂、腭裂和耳部、眼部及泌尿道缺陷，以及极少数出现中枢神经系统或胸腺发育不全等症状。

据资料分析：妇女妊娠期内，尤其前期3个月内，每天所摄入的维生素A量若超过15000国际单位，则会增加胎宝宝致畸的危险性。其维生素A的来源主要为动物肝脏做成的食品和药物。通常准妈妈每天补充维生素A 3000～5000国际单位已足够，而猪肝每500克即含有维生素A 43500国际单位，同量的牛、羊、鸡、鸭等动物肝脏中含维生素A的量均高于猪肝，其中鸡肝中的含量竟高于猪肝数倍。因此，为保障下一代的健康和安全，准妈妈不宜多吃动物肝脏及其制品。

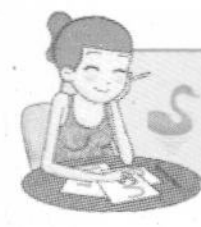

第142天　谨防妊娠高血压综合征给母子带来危害

妊娠高血压综合征，简称妊高征，是女性怀孕时发生的一种特殊疾病，多在妊娠5个月以后发病，随着妊娠终止将自愈。其发病过程多由轻到重，水肿一般是此病最先出现的症状，由下肢末端开始，严重时向上发展，还可以出现高血压和蛋白尿。

妊高征对母体和胎宝宝均有严重的危害，准妈妈可能并发心力衰竭、肾功能衰竭、脑水肿等疾病；胎宝宝则可能出现宫内发育迟缓、窘迫、死胎、早产等，新生宝宝的死亡率也相对增加。预防妊高征，尤其是重度妊高征，是减少围生期母婴死亡率的重要一环。预防妊高征应采取以下措施：

1 生活保健

准妈妈在孕期一定要按时定期检查，观测血压、尿蛋白及水肿情况。妊高征早期并不一定有自觉症状，只有定期检查才能及早发现，准妈妈平时不能怕麻烦而忽视这一点。

一旦发现血压高或水肿等，则应与医生配合，注意休息，并采取左侧卧位以减少子宫对下腔静脉的压迫，使下肢及腹部血流充分回到心脏，保证肾脏及胎盘的血流量；必要时按医嘱服些降压或镇静药物，及早发现并治疗轻度妊高征使之痊愈，是预防重度妊高征发生的重要而有效的措施。

2 饮食对策

夏枯草10克，车前草12克。将夏枯草、车前草洗净，放入茶壶中，用沸水冲泡后代茶饮。每日1剂，不拘时饮服，清热利水，降血压，适用于妊娠高血压、头晕目眩、头痛等症。本茶可以作为妊高征患者的日常饮料，但在饮用过程中要经常测量血压，以免血压相对过低而引起头昏。

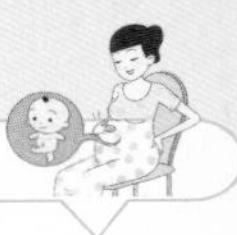

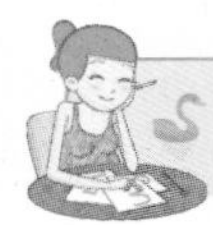

第143天　按摩预防妊娠高血压综合征

1 足部按摩

有效穴位　涌泉、太溪、照海、太白等。

按摩方法　用力点揉准妈妈涌泉穴50～100次，力度稍重，以酸痛为宜；单指按揉准妈妈太溪、照海、太白各30～50次，力度适中。

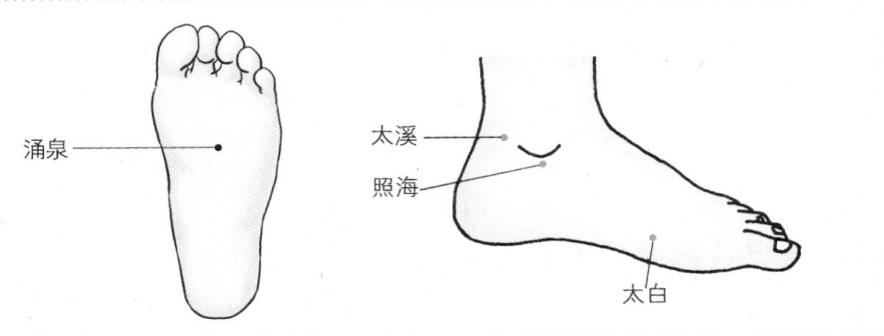

2 背部按摩

有效穴位　心俞、脾俞、肾俞、气海俞、命门、关元俞。

按摩方法　按揉心俞、脾俞、肾俞、气海俞、命门、关元俞各50次，力度以酸痛为宜。

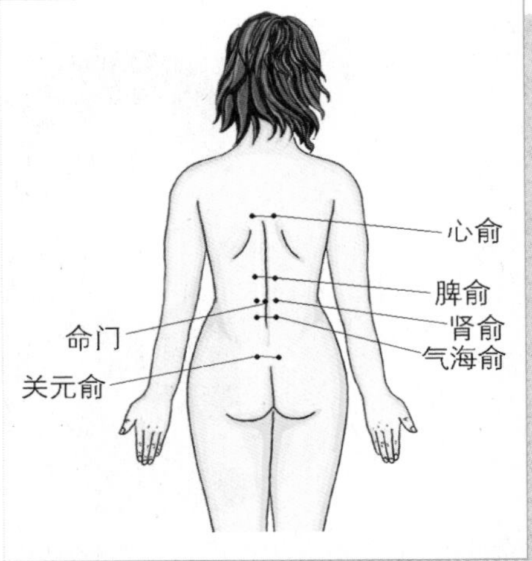

第144天　切莫放纵你的“性”福

在妊娠4~7个月时，子宫逐渐增大，胎膜里羊水量增多，胎膜的张力逐渐增加。这个时期最重要的是维持子宫的稳定，保护胎宝宝生活和发育的正常环境。如果准妈妈健康状况良好，胎宝宝情况正常，那么在妊娠中期还是可以过性生活的，但也必须尽量节制。

1 性生活要节制

妊娠中期的性生活以每周1~2次为宜。过多的性生活会导致子宫收缩，极易引起流产。

2 注意体位

怀孕中期腹部会大幅隆起，性生活时的体位最好采用前侧位、前坐位、侧卧位。但仍要注意不要压迫到腹部以免影响到胎宝宝。阴茎不能插入太深，动作不要太大。如果性生活中用力过大会使胎膜早破，影响到胎宝宝智力和发育，甚至引起胎宝宝死亡。

3 注意卫生

这个时期的性生活一定要注意卫生，丈夫务必将包皮垢及龟头冲洗干净，以避免妻子的阴道遭受病原微生物的侵袭，从而诱发宫内感染。因为，宫内感染是危及胎宝宝生命的重要诱因。

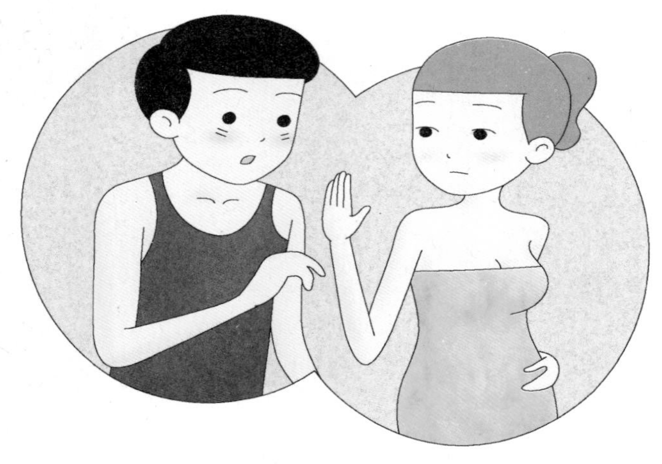

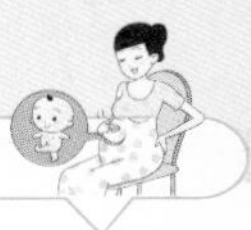

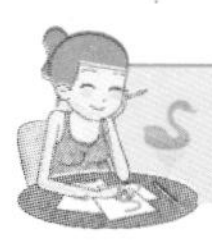

第145天 职场准妈妈的保健守则

怀孕5个月以后，职场准妈妈仍需要工作的话，需要准备适合工作场合穿着的职业装。最好选择全棉服装，因为全棉服装触感柔软、透气吸湿，具有较好的舒适性和支撑作用。这时腹部已经显现出来了，注意保护自己不要受到碰撞使腹部受压。

1 要注意补充水分

准妈妈要多喝水。如果你小便次数增加，不要不好意思，孕期随时排净小便很重要，否则不利于健康。

2 适当的休息

工作一段时间后要适当地做伸展运动，坐久之后走一走，站久之后抬抬腿，这样可以减轻腿和脚踝部的肿胀感，减少腿部水肿。

3 注意防辐射

现在，身在职场的准妈妈都离不开电脑、手机等，那么，到底应该怎样解决这个问题呢？一是穿防辐射防护服，二是在使用电脑时最好与电脑保持一臂之隔，尽量不要站在电磁波辐射严重的主机侧面或后方。另外，笔记本电脑的辐射比台式机要小得多。

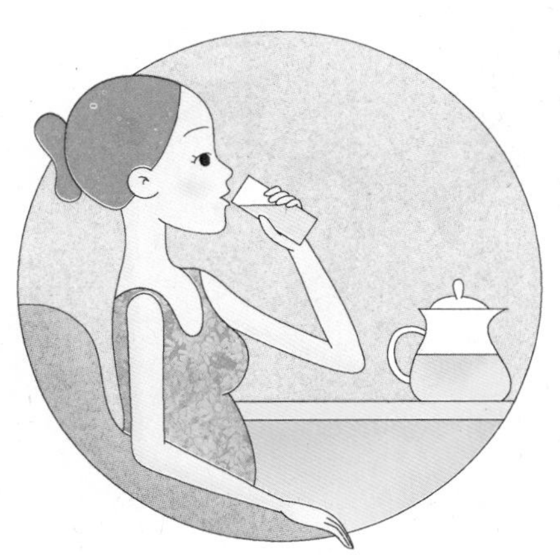

怀孕5个月以后，职场准妈妈仍需要工作的话，那么就需要准备适合工作场合穿着的职业装。

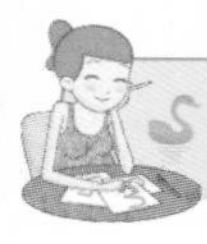

第146天 不要贪恋电视

电视机打开后，显像管在高压电源的激发下，不断向荧光屏发射电子流，从而产生高压静电，并释放大量的正离子，同时还能产生波长小于400微米的紫外线，这些都会对准妈妈及胎宝宝产生一些微妙的影响。因此，准妈妈应注意以下两点。

1 准妈妈如何看电视才能缓解视疲劳

看电视要距离荧光屏3~4米远，最多每天收看1~2小时;看电视时要开窗换气，中间最好休息10分钟以上。每次看完电视后，准妈妈最好去清洗一下手和脸，以免落在皮肤上的尘埃和微生物刺激皮肤，引发炎症。

2 多吃有益眼睛的食物

保护眼睛，除了平时注意劳逸结合，不要长时间连续看书、看电视，定时做眼睛保健操外，经常吃些有益于眼睛的食品，对保护眼睛也能起到很大的作用。首先是瘦肉、禽肉、动物的内脏、鱼虾、奶类、蛋类、豆类等，它们含有丰富的蛋白质，而蛋白质又是组成细胞的主要成分，组织的修补更新需要不断地补充蛋白质。其次，含有维生素A的食物也对眼睛有益，如胡萝卜、苋菜、菠菜、韭菜、青椒、红心白薯以及水果中的橘子、杏子、柿子等。

除此之外，多吃含有维生素C的食物，如青椒、黄瓜、花椰菜、小白菜、鲜枣、生梨、橘子等。

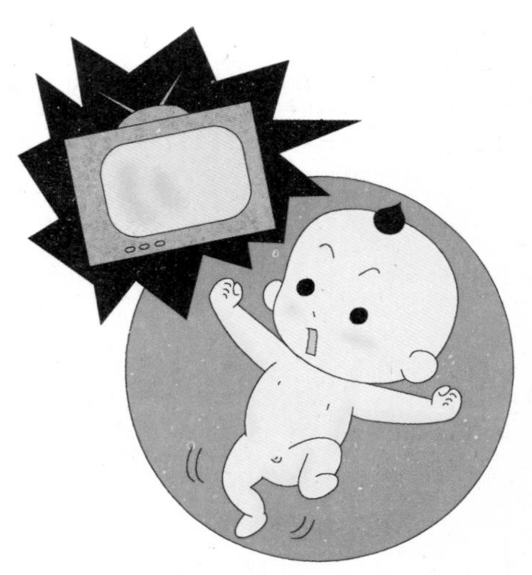

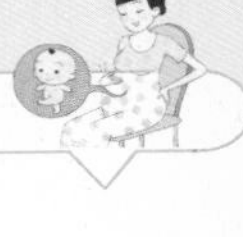

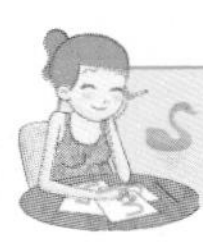

第147天　患有子宫肌瘤的准妈妈应注意

近年来子宫肌瘤的发病有年轻化趋势，与激素水平改变、工作压力过大有关。怀孕后由于体内激素的刺激，孕前就存在的子宫肌瘤很有可能会突然增大，严重起来会影响到胎宝宝的生长发育。因此患有子宫肌瘤的准妈妈应注意：

（1）怀孕后一定要按照医生的要求定期做孕期检查，以便及时掌握胎宝宝和肌瘤各自的生长情况，及时采取措施。

（2）严格节制性生活，以尽可能地降低流产、早产和感染的发生概率。

（3）避免中度及中度以上的体力劳动，必要时卧床休息。

（4）增加营养，特别是要多吃点儿补血的食品，如血豆腐、动物肝脏、枸杞红枣粥、芝麻酱、荠菜、菠菜等，做好对付可能发生身体出血的准备。

（5）做好心理调整，有意识地提高自己的心理承受能力。因为子宫肌瘤患者合并妊娠流产等妊娠异常的发生率明显高于正常人群。此外，还要做好接受剖宫产的心理准备。要有意识地在孕期里磨炼自己的性格，练就开阔的胸襟和乐观向上的心态。

一般而言，直径在5厘米以内的子宫肌瘤可以通过保守治疗的方法处理，但如果超过5厘米，就必须进行手术。肌瘤生长的位置也很关键，如果肌瘤占据了宫腔位置，后果就比较严重。此外，怀孕后，由于原有的子宫肌瘤长大了，会引起腹痛、发烧等临床症状，一旦形成血栓，就会导致子宫肌瘤在体内发生“红色变性”，这是一种紧急情况，需要在短时间内做出快速、准确地应对，那就是立即去较近的大医院就诊。

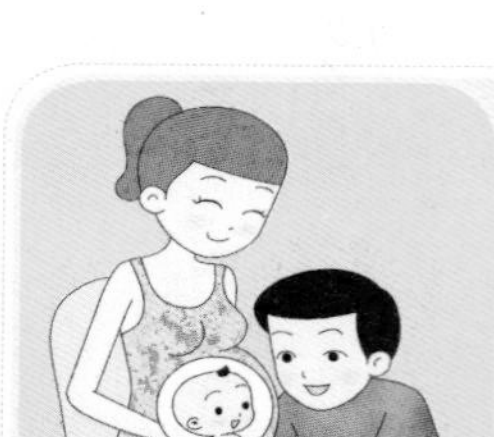

第22周

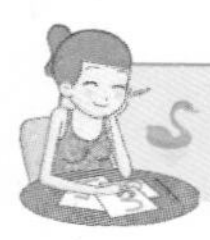

第148天 注意增加铁的摄入量

胎宝宝已经21周了，这时他的体重正在不断增加。这个小家伙现在看上去变得滑溜溜的，他的身上覆盖了一层白色的、滑腻的物质，这就是胎脂。它可以保护胎宝宝的皮肤，以免在羊水的长期浸泡下受到损害。胎宝宝的眉毛和眼睑已经清晰可辨，10个小手指上也已长出了娇嫩的指甲。

这时胎宝宝和母体的生长发育都需要更多的营养，要注意增加铁质的摄入量，胎宝宝要靠吸收铁质来制造血液中的红细胞，这一阶段准妈妈常会出现贫血现象。应该多吃富含铁质的食物，如：瘦肉、鸡蛋、动物肝、鱼、含铁较多的蔬菜及强化铁质的谷类食品，如有必要也可在医生的指导下补充铁剂。

铁在人体血液转运氧气和红细胞合成的过程中起着不可替代的作用。孕期女性的血液总量会增加，以保证能够通过血液供给胎宝宝足够的营养，因此孕期对于铁的需要就会成倍地增长。如果体内储存的铁不足，你会感到极度疲劳。通过饮食补充足够的铁就变得尤为重要。瘦肉中的铁是供给这一需求的主要来源之一，也是最易于被人体吸收的。

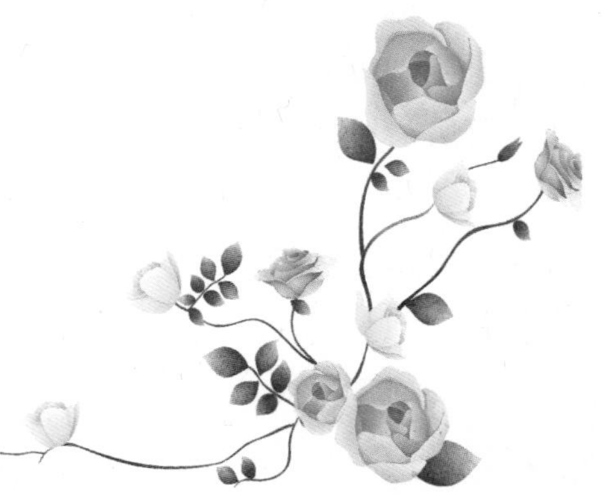

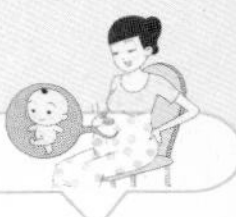

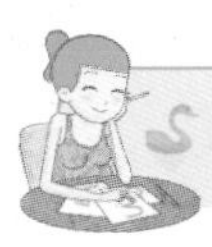

第149天　预防偏头痛

下列方法可有效缓解准妈妈的偏头痛：

1 精油按摩

一旦发现头部稍有紧绷、不舒服的时候，赶紧做些放松运动。精油可选择柑橘、薄荷、薰衣草等，效果较佳。按摩部位从肩膀、颈部、后脑、太阳穴到眼窝。可以的话，请人代劳，如果自己按摩双肩是无法彻底放松的。

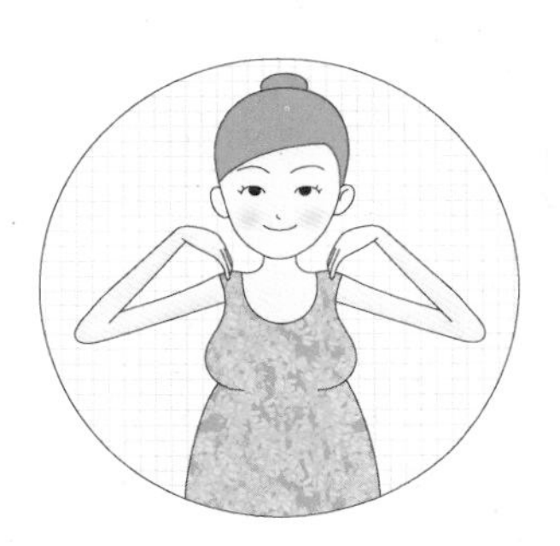

2 深呼吸

你无法想象新鲜空气对舒解压力、治疗头痛有多大的功效。当你一出现头痛征兆时，赶紧离开空气沉闷、烟雾弥漫的环境，走到户外去，大吸几口新鲜空气，再缓缓吐气，至少10分钟，努力让身体里每个细胞都能补充到足够的氧气。

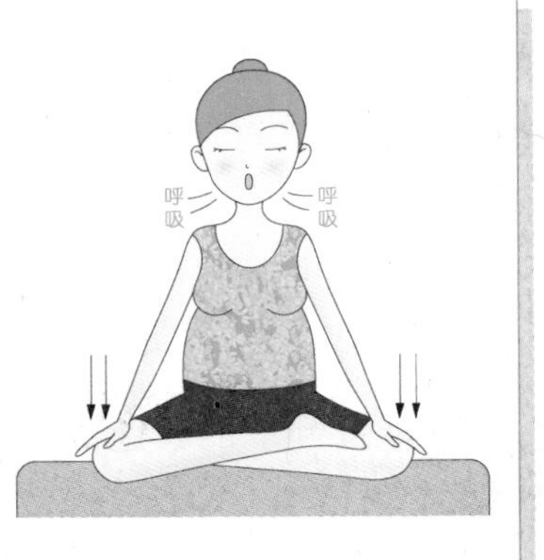

3 避免声光刺激

头痛时，所有听到的声音都成了噪声，所有的光线都显得刺眼，所有的味道都非常难闻，这时最好能找个安静、黑暗的房间静坐，甚至躺下，闭眼休息15分钟。

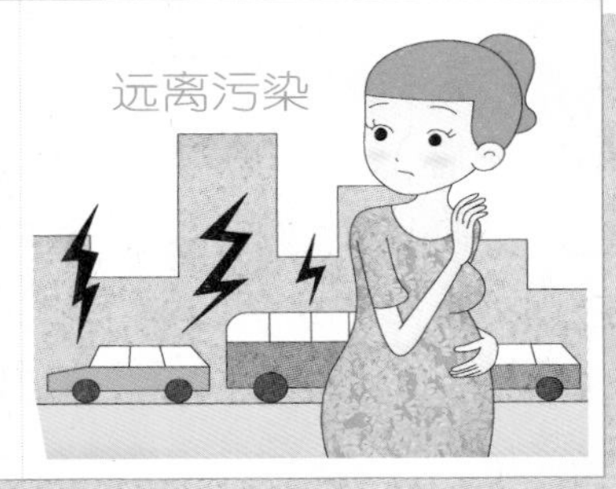

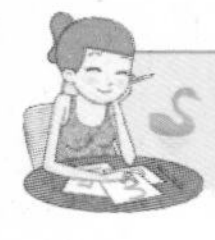

第150天　孕期养花种草有禁忌

养花种草，不仅可以美化、净化环境，还可以吸收、疏散噪声。但并不是什么花都适合在室内养，以下几种花草就不宜在准妈妈室内摆放：

1 夹竹桃

夹竹桃花朵鲜艳，极容易栽培。但是，其叶、皮、花朵和果实，均含有一种叫做夹竹苷的剧毒物质，准妈妈接触或误食以后，会引起中毒，对胎宝宝也会产生不良的影响。

2 万年青

万年青叶子的颜色先是绿色，后变成艳红色，具有较高的观赏价值。但是，其花叶内含有草酸和天门科素，准妈妈误食以后，会引起口腔咽喉、食道、胃肠肿瘤，甚至伤害声带，会使人变哑，对胎宝宝的影响也很大。

3 百合花

百合花具有淡雅清香等特点。但是，由于其花香中含有一种奇特的兴奋剂，准妈妈嗅了以后，如同饮酒一般，会过度兴奋、心神不宁、夜不能寐。

4 夜来香

夜来香具有香味浓烈的特点。但是，香味中含有一种有害的物质，在夜间停止光合作用时，大量排放废气，会使准妈妈、高血压和心脏病患者感到憋闷难受，对健康极为不利。因此，在此花盛开时，不宜放在卧室内。

准妈妈在怀孕期间，最好少接触一些有浓烈气味的鲜花，比如茉莉、夹竹桃、一品红等，这些植物会在夜里释放二氧化碳，吸收氧气，可能会导致室内空气含氧量下降。

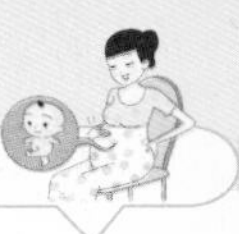

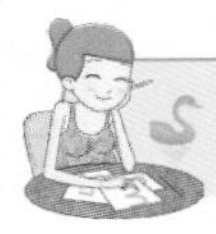

第151天　多听胎教音乐

准妈妈经常听一些旋律优美的乐曲，能够唤醒孩子沉睡的心灵，促进孩子的健康成长和性格完善。海涛声、鸟叫虫鸣、雨声、风声组成的大自然乐曲，能为母子带来平安喜悦的气氛。

在此推荐莫扎特的经典乐曲，其特殊的节奏、力度有益胎宝宝大脑发育，增强数理概念。其他还有柴可夫斯基的芭蕾舞剧、巴赫的小步舞曲、舒曼的梦幻曲，以及维瓦尔第、亨德尔的音乐。

通过音乐胎教来刺激胎宝宝，促进胎宝宝生长，需注意以下几点：

（1）对宝宝精心胎教大致先固定几个时间，比如在早起时、午休时或下班之后、睡觉之前，每次不超过20分钟，每天1～2次。用录音机放音乐，准妈妈距音箱1.5～2米，音箱的音强在65～70分贝。

（2）作为胎教音乐，要求在频率、节奏、力度和频响范围等方面，尽可能与宫内胎音合拍。播放音乐时不要使用传声器，并尽量降低噪声。音乐频率范围在500～1 500赫兹之间。白天听轻松欢快的乐曲，使胎宝宝处于兴奋状态，晚上听柔美小夜曲，使胎宝宝进入睡眠状态。

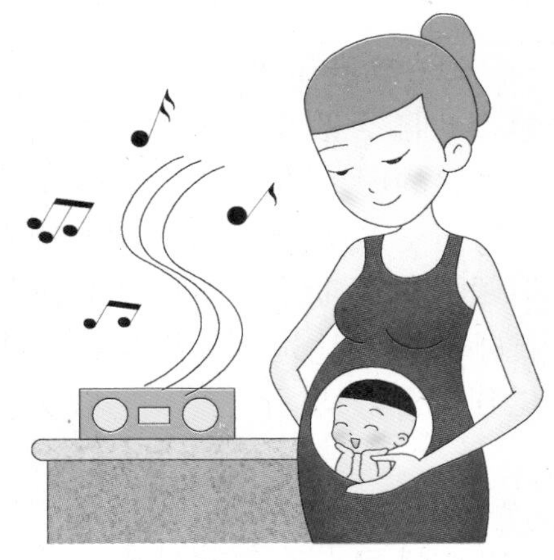

（3）如果用耳机在准妈妈腹壁放音乐，则耳机处为60分贝即可。怀孕8个月后反复播送一首固定的乐曲，可为出生后的孩子培养音乐兴趣，并为开发孩子的想象力打下基础。

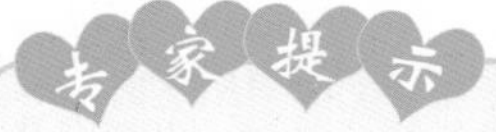

准妈妈在欣赏乐曲时，要注意腹中宝宝情绪的反应和胎动的变化，并将其记录下来，这样就可以摸索出宝宝喜欢哪种类型的音乐。

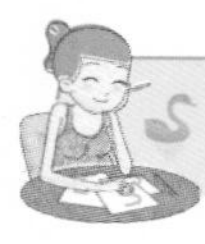

第152天 爱妻从细节做起

孕中期，准妈妈除了行动不便外，心脏的负担也在逐渐加重，静脉曲张、痔疮、便秘等麻烦，有可能接踵而至地烦扰着准妈妈，这个时候，准爸爸记得要做爱妻的“左膀右臂”，尽量在她身边帮助解决一些小难题。

1 扶妻子走楼梯

孕6月肚子变大凸出后，身体的重心也随之改变，走路较不平稳，在下楼梯的时候走不了几级台阶就会气喘吁吁。准爸爸有力的臂膀是妻子此时最大的帮助，上下楼梯时随时随地搀她一把，让她因为有你在身边而感觉到安全舒适。

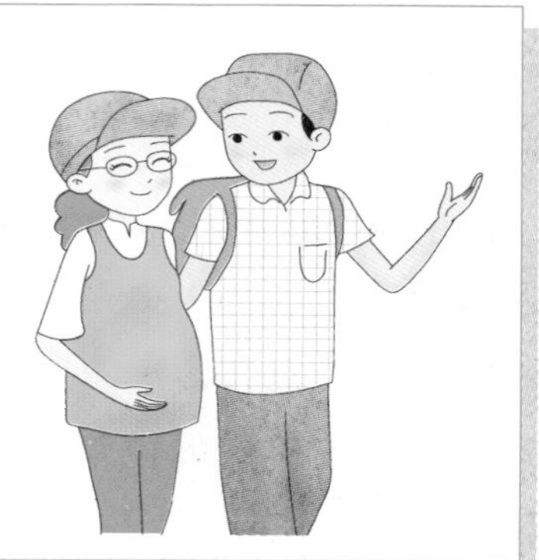

2 帮妻子洗脚、剪趾甲

在本月，有些准妈妈的肚子会大到看不见自己的脚，这就会使一些需要弯腰去做的事变得难以实施了，比如洗脚和剪脚趾甲。准爸爸每天准备好一盆热水，帮妻子舒舒服服泡个脚，再帮她擦干，定期修剪脚趾甲。

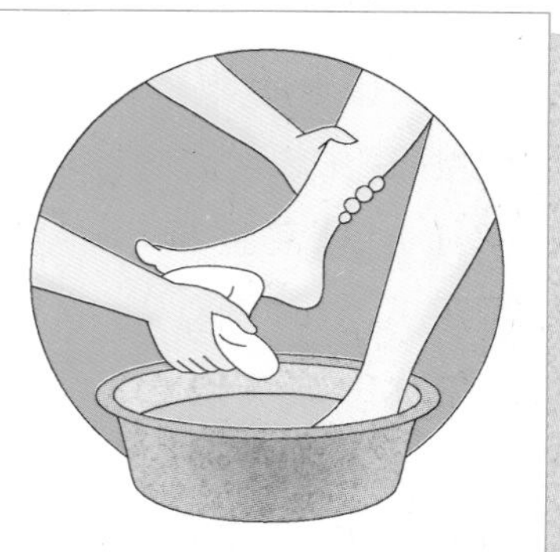

3 帮妻子拉好拉链、系鞋带

有些准妈妈装，特别是准妈妈裙都是在背后有个拉链。行动越来越“笨”的准妈妈想要自己拉好拉链还是挺吃力的，系鞋带也同样有难度。准爸爸这时如能主动上前帮妻子的忙，一定会让她心情舒畅。

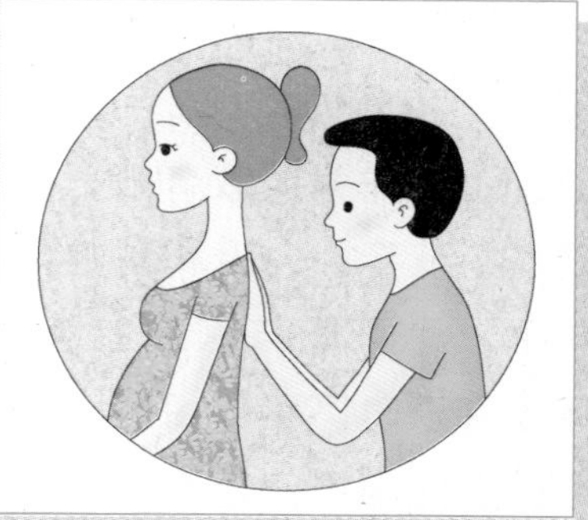

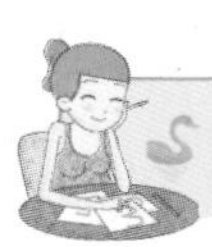

第153天　大肚妈妈洗发有妙招

洗头是再普通不过的一件事，但碍于客观条件，对于大着肚子的准妈妈来说,这简直就是一件极为奢侈的事情。短发的准妈妈头发比较好洗，可坐在高度刚好可以让膝盖弯成90度的椅子上，头往前倾，慢慢地清洗。长发的准妈妈可以拿一个小板凳放在浴缸里坐着洗头，身体既不会浸没在水里又比较轻松，或者坐在有靠背的椅子上，请家人帮忙冲洗。若嫌这样太麻烦，干脆将头发剪短，就比较清爽好洗，等生完宝宝之后再留长发。

1 洗发时间自由定

因为准妈妈全身各系统发生生理变化的同时，体内汗腺和皮脂腺的分泌也非常旺盛，使准妈妈容易出汗，头部的油性分泌物增多，特别是在大热天里出汗更为明显。所以夏天可以天天洗头。至于天气较冷的时候，可以依据以下的频率洗头：中性或油性头发的准妈妈，每周洗头1～2次为宜；干性头发准妈妈，每周洗1次即可。

2 晚上洗头弊端多

由于白天工作繁忙，一些准妈妈喜欢晚上洗头，殊不知，晚上洗头，老来容易头痛。因为工作了一天，疲劳不堪，人体抵御病痛的能力开始降低，由于温热作用，会使头皮毛细血管扩张，机体内周围辐射的热量增多。同时，由于洗头后头发是湿的，大量水分蒸发要带走很多热量，易患感冒。特别是准妈妈，晚上洗头没有擦干的话，会使水分滞留于头皮上，夜而冷凝，长期如此，会导致气滞血瘀、经络阻闭、郁疾成患。

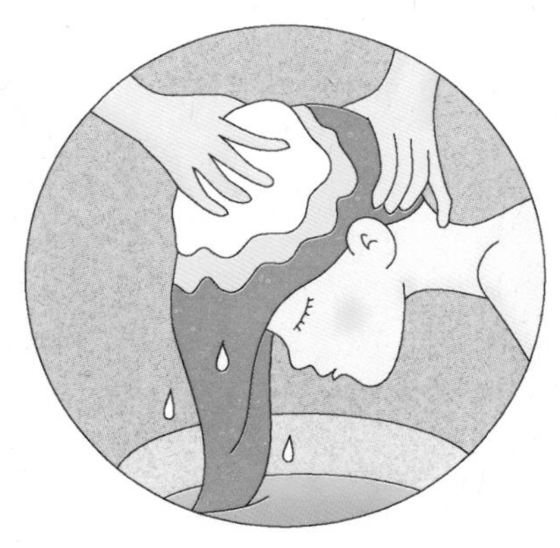

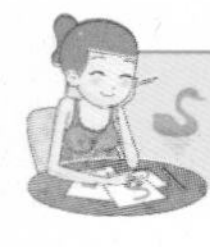

第154天 预防孕期静脉瘤

怀孕期间上半身的静脉血压虽没有变化，但是增大的子宫压迫腹内的静脉时，下半身的血压就会升高，从而出现静脉瘤。其特征是在大腿或外阴部上出现淤血斑点，或静脉血管变得十分粗大并向外鼓出。随着妊娠，站立过久和体重增加都会使静脉瘤越来越严重。

预防静脉瘤应注意以下几点：

1 避免腿部受压迫

不穿妨碍血液循环的长袜和紧身牛仔裤，大腿受到压迫时静脉瘤可能会更加严重。

2 避免长时间保持同一姿势和站立过久

如果遇到需要长时间站立的情况，也要经常抽空休息并做伸展体操放松身体。

3 腿部出现水肿时应及时就医

腿部血管里的血液凝聚或血管扩张，出现疼痛和腿部水肿时，一定要去医院咨询听取专家的意见。

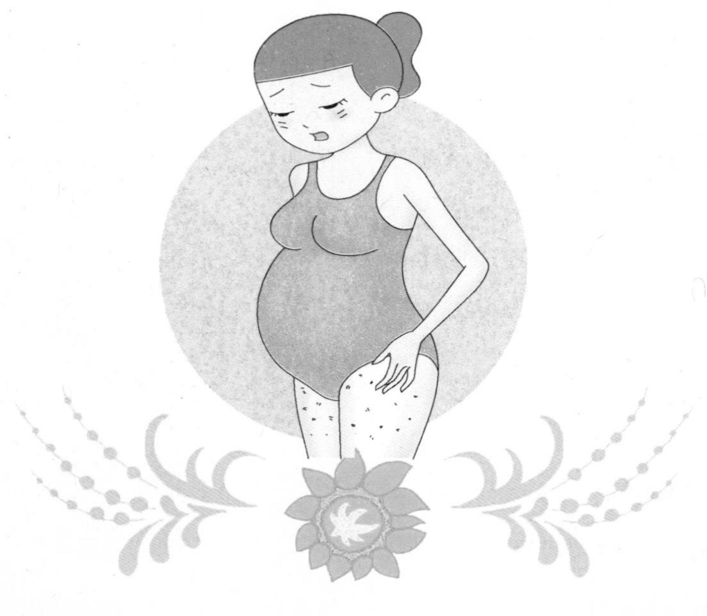

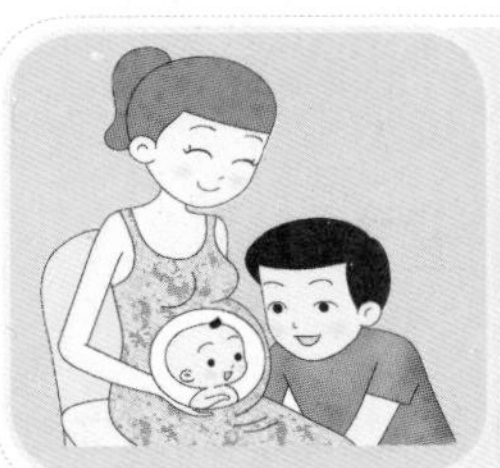

第23周

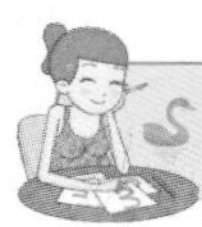

第155天　推荐两款准妈妈爱喝的靓汤

花生猪蹄汤

原料　净猪蹄400克，花生80克，香菜、精盐、味精、老汤、明油、酱油各适量。

做法　猪蹄剁块，汆水备用；花生洗净；香菜切末；净锅注入老汤，放入猪蹄和花生，加酱油、精盐，煮25分钟，煮熟后放味精，出锅，淋明油，撒上香菜末即可。

功效　具有使皮肤丰满、肌肤充盈、皱纹减少、细腻有弹性的作用。

杞子百合莲花汤

原料　百合100克，莲子50克，黄花菜50克，枸杞子10克，冰糖适量，清汤1碗。

做法　鲜百合瓣洗净；黄花菜、枸杞子用温水泡开，捞出沥干；莲子去心，煮熟，待用；净锅加入清汤1碗，放入百合、黄花菜，再加入泡好的莲子、枸杞子，依个人口味加入适量的冰糖，待汤沸后出锅即可。

功效　具有补脾润肺、安神消食的作用。

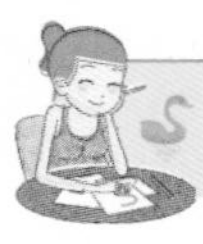

第156天　如何正确对待妊娠期压力

处于妊娠期间的准妈妈通常承受的压力特别大，呼吸就会变得短促，这将对胎宝宝的氧气摄取量产生影响，也会对食欲、睡眠和免疫系统产生影响，同时还能导致头痛、感冒及其他原因不明疼痛的产生。承担着压力的准妈妈生出来的孩子往往在性格上易造成孤僻，或者人际关系不尽如人意。因此，丈夫和家人不要刺激准妈妈，要给以准妈妈无微不至的关心和爱护，使其心情平和。

1 妊娠期压力的主要原因

(1)担心自己流产，即使腹内的胎宝宝成长得很健康，准妈妈也不会完全放心。特别是曾有过流产或自身患有疾病的准妈妈总是担心自己会流产。

（2）身体变化会给准妈妈带来压力。怀孕后的不适感和日益增加的体重会给准妈妈带来压力；除了乳房增大、腹部隆起等变化之外，还会有一些意想不到的变化。这就需要准妈妈们积极地接受自身的变化。这时准妈妈一定要相信自己的身体是健康的，否则，过度的压力会给胎宝宝造成很大的负面影响。

（3）对分娩阵痛的恐惧。因对分娩疼痛的陌生而产生恐惧也会成为导致压力的原因。有的准妈妈甚至担心自己会在分娩的过程中死亡。过度地担心和恐惧都会危害准妈妈的精神健康。因此，准妈妈应保持乐观的心态，多想些好的事情。

2 减轻妊娠期压力的方法

多听些平时喜欢的音乐，看喜欢的书，闭上眼睛做深呼吸，然后慢慢吐气。还有做按摩等活动，都可以使心情好转，消除紧张。特别是妊娠期间丈夫的爱心按摩、安慰，都可以有效减轻妻子妊娠期间的压力。

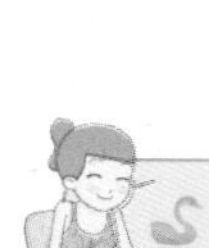

第157天　注意保养自己的指甲

女性怀孕后，其体内的孕激素分泌旺盛，会刺激指甲生长的速度，然而新生的指甲由于比较软，因此断裂的概率也比平常要高。所以准妈妈平时要注意孕期的指甲保养，具体应注意以下几个方面：

1 做好指甲防护

准妈妈做家务时，为了保护好指甲，应戴上防护型塑胶手套。平时应及时清理指甲周围的肉刺。准妈妈应勤剪指甲，这样可以避免长甲折断带来的麻烦，也益于保持卫生。

2 补充维生素

指甲的健康和营养反映着全身状况。指甲容易劈裂、折断、变薄、变脆，都是指甲营养不良的反应，而这很可能是人体缺乏维生素A或是存在全身性营养不良的表现。出现这种情况的准妈妈，要审视自己的饮食习惯，如是否偏食。同时要多补充人体所需的维生素A，要多吃羊肝、萝卜、鱼肉、水果等食物。还有的准妈妈问题不是偏食，而是消化功能障碍，即使吃了富含维生素A的食物也吸收差，这种情况要考虑到专科医院治疗。

3 避免涂抹指甲油

指甲油属于化学品，普通指甲油的溶剂成分多是有毒或者是有害的物质，如邻苯二甲酸酯、苯等。指甲油危害成分中，邻苯二甲酸酯会妨碍正常的激素平衡，会导致严重的生殖损害和其他健康问题，而苯和甲醛均是致癌物质。指甲油还含有普遍能够使指甲油质地更均匀的物质酞酸酯，它是一种无色无味的油状液体，这种物质若被人体吸收，不仅对人的健康有害，而且容易引起准妈妈流产及胎宝宝畸形。因此，准妈妈不要涂指甲油。

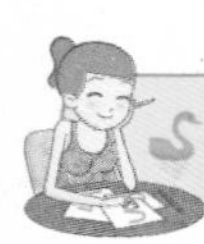

第158天　应适当做点家务

适当的体力劳动能使人气血和畅、经络疏通、精神愉快。实践证明，活动的母亲生的孩子远比不活动或少活动的母亲生的孩子有活力、健康。

每个准妈妈的妊娠现象并不完全相同：有人可能病恹恹的；也有人需要卧床安胎；但也有人依旧生龙活虎般地行动自如。而基于健康着想，适度的运动对准妈妈本身和腹中的宝宝都是有帮助的。

因此，准妈妈不能什么都不做，偶尔也可以做做家务，活动一下筋骨，才不会一直沉浸在孕期不适的抑郁中，只要小心一点，不要过于劳累就好。

由于准妈妈大腹便便，所以在做家务时要确定姿势是否平稳、正确，尤其不能打滑，否则后果将不堪设想。以下三种劳动准妈妈可试着做一下。

1 吸地板

双脚前后站，后脚弯曲。尽量不弯腰，只是将重心前后移动。

2 擦地板

可以偶尔擦擦地板。如果你不用拖把，最好采用跪姿。如果是用拖把来拖地，姿势大致与吸地板时的姿势相同。

3 熨衣服

熨衣服时，不要立正站好，而是应该打开双足，向前或向外跨出一步，挺起腰部，以免使腰部活动量过大。可将一脚踏在低矮的小板凳上，可以消除腰部的紧张感，也比较轻松。

此外，准妈妈在家里擦擦桌子、洗洗菜、洗洗碗，步行去买点菜、做点饭菜，用手搓洗点衣服、织织毛衣、扫扫地、坚持走路等，也是不错的运动。

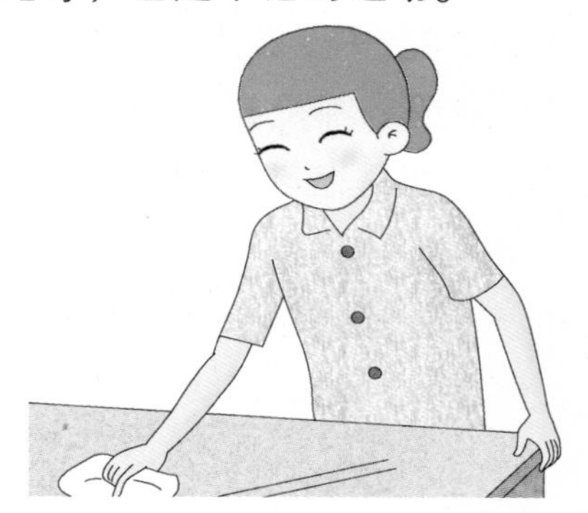

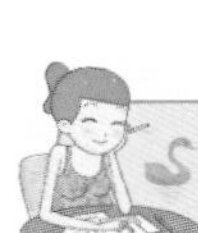

第159天　准妈妈游泳好处多

水中运动，包括游泳、水中健身操等，对准妈妈来说是有极大益处的。

妊娠进入第6个月，胎宝宝和准妈妈都进入比较安定的时期，比较适宜进行适当运动。在各种体育运动中，最适合孕期进行的，是水中运动，比如游泳。游泳属于节奏徐缓的柔和运动，缓慢地深度呼吸，有利于全身血液循环，促进消化吸收，对母子都十分有益。

而且，在水中进行有氧运动的时候，水的浮力可以帮助准妈妈支撑比怀孕前多出的10~13千克体重，水的阻力还可以减少逐渐松弛的关节的损伤概率，减轻准妈妈的身体负担。此外，水的传导能力比空气好。这样，准妈妈就不必担心在水中运动而导致体温过高的问题了，高温、出汗是准妈妈运动的大忌。所以，充满乐趣的水中运动是准妈妈孕期运动的不错选择。

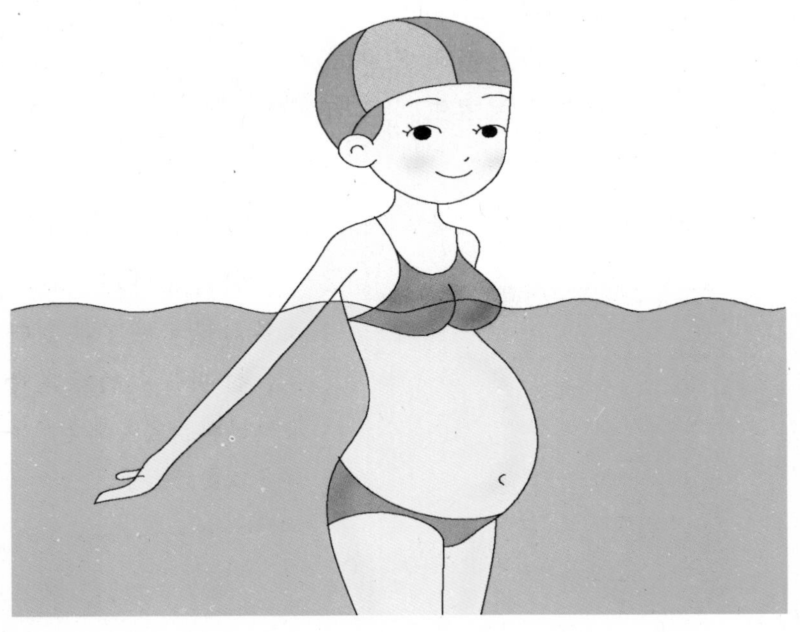

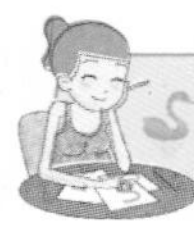

第160天 远离噪声污染

日常生活中，每一个人都会不可避免地接触到噪声，尽管我们不喜欢这样的声音，但我们无法避免。国内外的医学科研人员对噪声做了很多研究，证明强烈的噪声对准妈妈和胎宝宝都会产生许多不良的后果。噪声对胎宝宝的影响有哪些?

怀孕初期，胎宝宝是不可以听到噪声的，噪声有可能使宝宝基因突变，造成畸形，还会引起耳聋。严重的话，会导致死胎或流产。孕期接触了高强噪声，还可能造成胎宝宝宫内发育迟缓和出生时体重过低。如果胎宝宝生下来后长期听到这种噪声的话也会心情烦躁，不利于生长。

胎宝宝接受的噪声是通过母亲腹壁传播的，准妈妈腹部暴露在强噪声环境，会使胎宝宝也处于强噪声中。对于准妈妈而言，唯一有效的怀孕保健措施就是避免接触高强噪声(85分贝是安全阈值的上限)。

所以准妈妈尽量不要去太嘈杂的地方，如果长期生活在噪声大的环境中，对胎宝宝的发育极为不利。应让胎宝宝多听一些胎教音乐，主要是以音波刺激胎宝宝听觉器官的神经功能。

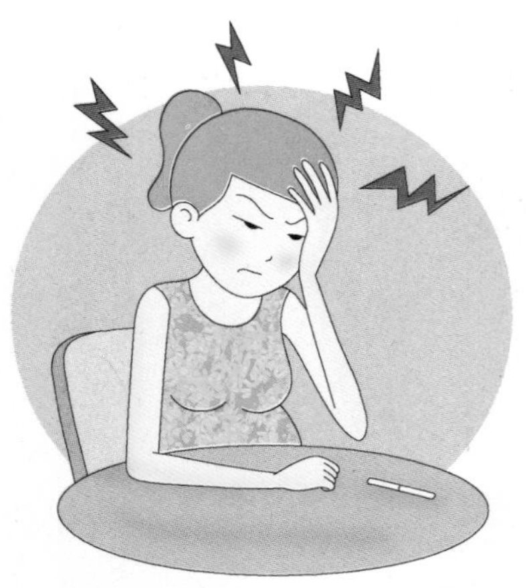

国内外的医学科研人员对噪声做了很多研究，证明强烈的噪声对准妈妈和胎宝宝都会产生许多不良的后果。

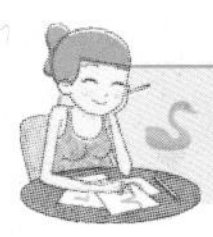

第161天 准妈妈乘车的“安全守则”

1 避开上班高峰期

准妈妈坐车一定要避开高峰时段，这样路况就会好一些，人也不会那么多。不过，这样可能会导致上班迟到。当然，准妈妈如果能赶在高峰期前坐车，既可避开交通拥堵，又可不迟到，还能呼吸到新鲜空气，则是一举几得的好事。

2 寻求有车族搭顺风车

通常情况下，上下班的时间也是最不容易打到车的时间段，准妈妈可在网上发帖子，征求住在自己家旁边的、目的地基本一致、热心的有车族，搭他的顺风车。他友情让你搭车，你友情赞助油钱，互惠互利，大家都开心，何乐而不为呢?

3 在公司旁边租房子住

如果上班的路程实在太长，每天坐了地铁以后还要换公交车，会令准妈妈精疲力竭，即使打车，可打车的费用也是一大笔。因此，如果孕期内在公司旁边租房子住，这样准妈妈可以把路上花费的时间转变为休息时间。住在公司旁边，最好步行就可以到，既锻炼了身体，又不会迟到，岂不是两全其美?

如果以上方法都行不通，准妈妈该怎么办?有许多准妈妈都觉得很难开口要求别人让座给自己。有时，自己真的很累，车又挤又堵，实在是很想有个位子。为了自己的身体和未出生的孩子着想，千万不要羞于启齿给自己找个座位，因为急刹车会让你失去平衡而摔倒。

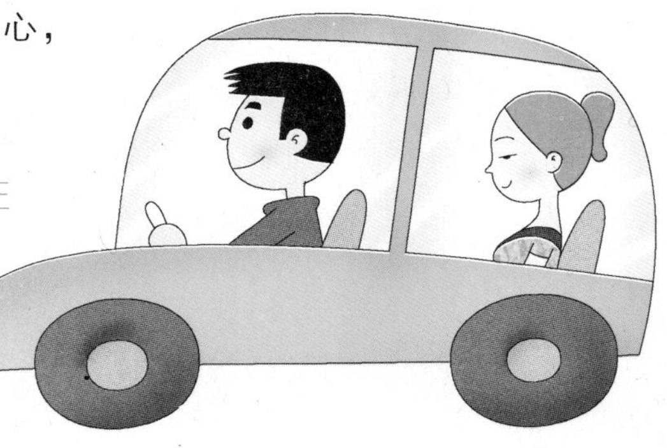

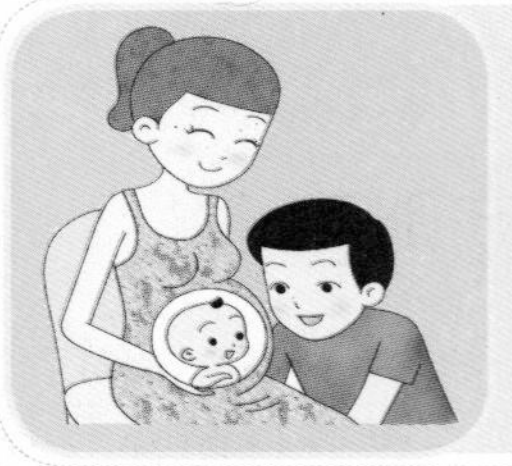

第24周

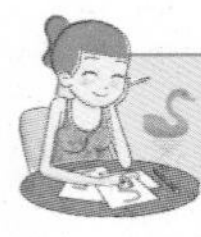

第162天　巧吃番茄远离孕期黄褐斑

怀孕后，黄褐斑悄然爬上自己的脸庞，为了远离讨厌的“斑纹”，爱美的准妈妈已经数不清自己用过多少预防方法，可效果仍不尽如人意。有什么办法能让爱美的准妈妈们省去这份不必要的担心呢？

(1) 每天用1杯番茄汁加微量鱼肝油饮用，能令准妈妈面色红润。

(2) 准妈妈还可先将面部清洗干净，然后用番茄汁敷面，15～20分钟后再用清水洗净。对治疗黄褐斑有很好的疗效。

番茄具有保养皮肤、消除雀斑的功效。它含有丰富的番茄红素、维生素C，这些都是抑制黑色素形成的最好武器。有实验证明，常吃番茄可以有效减少黑色素形成。

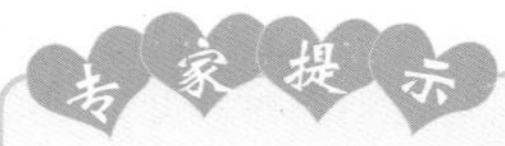

将新鲜胡萝卜研碎挤汁，每天一杯，也有祛斑功效。胡萝卜中含有丰富的胡萝卜素，可清除自由基延缓人体衰老，维持上皮组织的健康。胡萝卜还含有丰富的维生素A原，维生素A原在体内可转化为维生素A。维生素A具有滑润、强健皮肤的作用，并可防治皮肤粗糙及雀斑。

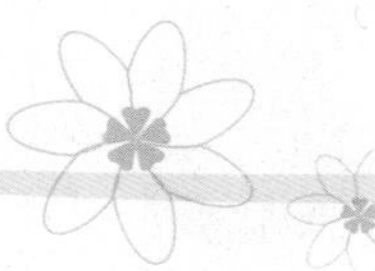

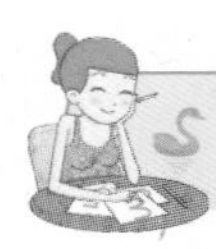

第163天 豆类是重要的健脑食品

豆类是重要的健脑食品，如果准妈妈能多吃些豆类食品，将对胎宝宝健脑十分有益。

1 大豆

大豆中含有丰富的氨基酸和钙，正好弥补米、面中这些营养成分的不足。比如，大脑中极为重要的营养物质谷氨酸、天冬氨酸、赖氨酸、精氨酸在大豆中的含量分别是米中的6倍、6倍、12倍、10倍，可见含量之高，对健脑作用之大。

2 豆豉

豆制品中，首先值得提倡的是发酵大豆，也叫豆豉，含维生素B_2非常丰富，比一般大豆约高一倍。维生素B_2在谷氨酸代谢中起着非常重要的作用，而谷氨酸是人脑的重要营养物质，可提高人的记忆力。

3 豆腐

豆腐也是豆制品的一种，其蛋白质含量达到35.3%，脂肪含量占19%，100克豆腐中含钙120毫克，维生素B_1、维生素B_2的含量也很高。因此，豆腐是非常好的健脑食品。其他如油炸豆腐、冻豆腐、豆腐干、豆腐片(丝)、卤豆腐干等都为健脑食品，可交替食用。

4 豆浆

豆浆和豆乳所含的亚油酸、亚麻酸、油酸等不饱和脂肪酸含量都相当多，可谓比牛奶更好的健脑食品。准妈妈应经常喝豆浆，或与牛奶交替食用。

豆制品，准妈妈健身胎宝宝健脑

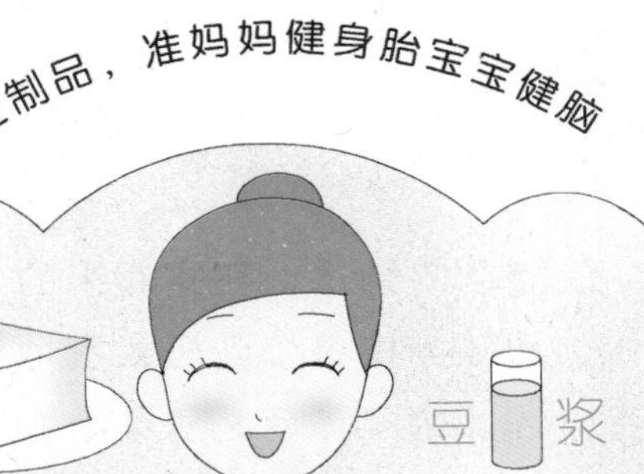

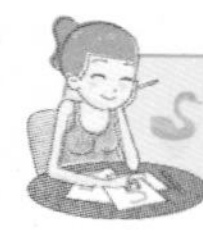

第164天　胸罩要“适时而换”

由于体内的孕激素水平增高，乳房增大，乳晕颜色变深。过小、过紧的胸罩会妨碍乳房的充分发育，过大的胸罩又起不到承托的作用，此时不要为自己的乳房再度“发育”而高兴得忘了形，孕期最重要的是令丰满的乳房得到最好的承托。建议选择专为准妈妈设计的全棉文胸，准妈妈罩杯、肩带都是特殊的设计，不会压迫乳房。这时穿戴合适的文胸，对乳房进行规律合理的保养，有利于产后的哺乳和恢复，保养好了乳房，就是保护好了宝宝珍贵的“粮袋”。

选择胸罩的时候，要留意以下几点：

1 整个文胸托住乳房

最舒适的胸罩，在穿起来的时候，应该与你整个乳房紧密地贴在一起。为了适应乳房渐渐胀大的需要，可以选择调整型的罩杯，而且要选弹性较佳的胸罩肩带，当然，你要为未来胸部的再“发育”预留一些空间。

2 不能穿带钢托的文胸

带钢托的文胸会勒在乳房上，造成乳腺导管的不畅。乳腺导管增长特别快，如果不能给它一个生长的环境，以后会造成乳路不通；另外孕期乳房增长特别厉害，带钢托的文胸有可能会造成孕期乳房肿胀，这种乳房产后很难有特别充足的乳汁。

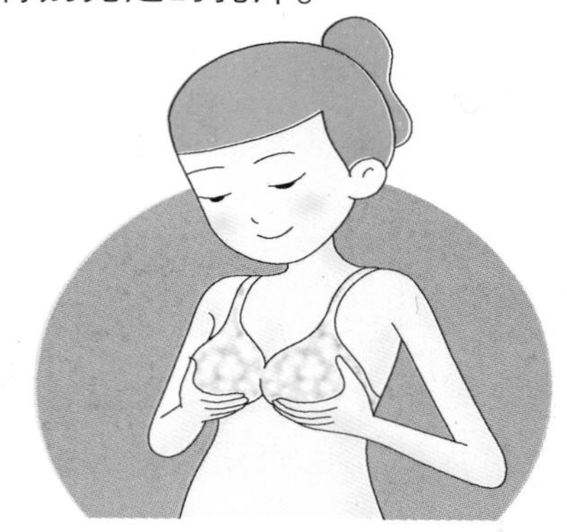

3 舒适的肩带

胸罩肩带不应该是你的活动障碍，尤其你已经身怀六甲，不应再容忍不必要的束缚。合适的胸罩肩带应该会紧紧地贴在你的肩胛骨附近，你可以举起手臂或耸耸肩，试试它是否会很容易掉下来或有任何不适。

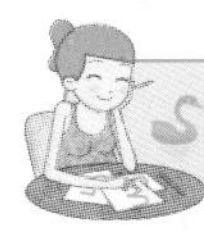

第165天　让胎宝宝听听爸爸的声音

在整个胎教过程中，“夫妻要同唱一台戏”。准爸爸的位置举足轻重，腹中胎宝宝对中、低频调的声音也很喜爱，因此，胎教也离不开准爸爸的参与。

1 一起听音乐

音乐也是一种美丽的语言。准爸爸不妨早早准备一些你认为优美的音乐，主动提出邀请并让准妈妈以一个舒服的姿势躺着或坐着，一同静静享受音乐、享受“三人世界”吧！

2 爸爸来哼唱

研究显示，胎宝宝喜欢中、低频的声音，所以准爸爸哼唱的音乐，胎宝宝也会更喜欢、更容易接受哦！如今不少年轻爸爸都是“K歌之王”，不妨让未出生的宝宝一听为快。当然，准爸爸中也不乏唱歌不着调的，如果连准妈妈都受不了你的五音不全，那还是放弃吧，免得准妈妈和胎宝宝都联合抗议了。

3 语中传情

准爸爸也可以选一首浅显的古诗、一首纯真的儿歌、一段动人的经历讲述给胎宝宝听。坚持每天都对子宫内的胎宝宝讲话，让胎宝宝熟悉爸爸的声音，不仅能够唤起胎宝宝最积极的反应，还有益于胎宝宝出生后的智力及情绪稳定。如：“宝贝（或者叫乳名），我是你的爸爸，我会天天和你讲话，我会告诉你外界一切美好的事情。”如此丰富、生动的语言，一定能对胎宝宝的智力发展起到积极的促进作用。

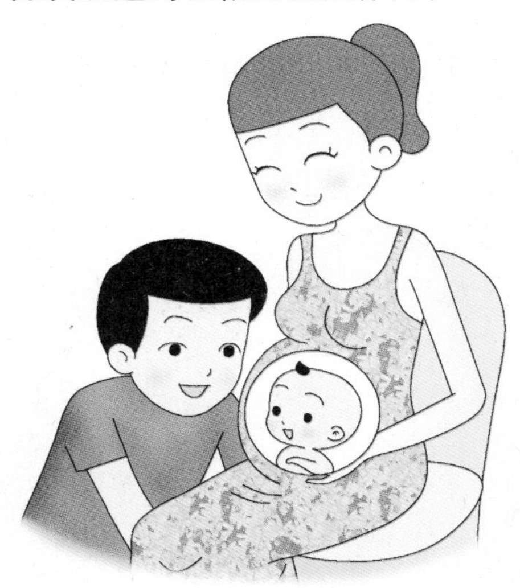

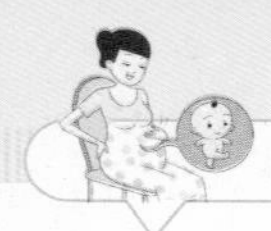

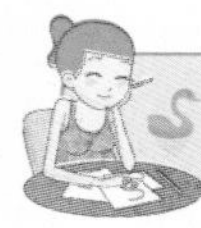

第166天　夏季谨防“凉席皮炎”

有些准妈妈夏天睡了凉席后，手臂、双腿会出现红斑和丘疹，这种情况很有可能就是“凉席皮炎”。“凉席皮炎”的发病原因主要有两个：一是因凉席材料而导致的凉席过敏症。一般来说，用绳、苇、草编成的凉席容易使人过敏，而使用竹、藤编制的凉席过敏者少；二是受螨虫叮咬而导致的皮肤炎症，常常可以看见针头大小的淤点。

准妈妈预防“凉席皮炎”，要注意以下三点：

（1）必须选择好凉席。成人选用凉席最好不要选草席，因为草席既容易生螨虫而本身又常常是过敏原。凡是有过皮肤过敏史的人，必须选用精编细织的竹、藤凉席。

（2）要保持凉席的清洁卫生。在每年首次使用凉席前，必须对凉席进行高温消毒（开水烫洗），再放到阳光下暴晒，这样才能将肉眼不易看见的螨虫及其虫卵杀死。

（3）夏季人体较易出汗，皮屑和尘灰就容易侵入凉席缝隙中，加之环境潮湿，可能滋生螨虫，所以在使用过程中要做到“一天一擦洗，一周一晾晒”，一旦发生“凉席皮炎”不可随意搔抓。如果是过敏，最好脱离过敏原，同时在医生指导下正确用药。

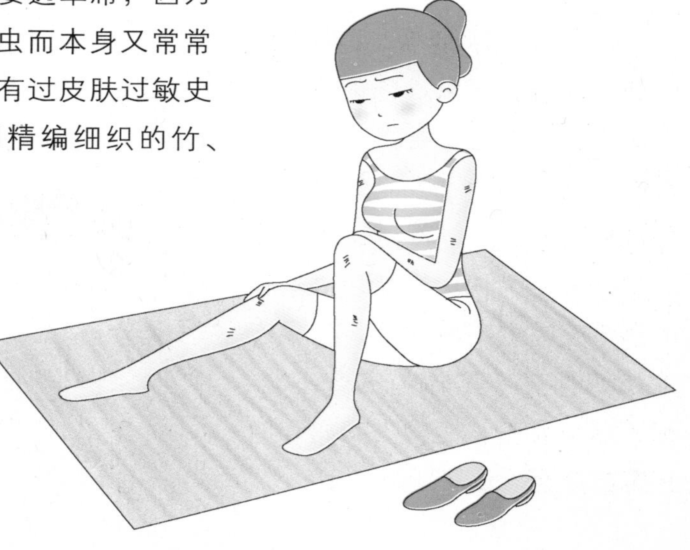

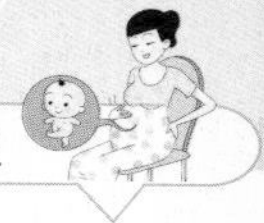

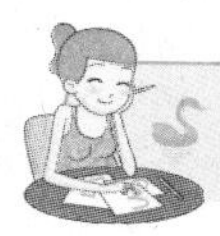

第167天　孕中期出游衣食住行需留心

孕中期是准妈妈外出旅游的好时机，但出游中衣食住行需多留心。

衣 必须准备宽松、舒适的衣裤和鞋袜，带一只符合自己心愿的枕头或软垫供途中使用。出游时若旅游地区天气较冷，衣着应以穿脱方便的保暖衣物为主，记得带上帽子、外套、围巾等，以预防感冒；若旅游地区天气已较热，遮阳帽、防晒油、润肤乳液则不可少；应穿底部宽平的鞋而不要穿高跟鞋，以方便走路；必要时可以穿托腹带与弹性袜，以减轻妊娠的不适；另外要多带一些纸、内裤备用。

食 避免吃生冷、不干净或吃不惯的食物，以免造成消化不良、腹泻。奶类、海鲜等食物易腐败，若不能确定是否新鲜，不食为宜。多吃水果，可防脱水与便秘。多喝开水，准妈妈可以在旅行中自备矿泉水或果汁。

住 避免前往岛屿或交通不便的地区，以免发生紧急情况时不能及时赶到医院；蚊蝇多、卫生差的地区不可前往；传染病流行的地区更应避免。

行 坐车、乘飞机一定要系好安全带。要随时了解一下最近的洗手间在哪里，因为准妈妈容易尿频，而且憋尿对准妈妈身体健康不利。不要乘坐摩托车或快艇,不要骑马。登山、走路也要注意，不要太耗费体力，一切量力而为。

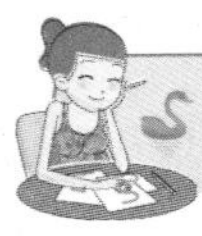

第168天　孕期感冒首选食疗

准妈妈是最害怕感冒的人群之一，感冒病毒在孕早期会对胚胎造成伤害，若再伴有高热，其危害更是令人担忧。因此，准妈妈要注意适时增减衣服，少到商场、剧院等公共场合。如果准妈妈不小心感冒了，可尝试下面的食疗方：

1 葱白粥

粳米50克，葱白2～3根切段，白糖适量同煮成粥，热食。

2 菜根汤

白菜根3颗洗净切片，加大葱根7颗，煎汤加白糖趁热服。

3 萝卜白菜汤

用白菜心250克、白萝卜60克，加水煎好后放红糖10～20克，吃菜饮汤。

4 雪梨煲

雪梨洗净，连皮切碎，加冰糖，用沙煲或瓦煲隔水蒸。适用于风热咳嗽。

5 萝卜汤

白萝卜150克洗净切片，加水900毫升，煎至600毫升，加白糖5克，趁热服1杯，半小时后再服1杯。

6 姜糖饮

生姜片15克，3厘米长的葱白3段，加水50毫升煮沸后加红糖。

7 橘皮姜片茶

橘皮、生姜各10克，加水煎，饮时加红糖10～20克。

此外，准妈妈感冒期间要多喝水。多喝水，多排尿，身体新陈代谢所产生的废物就可以及时排出体外，使身体经常处于一种“干净”的状态，有助于准妈妈抵抗感冒病毒的侵袭，少得感冒，即使感冒了也容易痊愈。这对于胎宝宝十分有益。

第七章

孕7月：胎动减少了很多

本月，由于宝宝几乎充满了整个子宫，他的活动越来越少，因此准妈妈会感觉到胎动比过去减少了很多。准妈妈的子宫已经占据了大半个腹部，由于胃部被挤压，饭量受到影响，因而常有厌食发生，身体也常感笨重而行动不便。不过，这个时期的母体，基础代谢率增至最高峰，而且胎宝宝的生长速度也达到最高峰，已经能感受到母亲的精神状态并加以反应，是母子关系最密切的阶段了，这种关系可借助肌肤之亲或对话更进一步的发展。

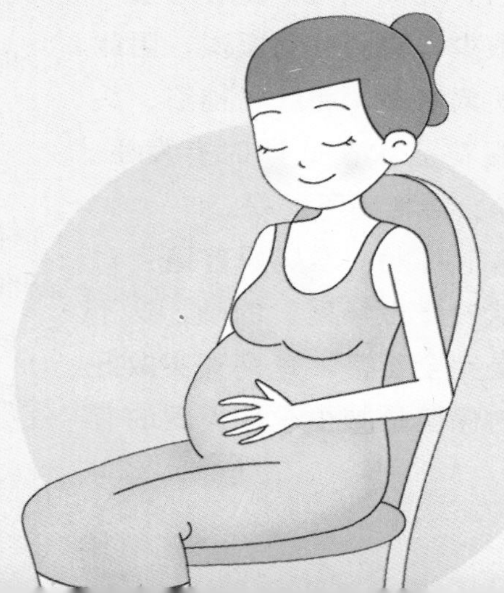

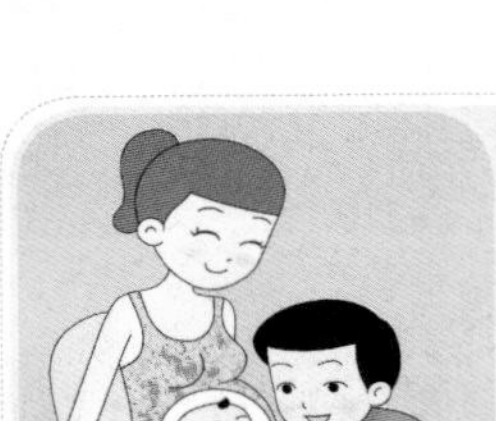

第25周

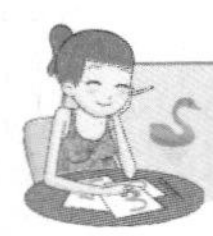

第169天　准妈妈的腹部越来越大了

本月，准妈妈腹部继续增大，脐上部也膨隆起来，宫底上升到脐上1～2个横指，子宫高度为24～26厘米，身体为保持平衡略向后仰，只要身体稍失去平衡，就会感到腰酸背痛。由于胎盘的增大，胎宝宝的成长和羊水的增多，使准妈妈的体重迅速增加，每周可增加500克。同时增大的子宫对盆腔压迫加重，使下半身静脉回流受阻程度加重，容易出现痔疮。此期间准妈妈活动量一般都很少，胃肠蠕动缓慢，因此便秘现象增多，腿肚子抽筋、头晕、眼花症状在此期时有发生，准妈妈会经常睡不安稳。

这个时期，准妈妈普遍会对健康状况产生怀疑。的确，这不能算是完全正常，踏踏实实做好自身的保健是减少孕期不适的有效途径。

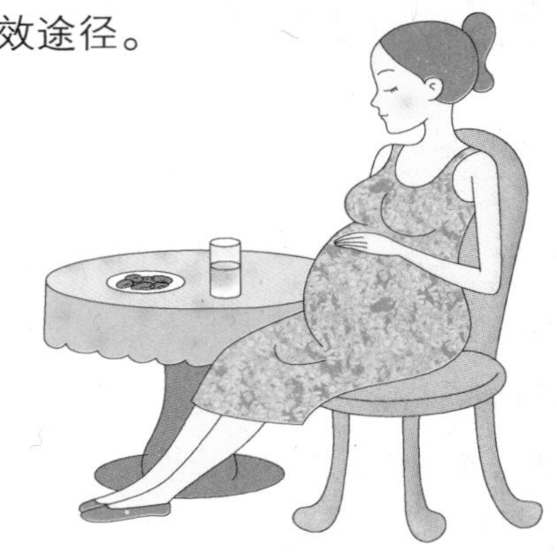

专家提示

本月，准妈妈腹部向前凸出呈弓形，看不到自己的脚，准妈妈要十分留意自己的行动安全，以免发生早产危险。准妈妈去做产检时，准爸爸要全程陪护，一起去准妈妈课堂学习。平时，准爸爸应为准妈妈提供均衡的营养，同时和准妈妈一起进行胎教，加深与母子的交流。

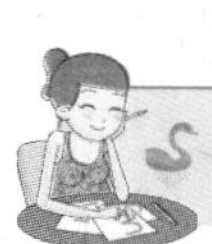

第170天　做一次孕期糖尿病检查

许多准妈妈得知自己患了妊娠糖尿病后非常沮丧，本想放开胃口好好补充营养，给宝宝一个健康的身体，现在却要控制饮食。其实“糖”妈妈们大可不必这样忧虑，妊娠期糖尿病是一种特殊的糖尿病，宝宝出生后，大多数“糖”妈妈的血糖能自动恢复正常。只是在这一阶段需要调整饮食，少吃甜食，控制含有大量糖分食品的摄入，将准妈妈体内的血糖控制在正常水平就可以了。

1 妊娠糖尿病检查要求

检查当天，空腹到医院，遵照医嘱将50克葡萄糖融入200毫升温水中，在5分钟内全部喝完，1小时后抽血检测血糖浓度，若大于7、8毫摩尔/升，则进一步做75克耐糖试验，以确定诊断。被怀疑患有妊娠糖尿病的准妈妈，需要在怀孕30周后再进行一次糖耐量检查。

2 什么样的准妈妈容易成为“糖”妈妈

（1）有糖尿病家族史。

（2）身体肥胖。

（3）曾出现过不明原因的死胎或新生儿死亡。

（4）前胎有巨婴症、羊水过多症。

（5）孕妇年龄超过35岁。

妊娠糖尿病最常见的就是导致巨大儿和新生儿低血糖的发生。孕期适度控制每日饮食中的糖分摄入，还是完全可以保证胎宝宝发育所需的各种营养的，再加上依照医生要求密切观察体重，必要时做自我血糖检测，相信“糖”妈妈们会顺利度过这个阶段。

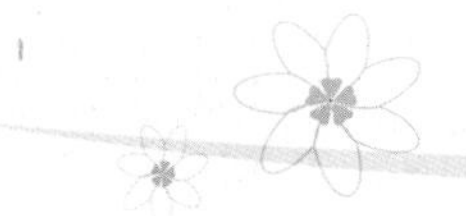

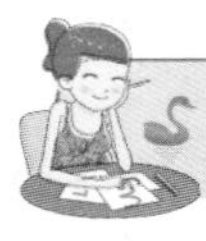

第171天 适时进行阳光“进补”

阳光是大自然慷慨赋予人类的宝贵礼物，它不仅给我们带来了光和热，而且阳光中的紫外线还能使人体产生维生素D，进而促进重要元素钙的正常吸收。因此，准妈妈可以在天气不错的时候来个日光浴，在沐浴阳光的同时，还可以和胎宝宝进行交流，比如一边晒太阳一边和腹中的宝宝聊天：“宝贝，今天的天气真好，我们正在公园里晒太阳，你听到鸟儿在唱歌了吗？”等等。

至于什么时候晒太阳，应根据季节、时间以及每个人的具体情况灵活掌握。假如是烈日炎炎的盛夏季节，就不用专门晒太阳，树荫里的散射阳光就足以满足准妈妈的需要了。根据我国的地理条件，一般来说，春、秋季在每天9：00～16：00时、冬季在每天10：00～13：00时阳光中的紫外线最为充足，准妈妈可选择在这段时间晒太阳。晒太阳也不能时间太久，以每天一个小时为宜。

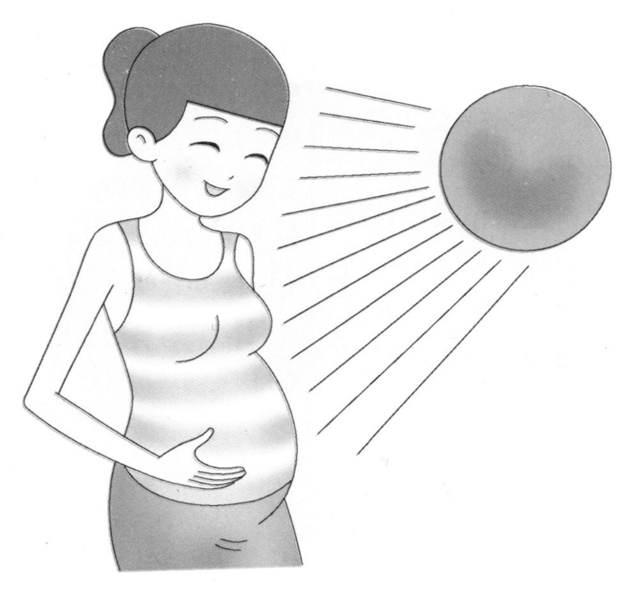

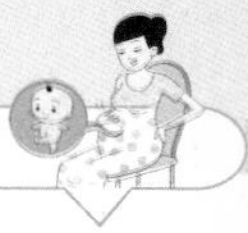

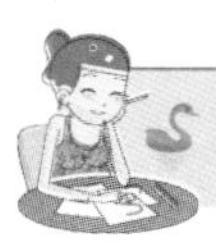

第172天　及早开启宝宝的艺术之门

艺术对于人的素质和境界的提高大有益处。在满足了基本的生活需求之后，懂得欣赏艺术或进行艺术创作可陶冶情操，使人产生幸福感。准妈妈经常或定时把自己置身在艺术、文化的氛围当中，因而与胎宝宝产生共鸣(如感觉舒适、愉快等)，或者通过和胎宝宝说话将所见所闻跟腹中胎宝宝分享。比如：

准妈妈与胎宝宝一起欣赏名画，以启迪胎宝宝对艺术的感觉和共鸣。最好选择准妈妈平时喜欢的画，没有必要选择那些难以理解的作品。因为准妈妈感到吃力或枯燥时，同样唤不起胎宝宝的兴致。

喜欢画画的准妈妈可亲自画画并上色，在画的过程中或画完后可以向胎宝宝说明画的内容。通过这一过程，将会给胎宝宝许多有益的刺激。

如果你以前从没学过绘画，这个时候，只要你拿起笔，随着你的想象任意涂鸦，你就能将这种艺术感受传达给腹中的胎宝宝。绘画并非一定要求画得好，如果你心里想着是在和自己的宝宝一起绘画，不管什么样的画，都会跃然纸上。最好和胎宝宝边对话，边画画，例如可以说：“宝宝，和妈妈一起画幅画怎么样？今天咱们画幅风景画吧！看妈妈画得好还是宝宝画得好，比一比，好吗？”

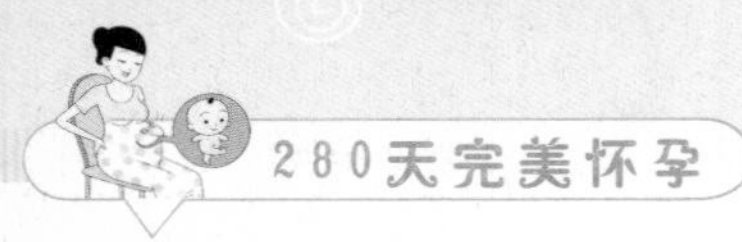

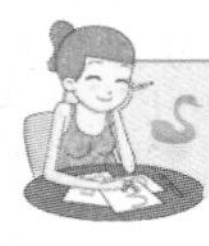

第173天 让胎宝宝接受文学的熏陶

妊娠进入第7个月，准妈妈身体越发笨重，休息时间相对较多。闲暇时可以阅读一些好的文学作品，母子都会从中受益。

准妈妈应当看一些轻松、幽默、使人精神振奋、积极向上的作品，如《长江三日》、《西游记》、《伊索寓言》、《三毛流浪记》、《塞外风情》、《克雷诺夫寓言诗》、《小木偶奇遇记》、《钢铁是怎样炼成的》以及《安徒生童话》、《格林童话》等等。

一些儿童文学作品，欣赏过程中会使自己回到童年时代，产生童心和童趣，无形之中培植了准妈妈的爱子之心，而且有助于领悟儿童的心理特征，使自己成为一位称职的妈妈。

另外，朱自清、冰心、余秋雨等作家的散文作品优美隽永，耐人寻味，也应多多欣赏。除此之外，吟咏古典诗词，如李白、杜甫、白居易、苏轼等诗人、词人的诗词能令人产生美的享受。

为了使准妈妈心境宁静、情绪稳定，准妈妈不宜看那些低级下流、污秽、打斗、杀戮的作品。此外，世俗人情写得过分悲惨凄凉的文学作品也不宜看。

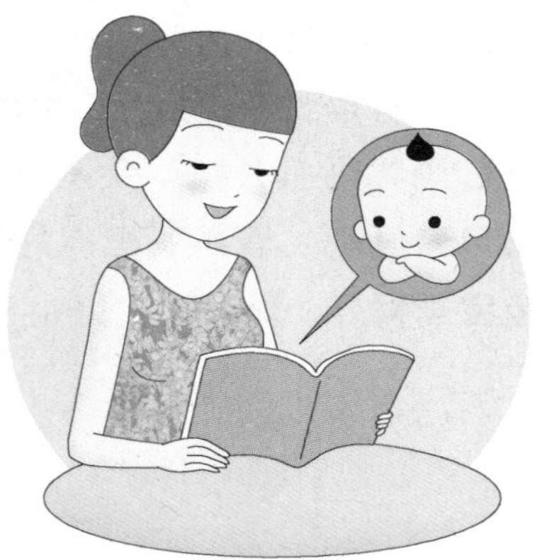

一些儿童文学作品，欣赏过程中会使自己回到童年时代，产生童心和童趣，无形之中培植了准妈妈的爱子之心。

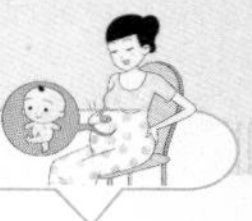

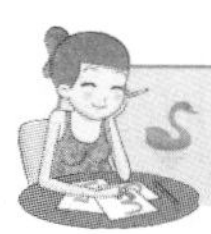

第174天 “性”福生活需用避孕套

除了孕初3个月和孕晚期3个月外，孕期健康的性生活不但可以让夫妻之间的感情升温，而且不用担心避孕的问题。那么，孕期性生活要使用避孕套吗？答案是肯定的。

怀孕期间，虽然不用担心避孕问题，但是，孕期性生活仍然要戴避孕套或者采取体外射精，以精液不入阴道为好。因为，男子的精液中含有大量的前列腺素，性生活时可经女性阴道吸收，参与多种代谢活动，影响局部的循环，产生一系列反应。据医学研究发现，前列腺素共有13种，在人体内各种类型的前列腺素含量也不一样，对子宫的作用也可因是否妊娠而有区别。如果女性没有受孕，前列腺素E可以抑制子宫生理性收缩，使子宫肌肉松弛，以利精子向输卵管移动，促进精卵结合；前列腺素F虽说对子宫有收缩作用，但含量则较少。在女性受孕妊娠期，前列腺素对子宫的作用将明显增强。据有关资料证实，不管妊娠月份的长短，精液对子宫的收缩作用都显示增强。由于精液中的前列腺素可使准妈妈子宫发生强烈收缩，故在性交后不少准妈妈会出现腹痛现象。如果性生活过于频繁，子宫经常处于收缩状态，就有导致发生流产的危险。

医学研究发现，女性在孕早期，因恶心、呕吐而使性兴趣降低，性活动减少；在妊娠中期，大部分准妈妈出现性欲和性反应提高；到产前3个月，性生活显著减少且伴有疲劳感增加和性欲降低。因此，医学家告诫人们，在妊娠中期准妈妈也要节制性生活，在适当的性生活中宜用避孕套，避免精液流入阴道引起子宫收缩，引发流产或早产。

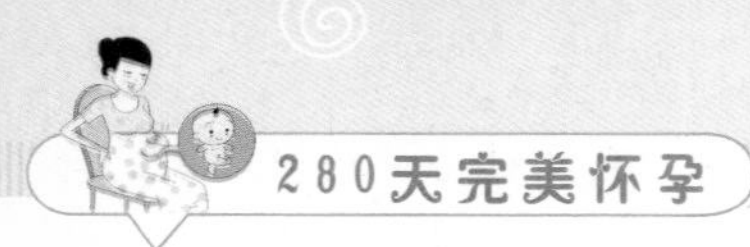

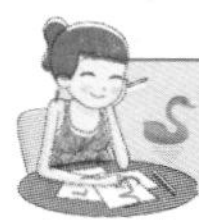

第175天 进行一次触诊检查

在定期产前检查中，准妈妈在25周应进行一项特殊的检查，即触诊。

触诊的方法是在准妈妈腹壁上感觉胎宝宝的情形，触诊无法了解胎宝宝头部情形时，医师可能会怀疑宝宝是无脑儿。这时，会进行超声波检查。无脑儿的情形有很多种，例如无头盖症、半脑症及无脑症等。这项检查很重要，可以及时发现胎宝宝的脑部情况，及时做出处理。所以在产前检查中，一定要认真做此项检查。

此外，妊娠25~28周，还要为准妈妈抽血检查乙型肝炎，目的是要检视准妈妈自身是否携带乙型肝炎病毒，如果准妈妈的乙型肝炎两项检验皆呈阳性反应，一定要在准妈妈生下胎宝宝24小时内，为新生宝宝注射疫苗，以免让新生宝宝遭受感染。而且，想和医师讨论的疑难问题事先列单备忘。

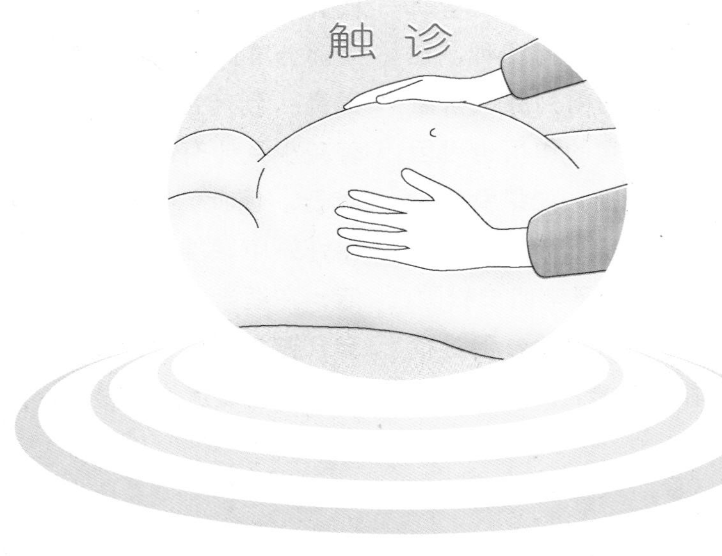

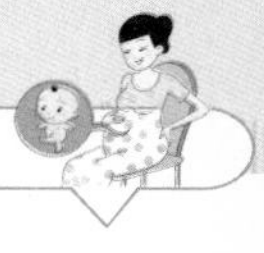

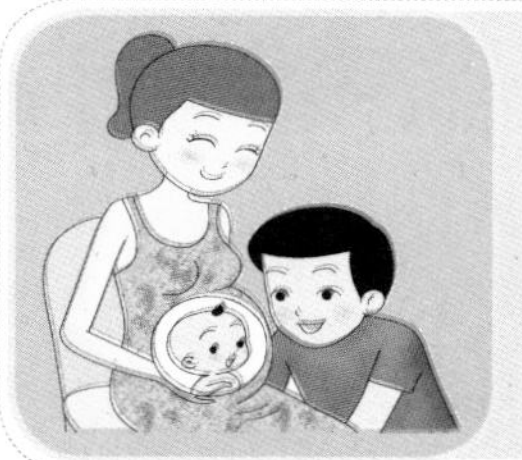

第26周

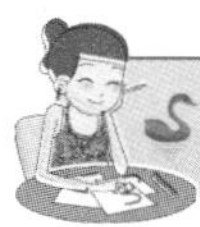

第176天　远离不良情绪的困扰

医学研究发现，准爸爸妈妈在剧烈争吵时，准妈妈受刺激使内分泌发生变化，随之分泌一些有害激素，而这些有害激素能够通过生理信息途径传递给胎宝宝。同时，准妈妈的暴怒可以导致血管收缩、血流加快，其物理振动传到子宫也会殃及胎宝宝。而且，争吵中父母的高声大气，无异于十分有害的噪声，直接危害胎宝宝。如果准父母口角频繁，对正在发育中的胎宝宝可以说是巨大的灾难。

我们知道，废气、烟尘会对大气造成污染，那么准妈妈的不良情绪也会成为污染源，对胎宝宝的健康造成危害。每个人都会有自己的情绪，像紧张、焦虑、急躁、害怕、漠视，这些负面情绪如果长期伴随着准妈妈，那么胎宝宝也会受到不良影响，即使他还不懂得表达，也会用其他的方式来告诉你，比如胎动频繁、发育缓慢等。

如果在产检中，你的胎宝宝身体有些不正常的话，问题可能是出在准妈妈身上，很可能是你的焦虑情绪间接影响了胎宝宝的身体状况。这种情绪上的影响，胎宝宝能感受到。作为准妈妈，如果你总是担心自己的宝宝会不会出现畸形而处在焦虑状态下的话，尽管胎宝宝还很小，但也能够受到妈妈情绪的影响，出现胎动频繁、发育缓慢等现象。

因此，作为准爸爸妈妈，一定要保持良好情绪，不要担心孩子畸形的问题。利用闲暇时间，出去好好玩一下，放松一下心情，也是一种不错的选择。

第177天 推荐两款美味菜肴

南肉竹笋

原料 五花猪肉150克，嫩春笋尖(或冬笋)125克，熟油(烹饪油）5毫升，料酒5毫升，精盐3克，味精适量。

做法 把五花猪肉煮熟，切成3厘米见方的小块，把嫩春笋尖切成长方形小块；在锅里放清水少许，煮沸以后，将肉块及笋块同时放进锅中，加入料酒；煮沸后，把锅移到微火上煮，待肉块已烂、笋已熟时，加入味精及盐，浇上少许熟油即成。

功效 竹笋具有利膈爽胃、消热化痰功效，食之爽口，与五花猪肉同烧，不觉口腻，适合准妈妈、乳母食用。

番茄马铃薯

原料 牛肉、番茄、土豆各500克，洋葱100克，盐、生姜、味精、清汤、油各适量。

做法 牛肉洗净后切3厘米大小的块，随冷水入锅烧沸，去除浮沫，捞出再用清水洗净血污待用；土豆削皮后切3厘米大小的块，洋葱分成3厘米左右的片；番茄经沸水烫后，去皮，用手撕成小块；锅内放油烧至六七成热时，放生姜片爆炒一会儿，放牛肉和土豆块翻炒数十次后，加番茄和清汤，烧沸后改用中火炖至牛肉松软、土豆散裂，加入洋葱片和盐、味精，再改用武火烧沸1～2分钟即可。

功效 牛肉富含蛋白质，还有脂肪、钙、磷、铁及维生素等，营养丰富。其味甘，具补脾胃、益气血、强筋骨之功。可提供母子所需之营养，亦可防妊娠水肿。

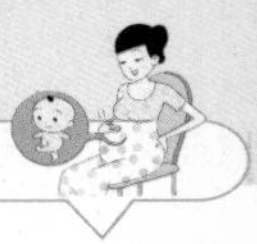

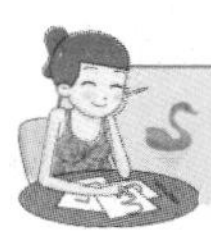

第178天　推荐三款美味主食

茼蒿粥

原料　茼蒿100克，粳米200克，冰糖50克。

做法　将茼蒿菜择洗干净，入沸水锅中氽烫一下，捞出放凉；粳米洗净后泡半小时，沥干水分；粳米放入锅中，加入冷水1000毫升，先用武火烧沸，加入氽烫过的茼蒿和冰糖，再改用文火熬煮片刻，即可盛起食用。

功效　健脾开胃，消痰利肿。适用于大便不通、小便不利等症。

安胎鲤鱼粥

原料　鲤鱼1尾(重约500克)，芝麻根15克，糯米50～100克，盐、葱、姜各少许。

做法　先将鲤鱼去鳞及内脏，洗净后切块煮汤；再煮芝麻根，去渣取汁；后入鲤鱼汤、糯米、盐、葱、姜等煮粥。空腹服食。每日早晚趁热食，3～5天为一疗程。

功效　安胎，止血，消肿。治疗妊娠下血、胎动不安或尿少水肿等症。

翡翠荷叶饺

原料　鲜嫩荷叶5张，青鱼肉250克，水发香菇10克，青菜心10克，葱花、生姜末、料酒、精盐、香油各适量。

做法　将青鱼肉、水发香菇、青菜心切成小丁，一同放入碗内，加入葱花、生姜末、料酒、精盐、香油调拌浸渍；鲜嫩荷叶放开水锅内氽一下，过凉水，剪成饺子皮形状，每片荷叶内包入一份青鱼肉馅，呈水饺状，入沸水笼蒸5分钟取出，拼盘即成。

功效　益胃养肝，增强免疫力。

第179天 不要成为“备物狂”

到了妊娠中期，准妈妈的身体、情绪都很好，除了做正常的工作和家务外，准妈妈开始积极准备孩子的东西。为孩子编织毛衣毛裤，购买鞋帽衣衫，缝制童被童垫等，杂乱的事很多，准妈妈总是希望尽可能多地为孩子准备，准备得齐全一些。有的准妈妈甚至连孩子2周岁用的东西都准备出来，弄得整日忙个不停，得不到很好的休息。其实这样做大可不必，为新生儿做点必要的准备是应该的，甚至好多事情完全可由准爸爸或他人代劳，而且到时候，亲朋好友也会为孩子赠送一些必需品。所以，用不着在这方面太劳神。

准妈妈在孕期除休息好以外，应当尽量多做一些对胎宝宝有益的事情。给孩子编织毛织品一般要长时间坐着，会压迫胎宝宝，使血液流通不畅，影响给胎宝宝供氧。为孩子买东西，就得经常到商场，那里人多拥挤，空气不好，病原菌多，容易被感染，易被碰撞。有很多事情，准爸爸完全做得来，如买童床、童车、奶瓶之类的事情，准爸爸也会做得很好。

准妈妈也可能希望重新布置一下房间。过去的房间是为两个人准备的，如今要多一个人了，

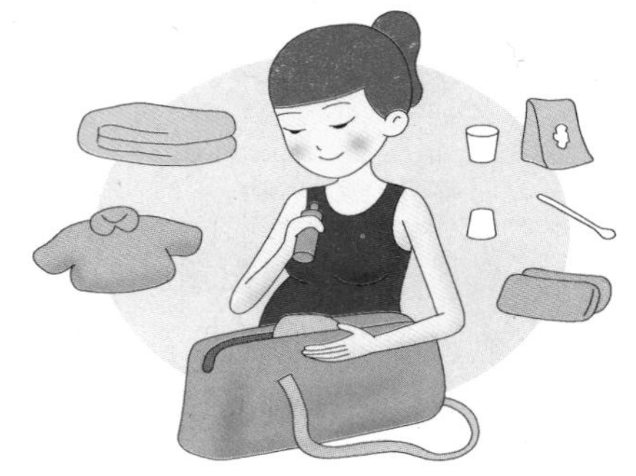

准妈妈希望在房间中安排一个舒适的位置。将房间换成新的样式、新的格调，难免要移动一些大件物品。准妈妈最好不要自己动手，因为负重太大、用力过猛都可能造成严重的后果。这时，准爸爸还要抽点时间与准妈妈一同搞好胎教，让胎宝宝在母体内就感受到父爱。从妊娠中期开始，准爸爸就要帮助准妈妈做好胎宝宝发育和变化的监测工作，如有异常情况，好及时帮助准妈妈处理。

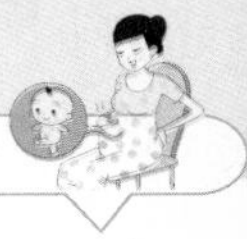

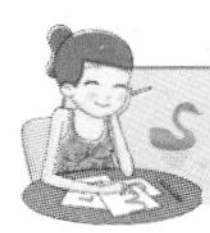

第180天　准妈妈着装也可以“臭美”

很多人以为准妈妈的装束主要考虑舒适、方便和安全就够了，至于美不美并不重要。其实，每个人无论在什么时期都有美的要求，美丽、得体的孕妈妈装会使准妈妈身心愉悦，这种情绪可使血液中某些化学物质增加，对于胎宝宝的发育和安定有很好的作用。孕期服装不管在哪个季节、哪种天气里，应以简洁、大方、美观为原则。当然还应注意衣服的衣料、尺码大小、式样等方面。

怀孕期间，准妈妈应当选择质地柔软、透气性强、易吸汗、性能好的衣料，因为怀孕期间皮肤非常敏感，如果经常接触人造纤维的面料，容易引起过敏。天然面料包括棉、麻、真丝等，而以全棉最为常见。

现在市售的孕妈妈装比较多，款式也是各具特色，准妈妈喜欢什么样的孕妈妈装完全可以依个人喜好而定。一般秋冬季颜色以深色为主，深色对孕期发胖的体型也能给予遮盖；等到天气渐热，可以选择一些颜色淡、简洁大方的孕妈妈裙，这样也能让身体看上去显得轻盈。孕妈妈装款式有时很雷同，所以更得注意一些细节搭配，比如穿鸡心领开衫时可以配一条色彩亮丽的丝巾，穿裙子时配一双休闲长靴一样很有味道。选择舒服方便和色彩柔和的孕妈妈装能调节准妈妈的情绪，对胎宝宝的健康成长是有利的。

准妈妈选择孕妈妈装时，上衣宜开前襟，上下身分开的衣装非常易于穿脱，可以减少不便；去医院做检查最好穿宽大的裙装，便于上下诊台和检查；由于生理和心理的变化，准妈妈易脸色憔悴、情绪不稳定，孕妈妈服在色彩上可选择健康、明朗、柔和的粉色系列，以衬托肤色。

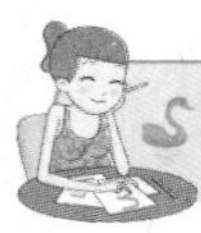

第181天 做一个别具风韵的孕美人

1 护肤

怀孕是一个特殊时期，身体正发生着很大的变化，皮肤也需要格外仔细地呵护。一般来说，怀孕以后就尽量少用化妆品，因为孕期的皮肤通常会更加敏感一些。同时，皮肤也会特别容易干燥和暗淡，这就需要及时地补充水分和增加营养。爽肤水、精华素和补水润肤霜一定是不可少的，另外一件事就是定期做美白补水面膜。当然，准妈妈最好要选择专业的准妈妈护肤品，它们大多从植物中提取，不添加香料和酒精，因此不会对皮肤造成刺激。最后，针对变化最大的腹部，一定要每天涂抹妊娠纹防护紧致霜，并且加以轻轻按摩，才能拥有一个光滑漂亮的肚皮。除了使用护肤品外，准妈妈还要防晒，因为阳光中的紫外线不仅会破坏皮肤中的胶原蛋白和弹性纤维，同时也会产生自由基，使皮肤容易老化。再者，有些准妈妈脸上的斑点在日晒之后，颜色会加深，所以，孕期防晒是一定要做好的基本功。比如炎热的夏天，外出时要做到位，比如擦防晒霜、撑伞、穿长袖外套等。

2 适度化妆

准妈妈可以适度化点淡妆，这样可使准妈妈精神焕发，眼睛明亮有神，有明快活泼的感觉。妊娠期间，准妈妈充盈的母性，会使自己拥有一种特有的丰满、柔和的美感，不必化浓妆。外出使用方便的、性质温和、成分单纯的干湿粉饼，薄薄敷用一层便可。除了化淡妆外，还要注意皮肤的保护，使用具有滋养作用的化妆品为宜，最好每周能做一两次滋养面膜，以保护面部。

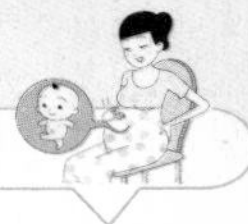

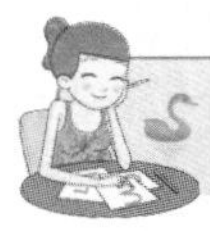

第182天　吃饭不要狼吞虎咽

准妈妈进食是为了充分吸收营养，保证自身和胎宝宝的营养需要。而狼吞虎咽的饮食习惯会使食物不经过充分咀嚼进入胃肠道，影响准妈妈的健康。这样做的弊端有以下几种：

❶ 不能使食物与消化液充分接触

食物未经充分咀嚼就进入胃肠道，食物与消化液接触面积大大缩小，影响食物与消化液的混合，有相当一部分食物的营养成分不能被人体吸收，这就降低了食物的营养价值。此外，有时食物咀嚼不够，还会加大胃的消化负担或损伤消化道黏膜，易患肠胃病。

❷ 使消化液分泌减少

人体将食物的大分子结构变成小分子结构，有利于消化吸收。这种变化过程是靠消化液中的各种消化酶来完成的。人在进食时，慢慢咀嚼食物，可通过神经反射引起唾液和胃液的分泌，使消化液增多，这无疑对人体摄取食物营养是有利的。咀嚼食物引起的胃液分泌比食物直接刺激胃肠而分泌的胃液数量更大，含酶量更高，持续时间更长。可见，咀嚼食物对消化液的分泌起着重要作用。

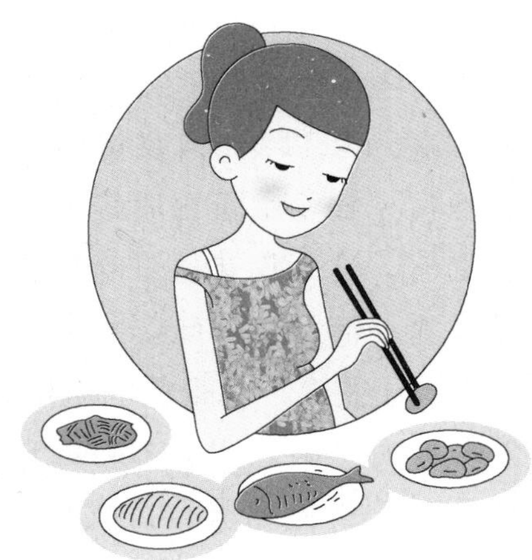

专家提示

日常饮食一定要细嚼慢咽，增加对食物的咀嚼次数，这样有利于人体对营养的吸收。对一般人来说是如此，对需要更多的营养成分的准妈妈来说更为必要。

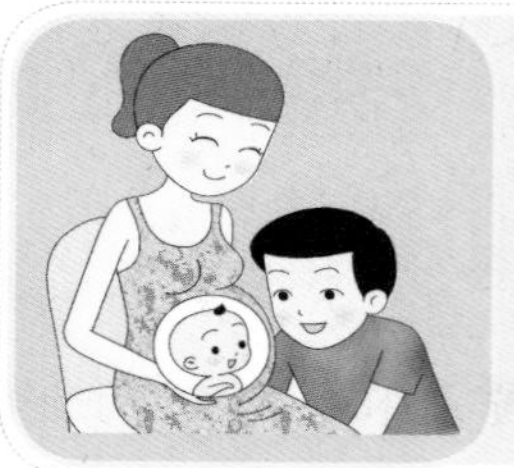

第27周

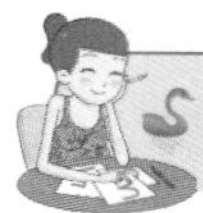

第183天　鸡蛋是接近完美的孕产期食品

鸡蛋是准妈妈的理想食品。鸡蛋的最可贵之处在于它能够提供较多的优质蛋白，鸡蛋中的蛋白质含有各种必需氨基酸。每50克鸡蛋就可以供给5.4克优质蛋白，是常见食物中蛋白质较多的食物之一，这不仅有益于胎宝宝的脑发育，而且母体储存的优质蛋白有利于提高产后母乳的质量。一个中等大小的鸡蛋与200毫升牛奶的营养价值相当。每100克鸡蛋含胆固醇680毫克，主要在蛋黄里。胆固醇并非一无是处，它是脑神经等重要组织的组成成分，还可以转化成维生素D。蛋黄中还含有维生素A和B族维生素、卵磷脂等，是最方便食用的天然食物。准妈妈只需要有计划地每天吃3～4个蛋黄，就能够保持良好的记忆力，因为蛋黄中含有“记忆素”——胆碱。

鸡蛋虽然是营养全面均衡的理想食品，但并不是说多多益善。吃鸡蛋应注意以下几个方面：

（1）鸡蛋吃得过多会增加准妈妈胃、肠的负担，不利于营养素消化吸收。

（2）鸡蛋虽然营养丰富，但毕竟没有包括所有的营养素，不能取代其他食物，也不能满足准妈妈在整个孕期对多种营养素的需求。

（3）准妈妈吃鸡蛋过多，则摄取了过多的蛋白质，使得食物利用率降低，没有被充分消化吸收，其实是一种浪费。

因此，准妈妈每天吃2个鸡蛋比较合适，最多也不要超过4个。

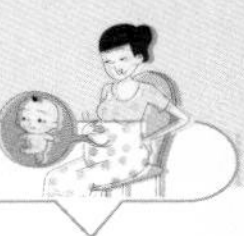

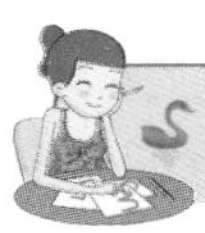

第184天　将美感和情趣传递给胎宝宝

此时的胎宝宝已有了出色的学习能力，他将利用一切可能的机会学习，他学习吞咽、学习吮吸、学习运动、学习呼吸……，当然，他还是一个小小的“心理学

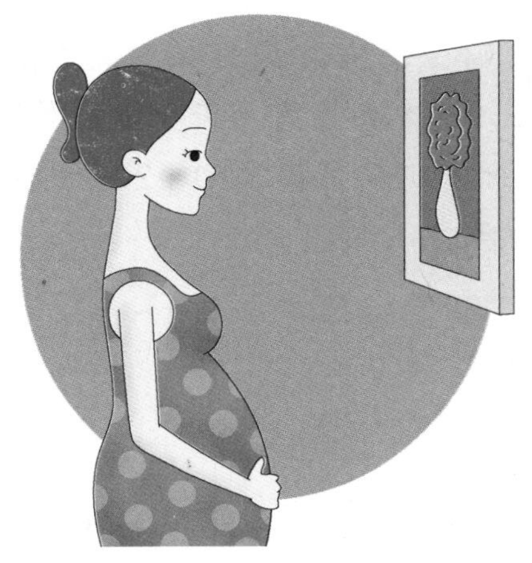

家”，能通过母亲传递过来的一切信息，揣摩母亲的心绪，学习心灵感应。鉴于胎宝宝这种潜在的学习能力，母亲在妊娠期间，尤其是妊娠后半期应强化与胎宝宝的交流。此时准妈妈可以培养自己良好的道德修养和高雅的情趣、广博的学识、文雅的举止等，再把这些美的信息传递给胎宝宝，这样可使胎宝宝在母体里受到美的感染，有益于胎宝宝的发育。

和胎宝宝对话不仅仅限于交谈，心灵的交流也是很重要的方式。准妈妈应多看画展、花展，多阅读一些轻松乐观、文字优美的作品，还可以学习插花、摄影和刺绣等，经常看一些美丽的风景画或照片，到郊外公园欣赏美丽的自然风光等，陶冶自己的情操，把自身获得的美感和情趣传递给腹中的胎宝宝。

在准妈妈体内，胎宝宝经常听到妈妈的声音，在出生后，宝宝对于妈妈说话的声音会有安全感。妈妈对胎宝宝的爱，可以通过声音，在妊娠期间建立起良好的联系。

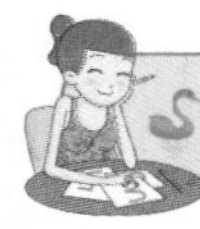

第185天 让胎宝宝沉浸在音乐的海洋里

怀孕第7个月是胎宝宝听觉功能发育基本完成的时期，此时胎宝宝可以听到各种各样的声音。可以欣赏美妙乐曲，如：萨替的《第一号琴诺佩第》，此曲速度缓和，以单纯的音律多次反复，音量适中，具有朦胧之美，可缓和情绪，适合作为胎教音乐；李斯特的《爱之梦》，此曲具有美丽爱情般的梦幻感觉，其情绪、速度等各方面都适合作为胎教音乐；朱利安·洛伊·韦伯的《爸爸的歌》，此曲速度缓和，音乐唯美，展现了爸爸柔和细腻的一面，非常适合作为胎教音乐。

此外，还可让胎宝宝经常听鸟鸣、水声、风声等自然的声音。在本月最好每天安排两次音乐胎教时间，每次10～20分钟最为合适。

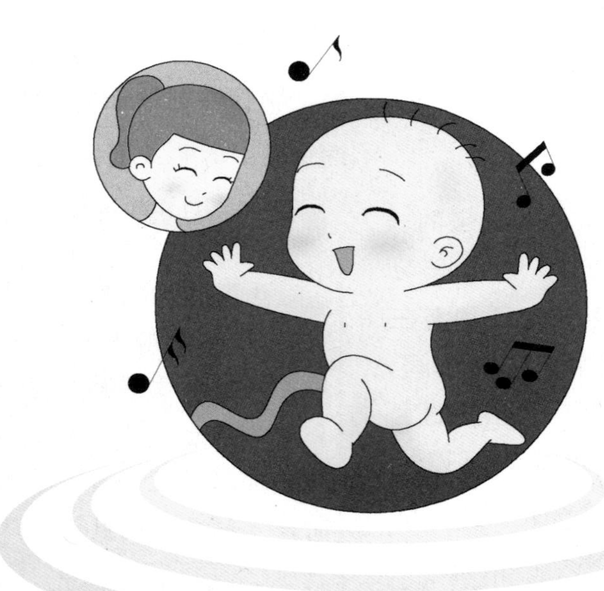

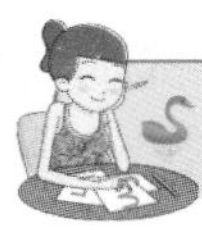

第186天　重视面部“T”型区的皮肤保养

怀孕期间，准妈妈脸部除了容易产生妊娠斑之外，由于内分泌系统旺盛，容易导致油脂阻塞毛孔，污垢沉淀积存在毛孔中，所以，准妈妈面部“T”型区容易产生暗疮。

所谓“T”型区，一般是指面部从双眉梢两端到下颌中间的三角区域，这个部位是人面部最容易出现皮脂腺油腻且最容易发生毛孔堵塞的部位。

保持肌肤清洁，是清除和预防暗疮的关键措施，市面上有专门清理面部“T”型区的化妆水，能抑制局部油脂分泌。当然，只要平时注意面部皮肤的清理，及时洗净大量分泌的油脂和灰尘，防止造成毛孔堵塞，就不容易发生问题。如果已经产生暗疮，切不要用手挤压，避免留下瘢痕。而应当小心、正确保养肌肤，护理好面部皮肤，使其逐渐自然痊愈。

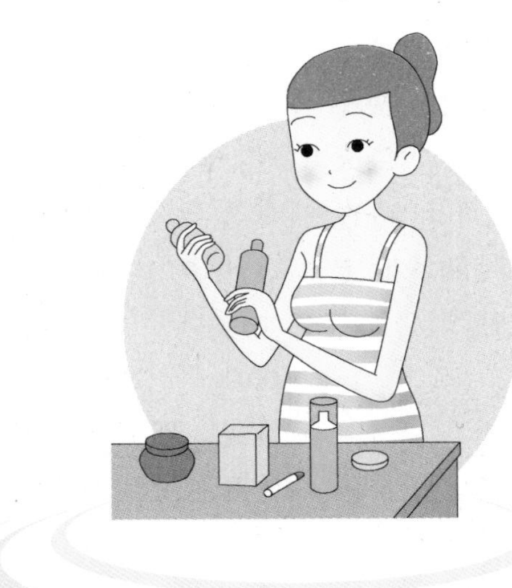

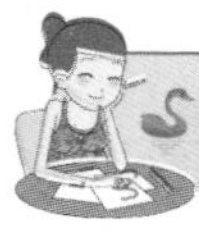

第187天 适时进行英语启蒙教育

胎教专家认为："在胎儿期接受了英语启蒙教育的孩子，在学校学习英语只不过是一次简单的饭后散步，轻而易举。"

1 英语胎教的最佳时间

要进行英语启蒙教育，在妊娠期的最后4个月开始为宜。准妈妈把一个袖珍耳筒式录音机固定在腹部，选用温柔舒缓的英语歌曲，以英语儿歌的节奏摇晃腹中的胎宝宝。在确定胎宝宝醒着的时候，打开安放在腹部的录音机，而且，音量应该适当，决不能过大，因为胎儿怕噪声。每天进行2～3次，但一次不可超过4~5分钟，超过这个时间，胎宝宝就会不耐烦。

2 适合胎宝宝听的英文歌

德沃夏克的e小调第九交响曲《自新大陆》第二乐章——抚平焦躁的心情。

约纳森的《杜鹃圆舞曲》——特别适合在早晨睡醒后倾听。

罗伯特·舒曼的《梦幻曲》——感受清新与自然。

约翰·施特劳斯的《维也纳森林的故事》——感受春天早晨的气息。

贝多芬的F大调第六号交响曲《田园》——在细腻的乐曲中享受宁静。

勃拉姆斯的《摇篮曲》——妈妈无尽的爱，在乐曲声中与小宝宝说说话。

维瓦尔第的小提琴协奏曲《四季·春》——体验春意盎然的感受。

此外，准妈妈还可以讲一些很简单的英语，例如："This is Mommy." "It's a nice day." "Let's go to the park." "That is a cat." 将自己看见、听见的事情，以简单的英语对胎宝宝说话。

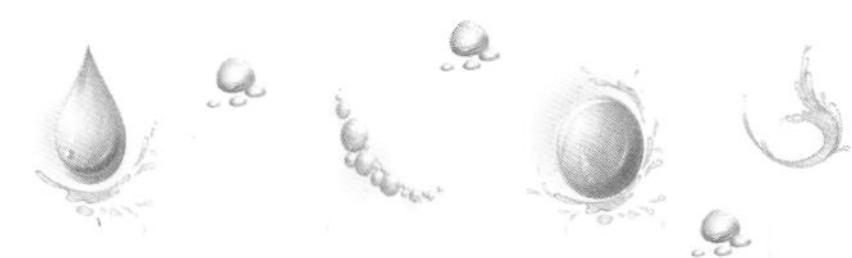

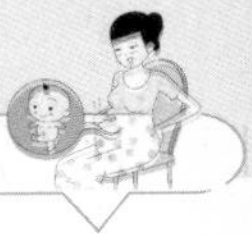

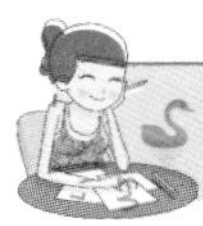

第188天　跟胎宝宝做游戏

1 胎宝宝能做游戏吗

胎宝宝在早晨醒来伸了一个懒腰，打了一个哈欠，又调皮地用脚蹬了一下妈妈的腹部，这使他感到很满意。一个偶然的机会使胎宝宝的手碰到了漂浮在旁边的脐带，很快脐带成了他的游戏对象，他一有机会便抓过来玩弄几下，有时还抓住脐带将它送到嘴边，这个动作使他产生了满足感。以上情景是通过超声波的荧屏显示看到的情景，从胎宝宝的这些动作，再结合大脑的发育情况分析，科学家们认为胎宝宝完全有能力在父母的训练下进行游戏活动。

2 如何进行游戏胎教

当胎宝宝踢母亲腹部时，母亲可轻轻拍打被胎宝宝踢的部位，然后等待胎宝宝第2次踢腹部，一般在一两分钟后，胎宝宝就会再次踢母亲的腹部，这时感受到胎宝宝的踢踏后母亲再轻拍几下，然后停下来。在拍打时，母亲可不时换换部位，胎宝宝就会向妈妈改变的部位踢去。每次进行10分钟左右，每天1～2次，

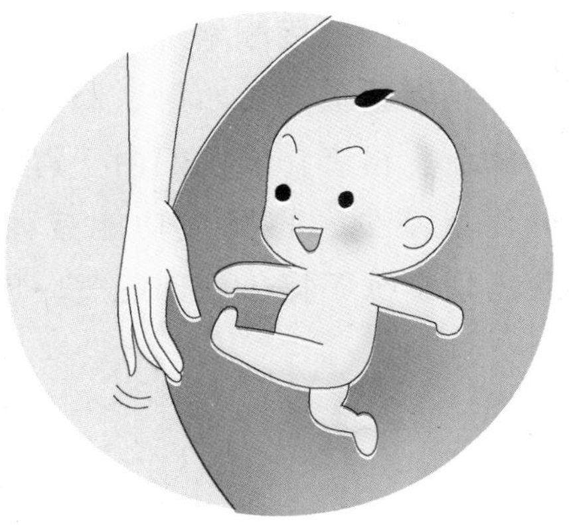

注意拍打的位置不要离胎宝宝踢腹部的位置较远。

研究表明，凡是在宫内受过“体育”运动训练的胎宝宝，出生后翻身、坐立、爬行、走路及跳跃等动作的发育都明显早于一般孩子。他们身体健壮、手脚灵敏、智体全面发展。因此，运动胎教也是一种积极的有效的胎教。

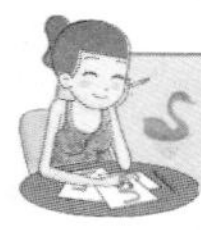

第189天　谨防温热补品惹祸端

准妈妈由于周身的血液循环系统血流量明显增加，心脏负担加重，子宫颈、阴道壁和输卵管等部位的血管也处于扩张、充血状态，加上准妈妈内分泌功能旺盛，分泌的醛固酮增加，容易导致水钠潴留而产生水肿、高血压等病症。再者，准妈妈由于胃酸分泌量减少，胃肠道功能减弱，会出现食欲不振、胃部胀气、便秘等现象。

在这种情况下，如果准妈妈经常服用温热性的补药、补品，比如人参、鹿茸、鹿胎胶、鹿角胶、桂圆、荔枝等，势必导致阴虚阳亢、气机失调、气盛阴耗、血热妄行，加剧孕吐、水肿、高血压、便秘等症状，甚至发生流产或死胎等事故。

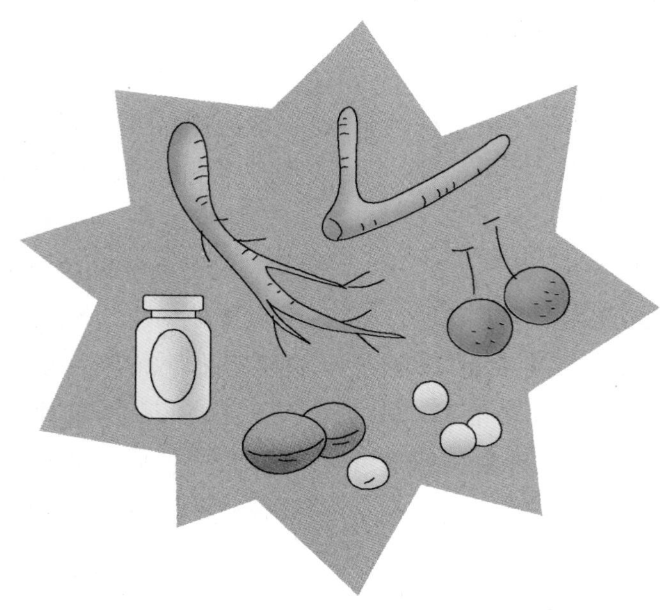

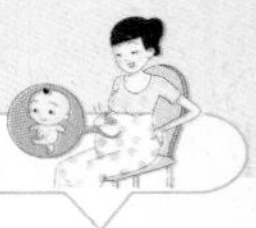

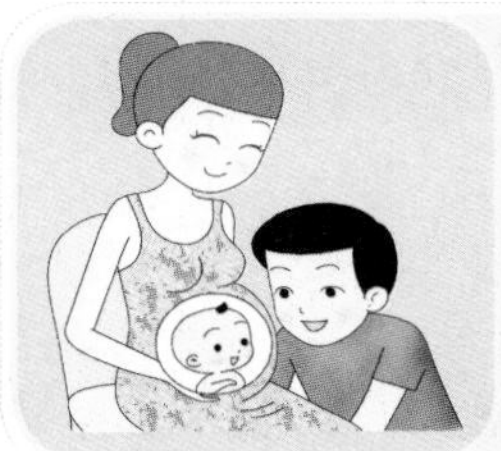

第28周

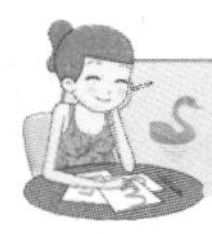

第190天　拍拍孕期写真

孕期写真这股风已吹向许多准妈妈，特殊的身材和状态有可能是一生仅有一次的珍贵体验，为了纪念怀孕的奇妙时刻，越来越多的准妈妈都不再羞于她们的身材，而是大胆表现她们的骄傲。

（1）拍孕期写真，最好选择在孕期6~8个月左右的时候进行，因为那时候腹部已经很大了，照出来的效果会好些，而且身体和精神状态都比较好。最好选在温度适宜的暖和天气去拍照。因为拍孕照一般要露着腹部，如果因为拍照而感冒，就有点儿得不偿失了。时间应选择在一天中自己精神状态最佳的时段。

（2）拍照前，一定要征得老公及家人的同意，最好能得到老公的大力支持，让他陪伴你一起去选定拍摄的套系风格、价格，因为有些套餐如“准三口之家照”是可以和老公一起拍的。如果家里有比较好看的孕妇装，最好带上一些，穿着自己的衣服拍照比较自然，拍出的感觉比较生活化。另外，准妈妈宜穿着和衣服色调相配的平底鞋。

（3）拍照的前一天晚上，不要喝太多水，睡觉不要太晚，以免第2天劳累。拍摄时一定量力而为，如果体力不支，就不要换太多套衣服，搞得自己很疲倦。

（4）虽说孕期最好不要化妆，但如果去拍写真不化妆会效果不好，所以不要化浓妆，淡淡的妆容反而显得更自然、亲切。拍完之后马上卸妆！

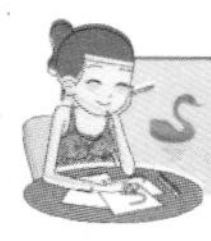

第191天　警惕早产征象

早产是指妊娠在28~37周之内结束。此时娩出的新生儿发育尚未成熟，体重多在2500克以下。早产占分娩人群的5%左右。

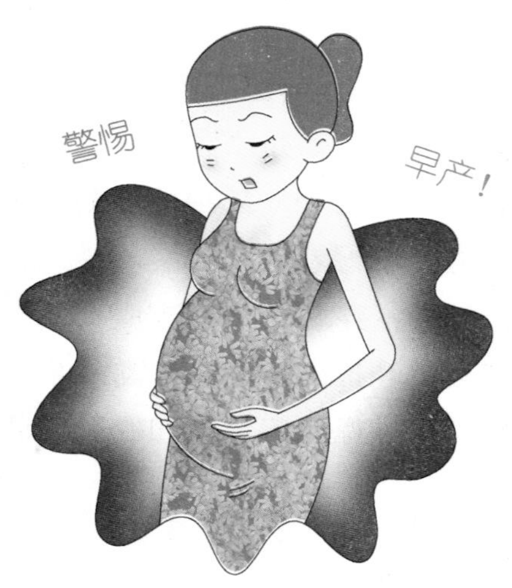

早产儿由于各器官系统尚未发育成熟，抵抗力较差，容易感染疾病，如肺部疾病、颅内出血、感染、硬肿症等。早产的原因很多，大多是准妈妈患有妊娠中毒症、心脏病、肾脏病、胎盘疾患等，怀有双胞胎的准妈妈也容易发生早产。下面的早产征象“九口诀”可以帮助大家做判断。

一酸：一阵阵的腰酸、疲倦。

二坠：下腹部有下坠感。

三分泌：阴道分泌物变多或夹杂红色血迹。

四紧：规律或持续性腹部紧绷感。

五痛：出现规则阵痛，且频率愈来愈快。

六不动：感觉到胎动突然变多或变少。

七拉：腹泻或肠绞痛增加。

八红：有明显的出红现象。

九破水：有破水的现象。

以上这9种情况占了两种以上，即为早产现象，要采取特殊的护理措施。

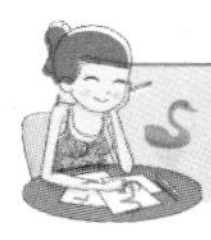

第192天　如何避免早产发生

预防早产应做好以下几个方面的工作：

（1）及早进行产前检查，找出自己的危险因子，评估营养、身心及过去的生产史。

（2）补充钙、镁、维生素C、维生素E等营养素。深海鱼油中含有亚油酸，可以调节免疫功能，预防早产，同时使新生儿将来患多动症的概率减少。

（3）充分休息，减少压力。

（4）注意宫缩情况，如果有不规则收缩增加或疼痛逐渐规则或下腹不适、分泌物大量增加、膀胱不适、尿频及阴道点状出血或出血等症状，应尽早就医。

（5）孕晚期最好不要长途旅行，避免路途颠簸劳累。

（6）不要到人多拥挤的地方去，以免碰到腹部。走路时，特别是上、下台阶时，一定要注意一步一步地走稳。不要长时间持续站立或下蹲。

（7）在孕晚期，须禁止性生活。

（8）怀孕期间，准妈妈要注意改善生活环境，减轻劳动强度，增加休息时间。

（9）准妈妈心理压力越大，早产发生率越高，特别是紧张、焦虑和抑郁等情绪与早产关系密切。因此，准妈妈要保持心境平和，消除紧张情绪，避免受到不良的精神刺激。

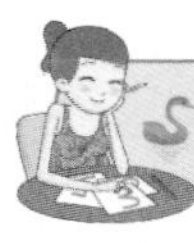

第193天 准爸爸要更加疼爱准妈妈

准妈妈快要进入孕晚期了，腹部迅速增大，会很容易疲劳，有的准妈妈还会出现脚肿、腿肿、静脉曲张等状况，感到不适。准爸爸在本月里应该更加体贴妻子，并且注意要做到以下几点：

1 加强妻子“专业”学习

准爸爸要鼓励妻子加强“专业”学习，准妈妈学习得好，也会对胎宝宝产生影响，因为准妈妈是在与胎宝宝一起学习。准爸爸要多给妻子看儿童读物，和妻子一起读读外语等。孩子是爱情的结晶，胎教自然要双方共同承担。当你在即将做爸爸而欣喜的时候，切莫忘了胎教的责任。

2 帮妻子消除顾虑

漫长的妊娠期对准妈妈来说是一段艰难的历程，她始终忍受着躯体变化的负担和种种心理压力，直到分娩。对此，准爸爸可以加以正确指导，让妻子多想一些对宝宝有益的事，消除那些对胎宝宝不利的想法。尤其是关于胎宝宝性别这一方面，更不能造成妻子的负担，你要自己摆正心态，也要劝家里的老年人摆正心态，不要给妻子造成心理压力。

3 告诉妻子“坚持就是胜利”

如果准爸爸发现准妈妈是三分钟热度的人，就要让自己在胎教过程中发挥出重大的作用。首先，鼓励妻子适时地进行胎教，同时激发妻子进行胎教的热情。其次，准爸爸要积极参与胎教，每天与妻子一道进行胎教，用自身的信心和持之以恒的精神告诉妻子“坚持就是胜利”。最后，要帮助妻子改掉一些不良的习惯和嗜好。

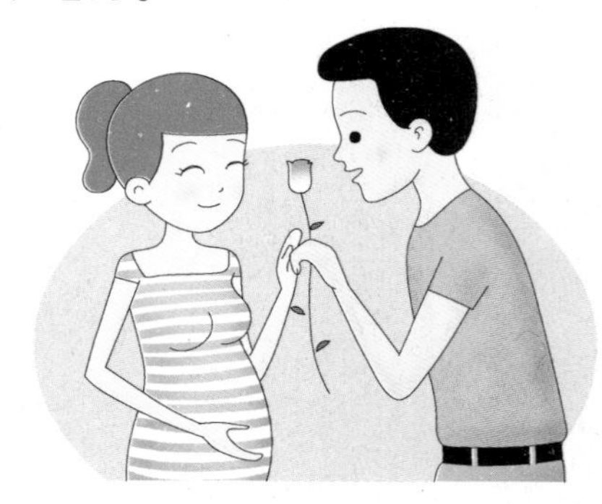

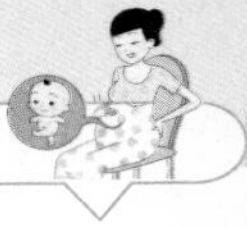

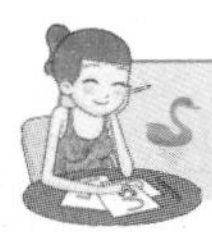

第194天　节食减肥要不得

小张以前又矮又胖，长期被人嘲笑，所以拼命减肥，最终如愿以偿。但因长期减肥，患上了轻微厌食症。怀孕后，为了不再发胖，依然节食减肥，婆婆熬的补品象征性喝一点，然后偷偷倒掉，靠吃维生素维持体内需求，每天还狂走路保持身材。孕期进行到第7个月时，一天，小张突然肚子疼痛，被送到附近妇产医院。医生检查发现，孕妇和婴儿都很危险："肯定早产，不然大人孩子都活不成。"随后，小张剖腹产下一名女婴，体重不到两公斤。女婴面色发紫，心肺功能和脑部发育不全，随时可能死亡，被紧急送到儿童医院。医生诊断，除以上症状，婴儿还患有呼吸窘迫综合征。经过一周抢救、看护，孩子明显好转，但智力是否受影响，还要过几个月才能知道。

专家提示，女人怀孕有几个周期，孕期营养直接关系到孕妇和胎儿的营养。怀孕1～3个月，要考虑补身体。小霞非但没这样做，还节食保持身材。胎儿发育分几个步骤，1～3个月时，器官、头部等开始发育。所以，前三个月即前12周很关键。3～7个月，胎儿的四肢发育完成，能活动，胎儿开始有听力，面部表情开始活跃，味蕾形成。怀孕7个月后，肺部开始发育完全。如此时早产，很容易造成肺部发育不对称，患呼吸窘迫综合征。

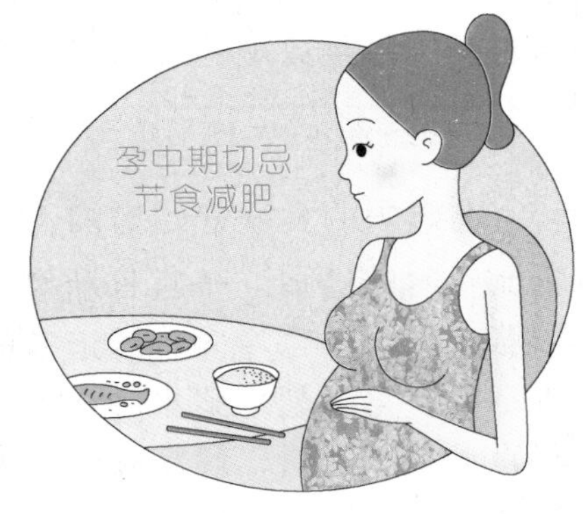

因此，除非你有严重的体重问题，否则，在妊娠期间千万不要节食，因为节食会使身体缺失维持生命所必需的营养。

第195天 妊娠4～7个月准妈妈生理变化

妊娠第4个月

本月，准妈妈看起来很像个孕妇了，腹部开始变大，原来的衣服开始变得不合体了。子宫长大并长出骨盆，肚脐下会有明显的凸痕。准妈妈的乳头已经可以挤出一些乳汁了。孕吐渐渐消失，再过两周甚至更短的时间，就彻底不会再感觉恶心了。

妊娠第5个月

准妈妈的食欲开始增加，下降的体重逐渐回升。阴道的分泌物比平时略增多。子宫日渐增大，将腹部向外挤，致使肚子向外鼓胀。由于子宫增大，压迫盆腔静脉，会使孕妇下肢静脉血液回流不畅，可引起双腿水肿，足背及内、外踝部水肿尤多见，下午和晚上水肿加重，晨起减轻。本月有可能出现妊娠斑，不过这种暗色斑在分娩后不久就会消退。

妊娠第6个月

随着体重的大幅增加，身体越来越沉重。子宫进一步增大，乳房越发变大，乳腺功能发达，挤压乳房时会流出一些黏性很强的黄色稀薄乳汁。除了越发严重的妊娠纹，还可出现一种被称为蛛形血管瘤的东西。它们是一些微红凸起的、带有细小分支的小块，通常会出现在脸、脖子、胸的上部和胳膊上。

妊娠第7个月

本月，准妈妈的子宫已经到了肚脐的上方。子宫快速增长向上挤压内脏，因而准妈妈会感到胸口憋闷、呼吸困难。准妈妈的心脏负担也逐渐加重，血压开始升高，准妈妈易出现相对性贫血。腿部抽筋很可能会越来越严重。腿部抽筋一般发生在晚上，有时白天也有可能发生。

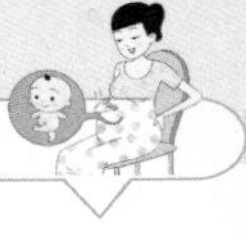

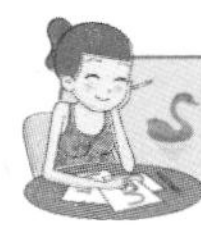

第196天　妊娠4～7个月胎宝宝生理变化

妊娠第4个月

胎宝宝的眉毛开始长出来了，头发的生长速度也很快。他的腿长超过了胳膊，手的指甲完全形成，指部的关节也开始活动了。胰腺、胆囊和甲状腺已经形成，肾脏可以产生尿。胎宝宝力薄气小，准妈妈还不能明显感到胎动。注意记录下第一次胎动的时间，下次去医院做检查时告诉医生。

妊娠第5个月

胎宝宝的眉毛和眼睑完全发育成熟了，眼睛可以移动。宝宝的胳膊和腿现在已经与身体的其他部分成比例了。手指脚趾长出指甲，胎宝宝还会用口舔尝吸吮拇指。胎宝宝已具备听力，能听见声音。胎宝宝在子宫中动作不但灵活，而且越发协调。能后仰、滚动、踢腿、屈体、伸腰等。

妊娠第6个月

胎宝宝现在看起来像一个“小人儿”了，眉毛和眼睑已清晰可辨。手指和脚趾也开始长出指(趾)甲。脑部开始迅速生长，尤其是位于大脑中心的生发基质，它负责产生脑细胞。胎宝宝在子宫羊水中游泳并会用脚踢子宫，羊水因此而发生震荡。

妊娠第7个月

胎宝宝满面皱纹酷似沧桑的老人。四肢已相当灵活，可在羊水里自如地“游泳”。胎位不能完全固定，还可能出现胎位不正。开始能分辨妈妈的声音，同时对外界的声音是否喜欢或厌恶有反应能力；感觉光线的视网膜已经形成；有了浅浅的呼吸和很微弱的吸吮力。由于胎宝宝几乎充满了整个子宫，他的活动越来越少，因此你会感觉到胎动比过去减少了很多。

第八章

孕8月：肚子“突飞猛进”

本月，准妈妈的腹部像个大西瓜，行动吃力，呼吸困难。准妈妈会发现最近自己的体重增加的特别快，这是因为宝宝这时生长的速度很快。胎宝宝的头下降，压迫到了膀胱，因此准妈妈的尿频更加严重，阴道分泌物也增多了。此外，准妈妈极易出现腰酸。这个时期的胎宝宝，身体长得特别快，其听觉能力已具备，也开始有了视觉。眼睛时开时闭，能辨认和跟踪光源。

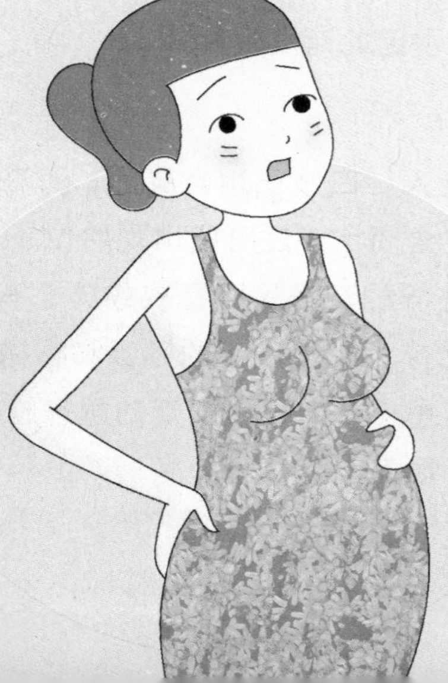

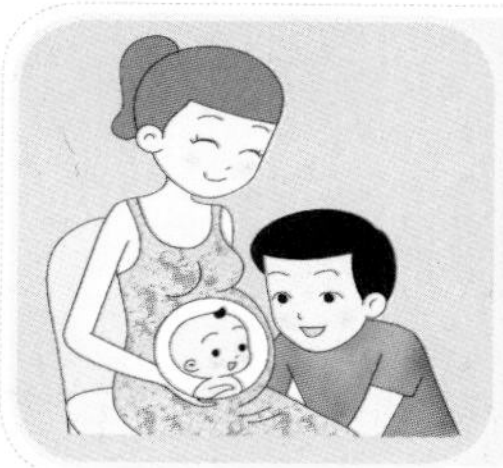

第29周

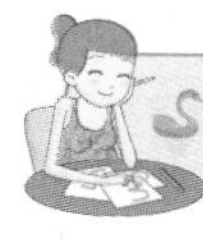

第197天　了解孕晚期的孕检重点

孕晚期胎宝宝发育较孕中期更快。因此胎宝宝生长发育检测为此时的保健重点。此外，预防孕晚期的并发症，如妊高征、胎位不正、产前出血、早产等，也是检测保健重点。

妊娠8～9个月的准妈妈，最好半个月检查1次，以便切实掌握母子情况。基于个人特殊需要或医师的诊查习惯，你要例行接受的检查项目大致如下：

（1）体重和血压。

（2）尿液检验，有无尿糖和蛋白。

（3）胎心音检查。

（4）宫底高度检查。

（5）以触诊方式查看胎宝宝大小（可估略出胎宝宝的体重）和胎位。

（6）手脚有无水肿，腿部有无静脉曲张。

准妈妈要做好孕期家庭自我监护，发现异常及时到医院就诊。由于大部分的子痫前兆，会在孕期28周以后发生，如果测量结果发现准妈妈的血压偏高，又出现蛋白尿、全身水肿等情况时，准妈妈须多加留意，以免有子痫前兆的危险。

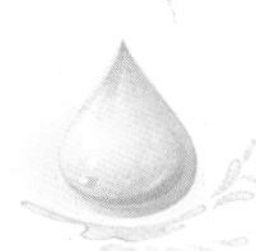
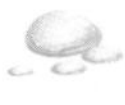

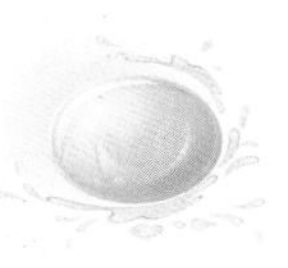

第198天 便秘了怎么办

妊娠晚期，增大的子宫和胎宝宝先露部压迫直肠，极容易导致排便困难。便秘的孕妇，轻者食欲减低，因而更加重肠功能失调；严重者诱发自身中毒，这是因为体内许多代谢产物要从粪便排出。重度便秘时，在肠管内积聚的代谢产物又被吸收而导致中毒，这对孕妇和胎宝宝都是不利的。预防便秘需采取以下措施：

1 生活保健

养成定时大便的良好习惯。可在晨起、早餐后或晚睡前，不管有没有便意都按时去厕所，久而久之就会养成按时大便的习惯。适当进行一些轻量活动，可促进肠管运动增强，缩短食物通过肠道的时间，并能增加排便量。

2 饮食护理

要注意调理好膳食。多吃一些含纤维素多的绿叶蔬菜和水果；可在每天早晨空腹饮一杯开水或凉开水，这也是刺激肠管蠕动的好方法，有助于排便；可多饮蜂蜜水。蜂蜜有润肠通便的作用，可调水冲服；如果采取以上方法仍发生便秘者，可以服一些缓解药，如中药麻仁滋脾丸、番泻叶冲剂等，但必须注意在医生指导下进行；禁用蓖麻油泻剂，以免引起早产。

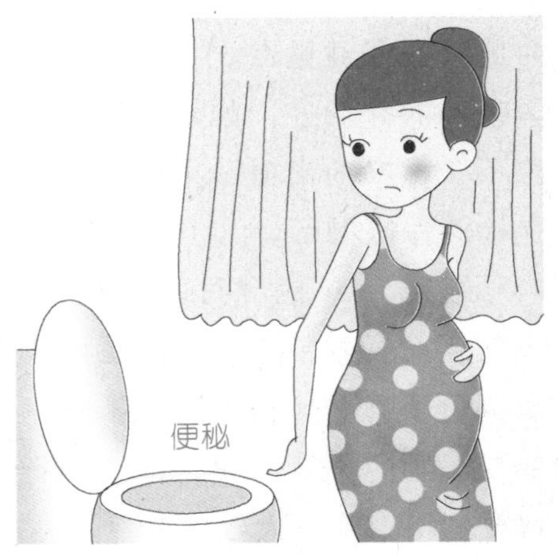

另外，也可以采取以下食疗方法：

先取黑芝麻适量，淘洗干净晒干后炒熟研碎，每次取30克，同粳米100克煮粥。适用于身体虚弱、头晕耳鸣的孕期便秘患者食用。

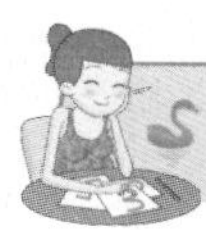

第199天　监控体重异常增长

准妈妈在怀孕期间，体重增加是正常的现象，但过度及过快的增重，准妈妈则不得不留心，因为身体臃肿是妊娠异常的重要征兆。

进入怀孕晚期，含脂肪及糖类较高的食物不但无需过多食用，还要适量控制。只需在医生的指导下适当补充孕期所需的食物和营养，保证优质蛋白、维生素、矿物质的摄入即可，完全不必刻意地大补特补。

为了早期发现异常状况，妊娠中应每月测量体重。如果一周内增加600～720克以上，最好快去看医生，也许是可怕的妊娠高血压综合征!

1 正常的体重增长

胎宝宝的发育会使腹部增大，羊水增加，体重也会随着月数的增加而增加。不过妊娠到4个月的时候，胎宝宝仍然很小，有孕吐而食欲不振的情形，体重未必会增加，有时候甚至有减少的情形发生呢!妊娠5个月以后，体重每1个月至少会增加1000克以上。10个月跟妊娠前比较，大约增加数千克到10千克左右。若增加20千克以上，大都是有异常情况发生了。

2 需引起注意的体重增长

脸部肿胀、下肢用手指压时会产生凹陷，或取掉腹带时，腹部会留有痕迹，这些都属于身体臃肿的情形。曾患过心脏病的准妈妈在妊娠8个月时，身体的下半部会产生水肿。到了妊娠末期，由于心脏的负荷增加，使血液循环不良，体内产生淤血，心脏病会恶化。有多胎妊娠(双胞胎、三胞胎)或羊水过多症情形的准妈妈，腹部、体重多半比一般准妈妈大、重。

第200天　谨防孕期皮肤瘙痒

引起孕晚期皮肤瘙痒的病症主要有以下几种：

1 妊娠性荨麻疹

怀孕期间因为急速的生理变化，有些准妈妈的皮肤表皮会出现块状凸起的疹子，而且奇痒无比，疹块可以发生在身体的任何部位，有时出现，有时消失，令人捉摸不定，这就是妊娠性荨麻疹。引起荨麻疹的原因很多，有可能是食物过敏、内科疾病、穿着不适或是气候变化等因素。这种类型的痒疹多数在怀孕中、后期发生，此时期胎宝宝的神经发育已经成形，使用药物治疗是安全的，也是改善瘙痒情形的积极做法。所以准妈妈如有这类情况，应寻求专科医师的治疗。

2 结节性痒疹

结节性痒疹主要在妊娠25周至30周左右出现，疹子外观呈颗粒状。如果瘙痒厉害，甚至造成情绪上的困扰时，建议可以适度地使用止痒药。

3 妊娠肝内胆汁淤积症

在妊娠晚期，有些准妈妈会出现进行性加重的皮肤瘙痒，尤其是在腹部和手心、脚心。皮肤上可出现红色丘疹、风团块、红斑和水疱等多种形态的皮肤损害。此外，有些准妈妈还会出现皮肤及眼睛的巩膜黄染、右上腹肝区胀痛不适、食欲下降、全身疲乏无力等症状。这种症状有可能患了妊娠肝内胆汁淤积症。如果被确诊为妊娠肝内胆汁淤积症，准妈妈应及时去医院治疗，以免对母子造成不可预料的危害。

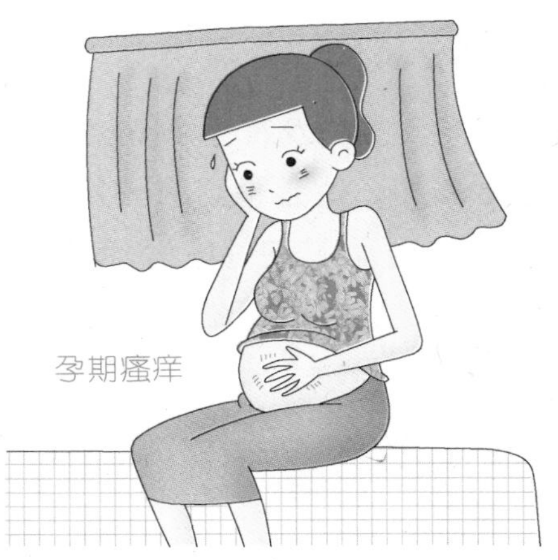

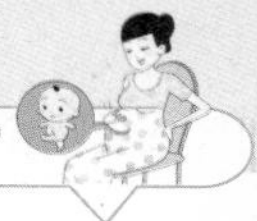

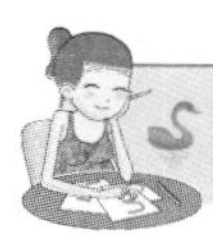

第201天　切忌营养过剩

妊娠进入第8个月，准妈妈会因身体笨重而行动不便。子宫此时已经占据了大半个腹部，准妈妈的胃部被挤压，饭量受到影响。这个时期，母体基础代谢率增至最高峰，而且胎宝宝生长速度也达到最高峰，应该尽量补足因胃容量缩小而减少的营养。实行1日多餐，均衡摄取各种营养素，特别是要保证谷类、豆类、蔬菜、水果的摄入，防止胎宝宝发育迟缓。

在许多准妈妈看来，只要是对胎宝宝有帮助的东西，都应该尽量地吃，这样才不会让自己腹内的宝宝输在身体发育的起跑线上。其实，有些营养素补充太多也不好。准妈妈吃得过多，补得过头，到头来倒霉的还是腹中的小宝宝。更何况有些准妈妈只是自己不断变胖，腹内的宝宝却没享到多少“福”。

❶ 维生素过量

准妈妈若每天服用超过1万国际单位的维生素A，则有1/4概率造成胎宝宝畸形，如先天性心脏病以及眼睛、颚裂、耳朵的畸形，另外有1/4概率造成智障。若维生素D补充过多（每日超过15毫克），容易造成准妈妈的软组织钙化。

❷ 补锌过量

如果准妈妈对于锌的补充超过每日45毫克，容易造成早产。

❸ 水果过量

许多准妈妈为了生个健康、漂亮的宝宝而拼命吃水果，甚至还把水果当蔬菜来吃。她们都相信：吃水果多多益善。其实，水果并不能代替蔬菜。水果中的纤维素成分并不高，但是蔬菜里的纤维素成分却很高。有些水果中糖分含量很高（如西瓜、葡萄等），摄入过多，可能引发妊娠糖尿病。

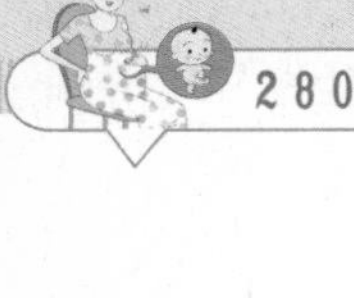

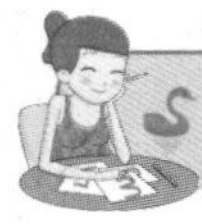

第202天　准妈妈可以乘坐飞机吗

虽然飞机是相对舒适且耗时较短的出行方式，但飞机在高空中飞行，客舱内的氧气成分相对减少，气压降低，准妈妈要时刻记得“安全第一”这句话，要为宝宝营造良好的身体环境，孕晚期尽量不要搭乘飞机。

一般来说，怀孕超过32周的准妈妈乘机时，必须提供医生诊断证明。如果超过36周以上的准妈妈是短途旅行，还要注明预产期，医生出具的诊断证明书，应在旅客乘机前72小时内填写，并由医生签字和医院盖章方可有效。

（1）几乎所有商用客机都维持接近正常的气压，但小型飞机、运输机没有，有可能会导致准妈妈和胎宝宝缺氧，应避免搭乘。

（2）上飞机后，伸开腿。在长途飞行中，不要维持同一姿势太久，偶尔从座椅上站起来走动一下，因为长时间坐着会引起小腿淤血，走动可促进血液循环，防止深部静脉血栓形成。

（3）带一些有益健康的食物和点心，空中旅行会发生脱水，因为飞机中的相对湿度较低，因此要经常饮水。

（4）靠过道坐着。尽量预定一个靠着过道的座位，这样当一次次去洗手间时不用担心烦扰周围的人。

（5）戴安全带时，调整腰部护带，将其放在隆起的腹部下方，不要放在上方，同时要戴好肩部安全带。

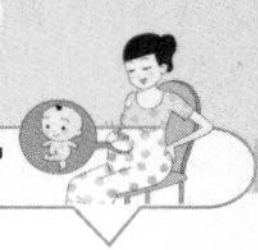

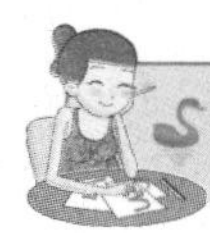

第203天　不要盲目用胸带紧束胸部

据了解，有相当一部分年轻的妈妈无奶，不能很好地喂养宝宝，就是因孕期、孕前束胸引起的。

随着妊娠月份的增加，乳腺管增殖，乳房也逐渐膨大，这是正常现象，也是未来哺乳婴儿所必需的。正确的做法应该是顺应乳房的“发育”情况，选择合适的准妈妈文胸，如果准妈妈不考虑哺乳问题，而盲目用胸带紧束胸部，则会限制乳房增长。由于束胸压迫乳头，使乳头凹陷，很容易造成乳腺管发育不良，产后乳汁分泌减少，影响哺乳。妊娠期准妈妈乳房增大是哺乳婴儿所必需的。所以，切忌束缚这种正常的生理性的增长，这是每个准妈妈都必须牢记的。

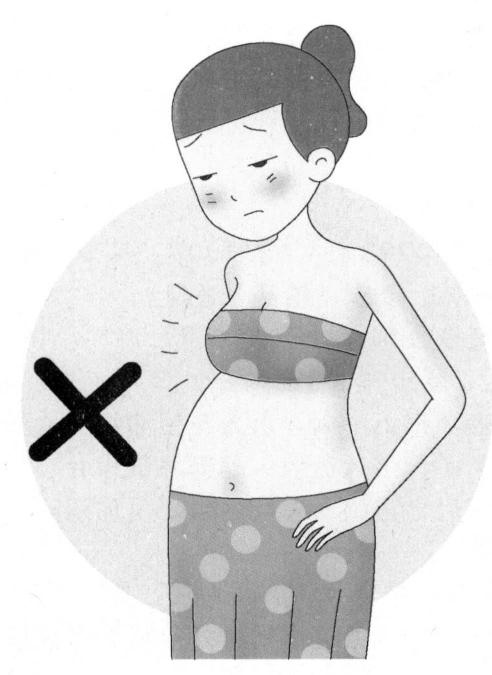

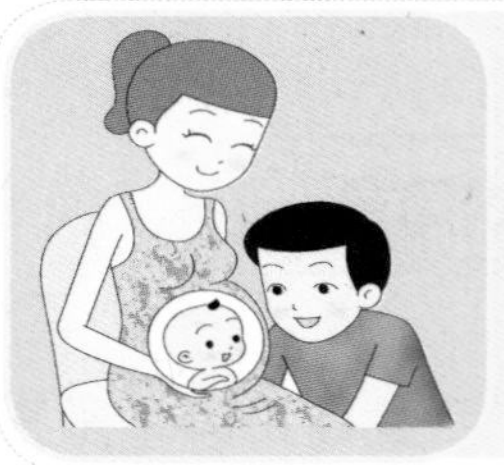

第30周

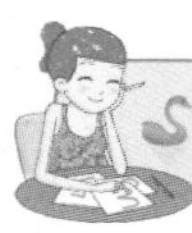

第204天　推荐两款美味菜肴

糖醋藕片

原料　鲜藕500克，白糖、酱油、香油、姜末、醋、干辣椒丝各适量。

做法　将藕洗净，去皮，剖开切成片，用清水冲洗后，经开水烫一下，捞出后用凉水冲，然后沥干水分，盛入盘中。锅内加香油烧热，放姜末和辣椒丝，炸出香味，烹入醋，加酱油、白糖和少许水，烧制片刻，浇在藕上即成。

功效　此菜含糖分和多种维生素、矿物质，有清热滋补等功效，对胎宝宝增血健体有利。

青椒里脊片

原料　猪里脊肉200克，青椒100克，花生油30毫升，水淀粉10克，味精、葱末、姜末、精盐各适量。

做法　将青椒去蒂，去子，洗净，掰成小块；将猪肉洗净，切成3厘米长、2厘米宽、3毫米厚的薄片，放在碗内，加精盐、水淀粉拌匀腌渍。锅上中火，放入花生油烧至六成热，下入猪肉片，炒至肉变色时，盛入盘中；随即将青椒片、葱末、姜末放入锅内，略炒几下后，再倒入肉片炒匀，再加精盐、味精，翻炒均匀，即可装盘食用。

功效　此菜营养丰富，含有蛋白质、脂肪、维生素、钙、磷、铁等，能丰肌肤、长气力、倍精神，且能刺激唾液分泌，增加胃肠蠕动，有助消化、通便之功效。

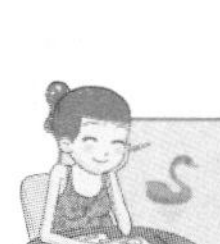

第205天　孕晚期适宜的小运动

1 舒缓瑜伽运动

坐于舒适位置，吸气，向上抬起肛门、直肠和骨盆肌肉，首先放松肛门外侧的肌肉，然后是内部的直肠肌肉，最后是骨盆底部肌肉。这种感觉就好像你内急时拼命忍着去找厕所却又找不到时的感觉一样，呼气并继续保持这个状态。吸气，然后呼气慢慢放松肌肉。重复6次，熟练以后你就可以保持这个动作呼吸6~7次。

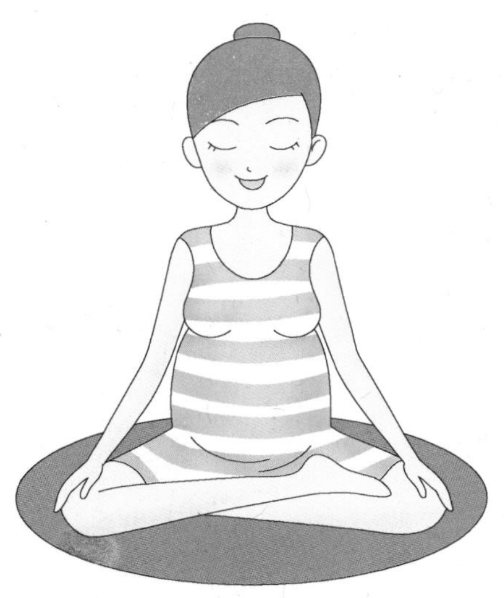

2 “晾衣服动作”

孕晚期“晾衣服动作”可以有效地预防腰痛并提升力气。做法：左膝着地,单膝跪在地上。右手置于大腿上，左手拿起衣物，保持背部挺直。保持右手放在右腿上不变。站起时呼气，然后慢慢吸气。站起身的时候保持身体与地板垂直，双脚交替运动。每天做2遍。

3 孕晚期运动注意事项

怀孕中由于激素影响和姿势的变化，身体很容易感到疼痛。做运动的时候如果感到疼痛和劳累的话，应该马上停止。腹部不可以过多地扭转。如果感到腹部发胀、浑身疲劳的话请立即停止运动！锻炼腹肌的运动时常会让准妈妈们感到腹部发胀。一旦觉得胀的话请立即停止。这个时候应该找个地方静静休息一下，从而减少胀痛感。

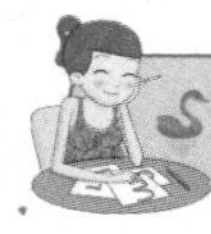

第206天　布置安全的家居环境

如果说准妈妈本身是胎宝宝生长发育的小环境，那么准妈妈所处的生活环境便是胎宝宝生长发育的大环境。准妈妈在怀孕期间的情绪也与胎宝宝息息相关，准妈妈需要为胎宝宝营造一个温馨的家居环境。

准妈妈的家居胎教，不妨先从打造婴儿房开始——这是与腹中胎宝宝沟通、传递母爱的好方法。准妈妈可以亲手制作宝宝的衣服，从孩子的审美观出发，选购各种有趣的装饰性工艺品。例如充满童趣的简笔画，蓝色情调的星空灯饰等，都迎合了宝宝的心理特点。准妈妈还可以一边布置婴儿房，一边以聊天的形式向他描述房间的布置，这种语言上的胎教不仅能舒缓情绪，而且有助于增进母子感情。准妈妈的居室是绝对禁止噪声的，开收音机或电视机时，要注意音量不要太大。住处临近公路的，更要注意阻隔交通噪声的传入，可以考虑铺设地毯，吸收噪声的同时还可以防滑。

对于准妈妈来说，室内的色彩对准妈妈的情绪起着调节的作用。用浅色的窗帘或者壁纸、带绿色的壁画来装饰卧室或厅堂，可以增加室内安静祥和的气氛，使得准妈妈心情平静，减少生活中带来的烦恼。

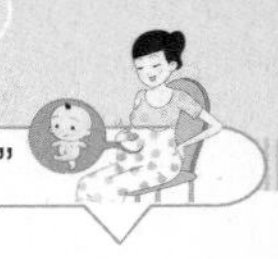

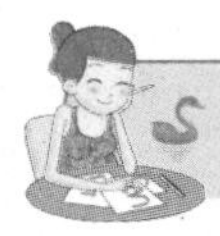

第207天　长时间打麻将对母子不利

许多准妈妈闲来无事，看见朋友打麻将，尤其是丈夫打麻将，便也参与其中。一来消磨时光，二来求得乐趣。殊不知，如此打发时间，不仅对准妈妈自身不利，而且有害于胎宝宝的身心健康。既不利于优生，更不是积极的胎教。

准妈妈的情绪状态对胎宝宝的发育具有重要作用。准妈妈情绪稳定、心情舒畅，有利于胎宝宝出生后良好性格的形成，且具有积极的促进作用。而准妈妈在麻将桌前往往精神紧张，大喜大悲，情绪不定，使母体内的激素分泌异常，造成对胎宝宝大脑发育的危害。经常在麻将桌前虚度时光的准妈妈所怀的胎宝宝在孕期经常躁动不安，出生后性情执拗、心神不宁、好哭闹、食欲不振，有些甚至出现癫痫和心理障碍。

准妈妈所处的环境能够直接影响胎宝宝的生长发育和其后的性格形成。准妈妈应生活于良好的环境之中，避免噪声、烟雾、病毒的污染和感染；而在“方城之战”的过程中，往往是烟雾缭绕、酒气扑鼻、空气不畅、喊叫争论噪音不断。一副麻将，多人触摸，细菌病毒积于其上。这些都可能使胎宝宝供氧不足、母婴感染病毒，造成胎宝宝出生缺陷或发育迟缓、行为异常。

准妈妈应该身居优美的环境之中，接受真善美的熏陶，以陶冶自身和胎宝宝的容颜与心灵。显然，打麻将与此格格不入，不利于胎宝宝高尚情操的养成。

准妈妈需要进行适量的活动，不宜长时间保持同一个姿态。打麻将时，准妈妈的持续坐姿不利于胃肠蠕动，腹部的压迫又使盆腔静脉血液回流受阻。这些易使准妈妈便秘、厌食，出现静脉曲张、下肢水肿，发生痔疮。同时，坐姿的压迫有碍于血液对子宫的循环和供养，直接影响胎宝宝大脑的发育。所以，准妈妈应该修身养性，远离麻将这种活动。

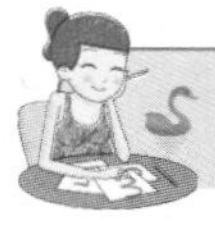

第208天 给胎宝宝讲故事

在和胎宝宝进行语言胎教时尽量把声音放柔和一些，以引起胎宝宝的注意和兴趣，这会表现在胎动上。每天可以给胎宝宝讲一个好听的故事，一方面锻炼自己给宝宝讲故事的能力，另一方面也让胎宝宝接受文学故事的熏陶。比如给胎宝宝讲《狼来了》的故事：

狼来了

从前，有个放羊娃，每天都去山上放羊。

一天，他觉得十分无聊，就想了个捉弄大家寻开心的主意。他向着山下正在种田的农夫们大声喊："狼来了！狼来了！救命啊！"

农夫们听到喊声急忙拿着锄头和镰刀往山上跑，他们边跑边喊："不要怕，孩子，我们来帮你打恶狼！"

农夫们气喘吁吁地赶到山上一看，连狼的影子也没有！放羊娃哈哈大笑："真有意思，你们上当了！"农夫们生气地走了。

第二天，放羊娃故技重演，善良的农夫们又冲上来帮他打狼，可还是没有见到狼的影子。

放羊娃笑得直不起腰："哈哈！你们又上当了！哈哈！"

大伙儿对放羊娃一而再再而三地说谎十分生气，从此再也不相信他的话了。

过了几天，狼真的来了，一下子闯进了羊群。放羊娃害怕极了，拼命地向农夫们喊："狼来了！狼来了！快救命呀！狼真的来了！"

农夫们听到他的喊声，以为他又在说谎，大家都不理睬他，没有人去帮他，结果放羊娃的许多羊都被狼咬死了。

这个故事说明：说谎是一种不好的行为，它既不尊重别人，也会失去别人对自己的信任。我们应该培养诚恳待人的良好品质。

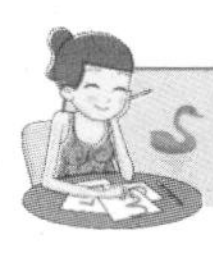

第209天　参加分娩学习班

分娩学习班使准妈妈有机会更多地了解妊娠。平时孕期检查，医生很少有更多的时间与你交谈，因此，你心中关于分娩的疑问许多都不能得到很好的解决。而在分娩学习班这样的环境里，准妈妈可以问任何想问的问题。准妈妈忘记的问题，没准别的准妈妈会记住。分娩教育的最终目的就是为准妈妈介绍分娩经验。教师会简要介绍生理和情感上发生的情况，并示范和演练具体的处理方法。

让准爸爸参加分娩学习班也有好处，这样可使他明白他在分娩中的作用，包括参与妊娠过程和为宝宝的出生做准备。对于准爸爸妈妈来说，第一次为人父母是一个强烈的情感成长期。一位优秀的指导老师会认识到这些并提出方法帮助他们完成这些变化中的大部分内容。

分娩学习班尽管重点不同，学习班包含的基本内容大致为：分娩和胎宝宝娩出时发生的情况；什么时候呼叫医生；放松和呼吸技巧；药物减痛；剖宫产以及新生儿护理等。

尽量选择一些正规的妇幼专科医院组办的分娩学习班，在上课时，一个班理想的人数是5~7对夫妇。这样，每个人不仅都能得到关注，又能够进行很好的讨论。如果参加私人举办的分娩学习班，那么就要注意，私人分娩学习班常常在某人家里，或某种社区场所举办，由受过专门机构训练的教师讲课，但他们不一定是保健专家。

据调查，参加分娩学习班的准妈妈一般比不参加的准妈妈分娩容易。她们分娩时间短，很少用药物，以后更有益于哺乳。

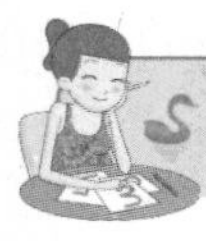

第210天　旅行要三思而后行

生活中，我们经常在电视或报刊上看到准妈妈在列车上分娩，旅客中的医务人员及列车工作人员、乘客纷纷热情相助的动人场面。经常出差的人也许会在列车上遇见临产的准妈妈和列车广播员苦苦寻求旅客中医务人员的焦急声音。

分娩绝非小事，稍有不慎，将危及准妈妈及胎宝宝的生命。如果准妈妈分娩已经开始，列车上又找不到医务人员，那么准妈妈及胎宝宝将危在旦夕。因此，妊娠晚期准妈妈旅行一定要三思而后行。

倘若准妈妈考虑医疗条件、接生条件等因素，不得不出远门时，应从以下几方面做好长途旅行的准备：

（1）忌接近预产期才开始动身旅行，最好提前两个月以上动身，以防路途不测造成早产。动身时，应随身带好临产前的物品，以防万一。例如，剪刀、纱布、酒精、止血药品等。如果有懂接生的医务人员护送将更为理想。

（2）因各地气温存在较大差异，准妈妈要多带一些衣物，随时增减衣服，以防着凉、受寒，防止感冒。乘火车旅行时，最好购买卧铺票，这样方便途中休息，使准妈妈不致过分疲劳。

（3）旅途中要注意饮食卫生和规律性饮食，不要饥一顿饱一顿。尤其要预防肠道传染病，特别是痢疾，否则极易造成早产。

（4）准妈妈如出现小腹阵疼、阴道出血等分娩先兆症状，应立即报告车船上的工作人员，采取紧急措施。鉴于车船上的条件所限，最好在沿途较大的车站或码头下车，到医院分娩。

总之，为了准妈妈和胎宝宝的健康、安全，孕晚期准妈妈最好不要旅行。

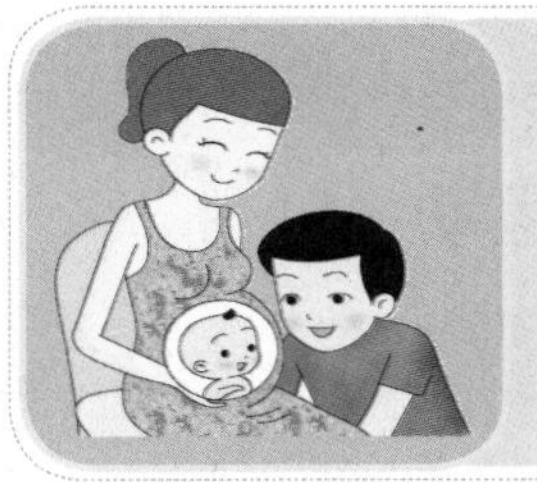

第31周

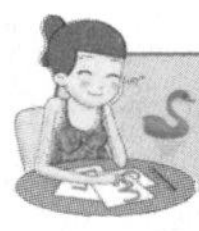

第211天　准妈妈吃酸宜首选蔬果

准妈妈往往对酸味食物感兴趣，而准妈妈吃酸也确有好处。女性怀孕后，胎盘分泌一种绒毛促性腺激素，可抑制胃酸的分泌致使消化酶降低，导致准妈妈胃口减弱，消化功能下降，故吃酸味食物无疑是对此种反应的一种补救。同时，胎宝宝的发育，特别是骨骼发育需要大量矿物质，但钙盐要沉积下来形成骨骼，离不开酸味食物的协助。此外，酸味食物可促进肠道中铁质的吸收，对准妈妈和胎宝宝都有益处。

不过，准妈妈吃酸味食物一定要严加选择，如人工腌制的酸菜、醋制品虽然可口，但养分多被破坏，且亚硝酸盐等致癌物质也多；山楂中养分倒是不少，但可加速子宫收缩，有导致流产、早产之风险，故孕期最好“敬而远之”；而番茄、草莓、樱桃、葡萄、柑橘、苹果等才是补酸佳品，准妈妈宜多食。

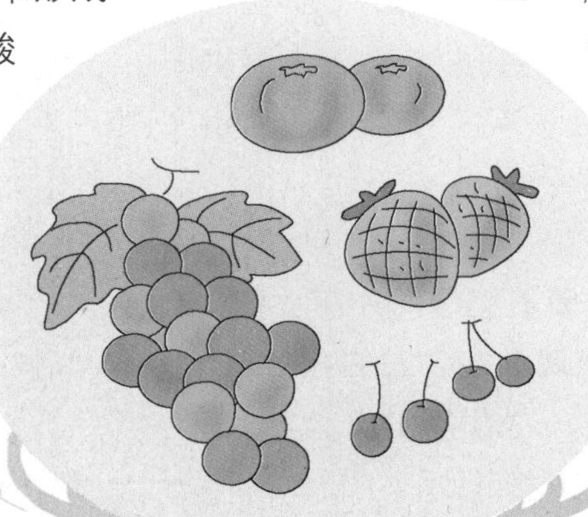

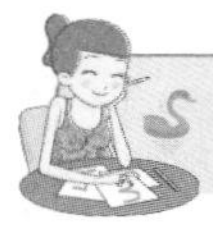

第212天　做些有利于分娩的运动

❶ 伸展运动

坐在垫子上屈伸双腿，双手在腰侧支撑（手指方向朝后），左腿尽可能向上抬起，放下，重复5～10次。然后换另一侧腿。

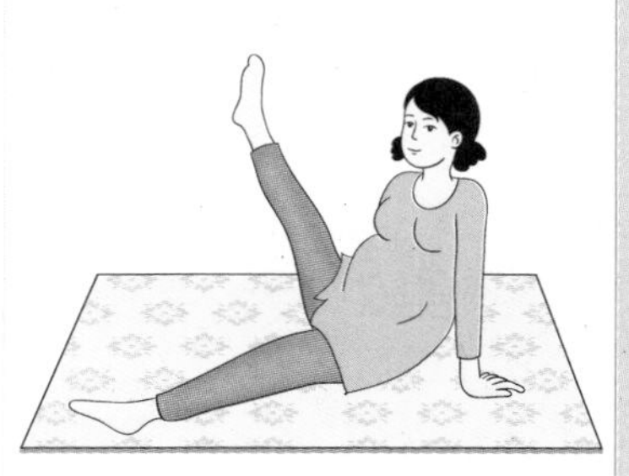

❷ 脚部运动

把一条腿搭在另一条腿上，然后放下来，重复10次，每抬1次高度增加一些，然后换另一条腿，重复10次。两腿交叉向内侧夹紧，紧闭肛门，抬高阴道，然后放松。重复10次后，把下面的腿搭到上面的腿上，再重复10次。

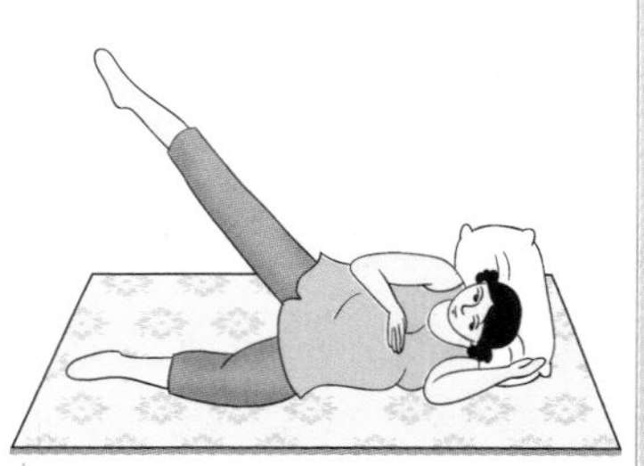

❸ 骨盆运动

单膝曲起，膝盖慢慢向外侧放下，左右各10次。双膝曲起，左右摇摆至床面，慢慢放松，左右各10次。

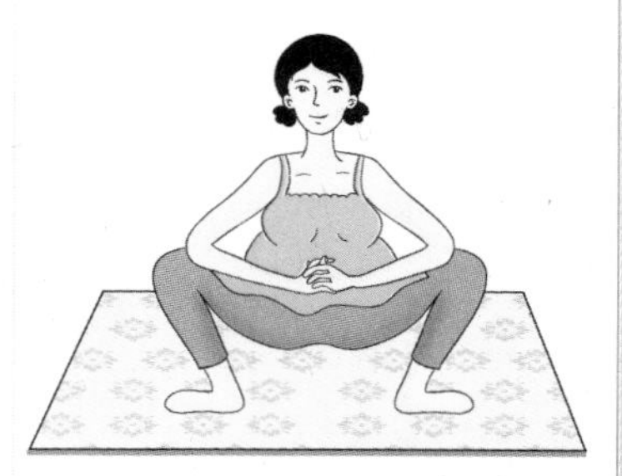

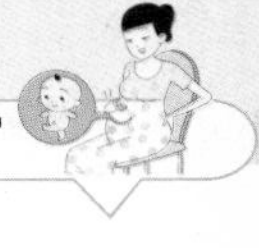

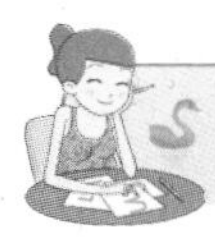

第213天　做做盘腿与猫姿运动

①盘腿运动

笔直坐好，双脚合十，用手拉向身体，双膝上下活动，宛如蝴蝶振翅。吸气时伸直脊背，呼气时身体稍向前倾。重复10次。

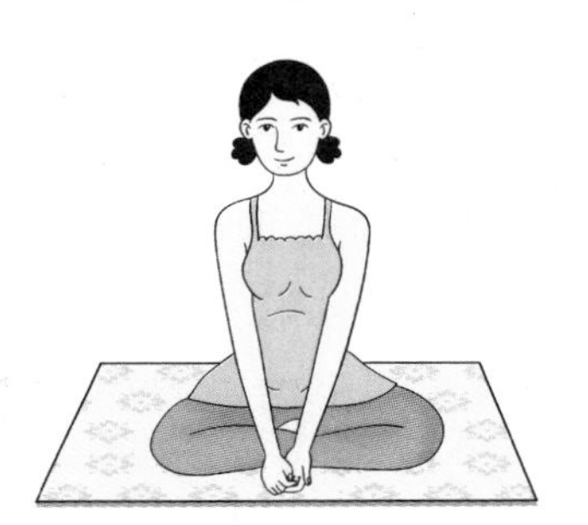

②猫姿运动

在床上先轻轻趴下，手与双膝分开，边吸气边拱起背部，头部弯向两臂中间，直至看到肚脐。边呼气边恢复到形始时的姿势，边吸气边前抬上身。边呼气边后撤身体，直至趴下。重复10次。

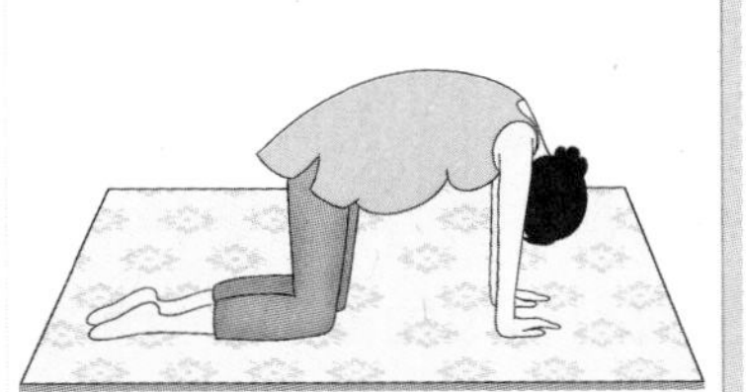

这些运动能加强骨盆关节和腰部肌肉的柔软性，既能松弛骨盆和腰腿部的关节，又能锻炼下腹部肌肉。可以使产道出口肌肉柔软，对顺利分娩起到一定的辅助作用。

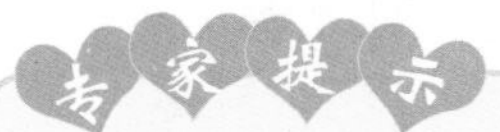

临近预产期的准妈妈，体重增加，身体负担很重，这时候运动一定要注意安全，本着对分娩有利的原则，千万不能过于疲劳。在运动时，控制运动强度很重要：脉搏不要超过140次/分，体温不要超过38℃，时间以10~20分钟为宜。

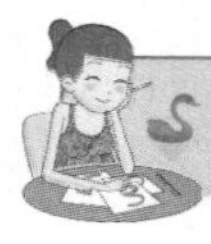

第214天 测量骨盆看能否顺产

胎宝宝从母体娩出时，必须通过骨盆。除了由子宫、宫颈、阴道和外阴构成的软产道外，骨盆是产道的最重要的组成部分。分娩的快慢和顺利与否，都和骨盆的大小与形态是否异常有密切的关系。

骨盆的大小，是以各骨之间的距离——即骨盆径线大小来表示。骨盆的大小与形态，因各人的身体发育情况、营养状况、遗传因素及种族差异而不同。因此，在正常范围内骨盆各径线，其长短也有一定的差别，目前在各种资料中描述的骨盆径线值，是许多正常骨盆的平均数值。

胎宝宝能不能通过骨盆顺利地分娩，既与骨盆的大小有关，也和胎宝宝的大小有关。骨盆虽然形态正常，如径线小，胎宝宝虽正常也可能难产;然而当骨盆形态异常，而各径线都足够大时，分娩不一定困难；若骨盆大小正常，而胎宝宝过大，胎宝宝与骨盆不相称时，也会发生难产；若胎宝宝较小，即使骨盆小一些，也能顺利分娩；骨盆有大有小，胎宝宝也有大有小，即便是经产妇，每次妊娠的胎宝宝大小也不相同。

因此，为了弄清骨盆的大小和形态，了解胎宝宝和骨盆之间的比例，产前检查时要测量骨盆。有的医院在初诊时就测量骨盆，大多数的医院在妊娠28~34周之间测量骨盆，也有的医院在妊娠37~38周时，还要做一次鉴定(其中包括外阴消毒后的骨盆内测量或是经肛门测量骨盆)，必要时进行X线骨盆测量，以判断胎宝宝是否能经阴道顺利分娩。

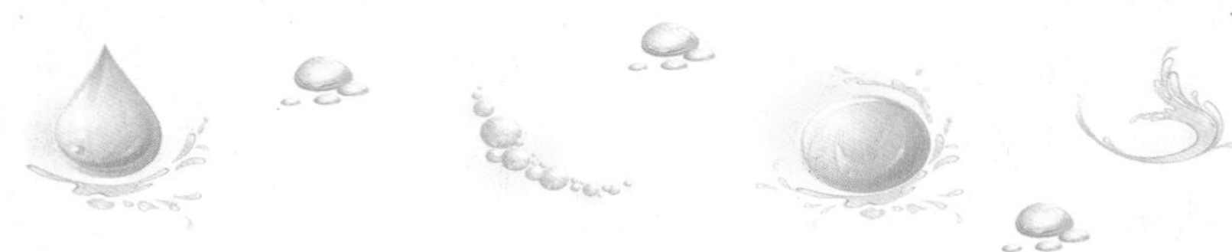

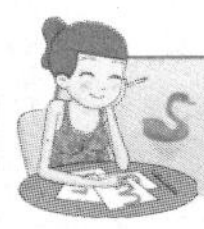

第215天 准妈妈胃灼热怎么办

一般情况下，孕期胃灼热是一种无害的状况，在分娩后就会消失。准妈妈若要治疗胃灼热，可采取以下方法：

（1）白天应尽量少食多餐，使胃部不要过度膨胀，即可减少胃酸的逆流。

（2）睡前2小时不要进食，饭后半小时至1小时内避免卧床。

（3）油炸或油腻食物会引起消化不良；酸性食物或醋会使胃灼热加剧，准妈妈皆应尽量避免。

（4）睡觉时，尽量用枕头将头部垫高15厘米，以防止发生逆流。

（5）传统胃制剂等胃药，可在饭后30分钟服用，以中和胃酸。

（6）茶、咖啡会使食管扩约肌松弛，并加剧胃酸的回流，应尽量避免。

（7）准妈妈体重若过重，应减少自身体重的增加，并避免食用高糖分的食物或饮料，包括糖浆、高淀粉类食物如面包等。

（8）过冷或过热的食物及辛辣食物，都会对胃部产生刺激，所以均宜避免。

（9）多吃富含β－胡萝卜素的蔬菜，及富含维生素C的水果，如：胡萝卜、甘蓝、红椒、青椒、猕猴桃。此外，富含锌的食物亦可多食，如：全谷类和水产品，如牡蛎。

如果以上方法无法解决胃灼热的症状，应及时去看看医生。

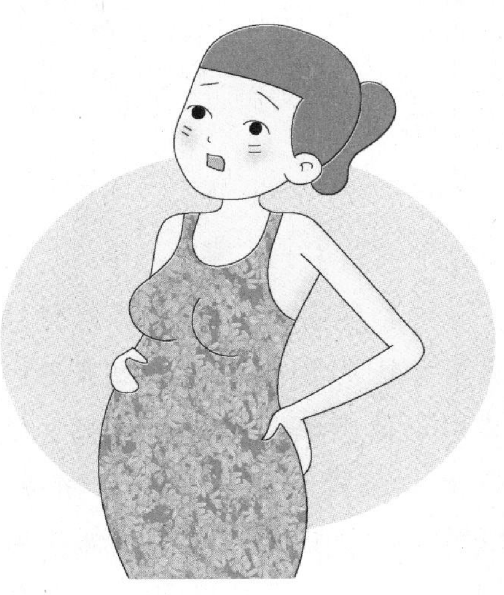

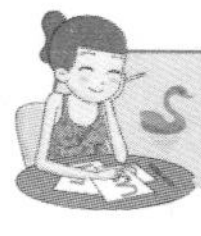

第216天 胎儿宫内发育迟滞怎么办

在妊娠期，当胎宝宝长得过小，与妊娠时间不成比例时，就称胎儿宫内发育迟滞，也叫胎儿营养不良综合征。这种发育会有严重后果，因为当胎宝宝体重过低时，发生问题的危险增加。胎儿宫内发育迟滞可导致围产儿发病率和死亡率增高，以及胎宝宝出生后易发生远期后遗症，如生长发育迟缓、智力低下等。

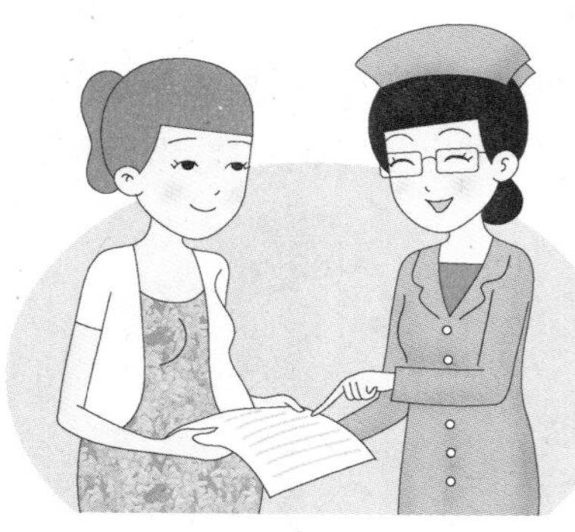

导致胎宝宝宫内发育迟缓的主要原因为营养不良、母亲患病或弓形体感染、中毒、辐射、妊娠高血压综合征、肾病、肝病、双胎，以及先天性或染色体病变等。另外，准妈妈酗酒或滥用药物也会使胎宝宝发育迟缓。胎宝宝宫内发育迟滞常常是医生在隔一段时间检查你的子宫，发现子宫大小没有变化时而诊断此病。这是要坚持按时产前检查的一个重要原因。

因此，凡是妊娠年龄大于30岁或小于17岁；妊娠前体重小于45千克；本次妊娠前半年内有人工流产史或自然流产史；孕20周前有阴道出血史；妊娠合并慢性高血压、慢性肝肾疾病、系统性红斑狼疮、心脏病及结核病等；有不良分娩史的准妈妈，若连续两次产前检查，发现宫高无增长或低于相应孕周正常值第10百分位数，以及有体重、腹围不增加或反减，均应予以高度警惕。

一旦发现胎宝宝宫内发育迟缓，准妈妈应及时住院治疗，以保证母婴平安。医生可能会建议你卧床休息，这样你的胎宝宝可以得到充分的血流，也就得到了尽可能多的养分。

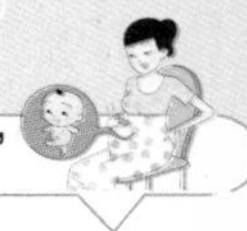

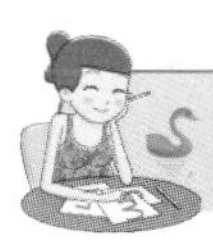

第217天 亲自给胎宝宝唱歌

妊娠8个月时胎宝宝听觉已经完成，胎宝宝跟大脑连接的神经回路更加发达，更容易感知外界的声音。所以，这个月里除了收听音乐之外，专家还建议准妈妈最好亲自给胎宝宝唱歌，这样会收到更为令人满意的胎教效果。

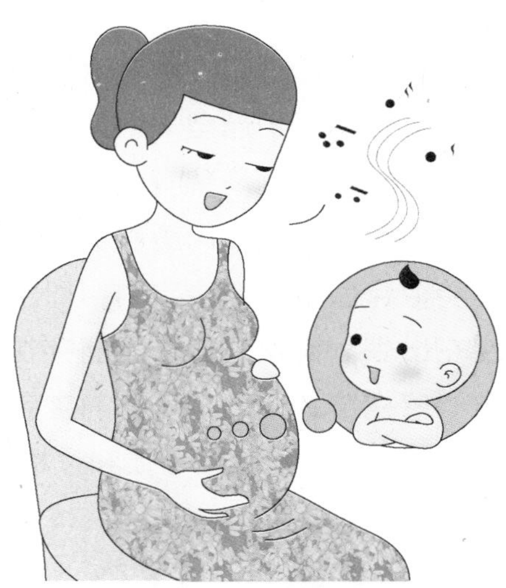

准妈妈可以在闲暇时间，比如在房间里打扫卫生时，在院子里或阳台上晾衣服时，轻轻地哼一些优美抒情的歌曲给胎宝宝听，让腹中的宝宝能够分享到准妈妈在劳动时的快乐心情。准妈妈最好选择自己非常喜爱的曲子，这样唱起来会很投入，也很容易唱出感情。

准妈妈在哼唱时也可以根据歌词展开丰富的想象，如唱《摇篮曲》时就好像自己在一个温馨的婴儿房里，正在用摇篮推着自己的宝宝睡觉。有研究指出，准妈妈给胎宝宝唱歌相当于一种产前免疫，长期坚持可给胎宝宝提供重要的记忆印记。

有的孕妇认为自己五音不全，没有音乐细胞，哪能给胎宝宝唱歌呢？其实，这种想法完全是错误的。要知道，给胎宝宝唱歌并不是登台表演，不需要什么技巧和天赋，要的只是准妈妈对胎宝宝的一片深情。只要你带着对胎宝宝深深的母爱去唱，那么你的歌声对于胎宝宝来说，一定是十分悦耳动听的。唱的时候尽量使声音往上鄂部集中，唱得甜甜的，胎宝宝一定十分喜欢。此方法一天可进行早、晚各一次，每次以15～20分钟为宜。

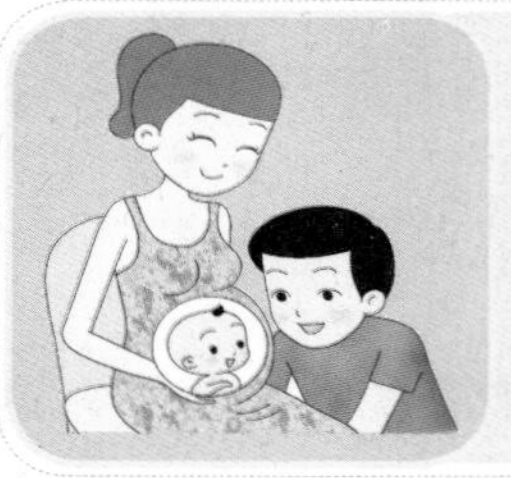

第32周

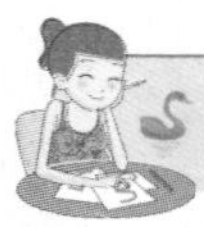

第218天　做宝宝的行为楷模

孕8月，胎宝宝基本上是个完整的小人儿了，准妈妈一些生活习惯会潜移默化地影响到胎宝宝。因此，准妈妈日常生活习惯的好与坏，对胎宝宝来说是至关重要的。

养成良好的生活习惯。据报道，母亲有良好的行为习惯，那么，自宝宝呱呱落地时渐渐就会发现宝宝生活非常有规律，白天很少哭、闹，饮食、睡眠都非常按时，上幼儿园后对新环境适应很快，说话、走路都比别的孩子早。所以，准妈妈在怀孕时就要非常注重胎教，使自己的生活很有规律，并制订一个具体方案，比如，每天早晨起床后欣赏一段音乐，7点钟到户外散步，做健身操，工作休息时，练练瑜伽，中午休息1小时，晚饭后到外面散步，然后看看电视（时间不要太长），睡前进行胎教，大约10点钟睡觉。

瑞士小儿科医生舒蒂尔曼博士调查发现，早起型准妈妈所生的孩子，一生下来就有早起的习惯，这说明新生儿的睡眠类型是怀胎数月后由母亲决定的，即宝宝在出生之前就与母亲之间存在着“感应”。因此，要培养宝宝从小养成良好的生活习惯和性格，就应从胎儿做起。

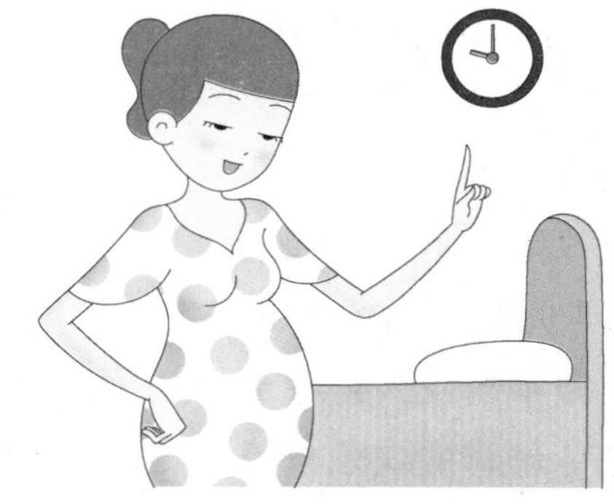

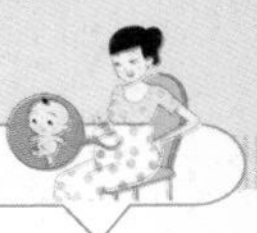

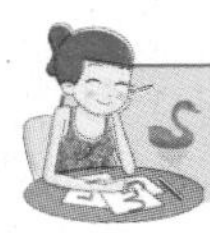

第219天　推荐两款准妈妈的营养靓汤

什锦豆腐汤

原料　豆腐150克，香菇25克，冬笋25克，火腿50克，油菜200克，盐、高汤、熟猪油各适量。

做法　将豆腐切片，香菇、油菜、冬笋、火腿切丝。锅内加高汤和熟猪油烧沸，放香菇丝、冬笋丝、油菜丝、火腿丝、盐，煮熟后捞出盛入汤碗内；将汤再烧开后放入豆腐片，待豆腐片浮起，立即捞出，盛入汤碗即可。

功效　此汤富含人体所需的蛋白质、维生素A、维生素C、铁、锌等营养素。

猪血豆腐汤

原料　猪血200克，豆腐2块，姜、蒜、盐、味精、料酒、植物油各适量。

做法　猪血和豆腐都切成小块；姜、蒜切成细末；锅内放植物油烧热后，爆香姜、蒜，下猪血，烹料酒，加水；烧沸后，放入豆腐块，最后用盐、味精调味即成。

功效　此汤含有丰富的蛋白质、铁、锌、钙、磷等营养素，具有补血的功效，为准妈妈常食之佳品。可预防妊娠贫血，对妊娠眩晕也有良好的作用。

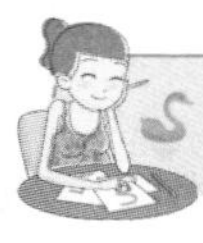

第220天　常做三种放松运动

随着腹部的越来越大，准妈妈的腰部、肩膀、下肢等部位经常会感觉不舒服，其实，针对这些部位做一些肌肉放松的运动，就可以帮助准妈妈缓解不适感。

1 腰部放松术

坐在地毯上，双腿盘坐或采取放松姿势的坐姿，但不要交叉，把手放松地搁在双膝上，一边呼气一边轻轻地按顺时针方向转动腰部，然后按逆时针方向转动。反复练习。或者坐在地毯上，双腿稍弯曲，根据不同的月份，双腿弯曲程度以不压迫腹部为原则，双臂放松地搭放在双膝头上，然后一边呼气一边向前弯腰。

2 下肢放松术

准妈妈躺在床上，配合呼吸，吸气时慢慢将脚抬起，单腿膝盖弯曲，逐步向胸腹部屈膝。慢慢将腿收回与身体垂直，绷脚面，保持10秒钟左右。缓缓地呼气时，把脚慢慢地放平，然后换另一条腿练习。

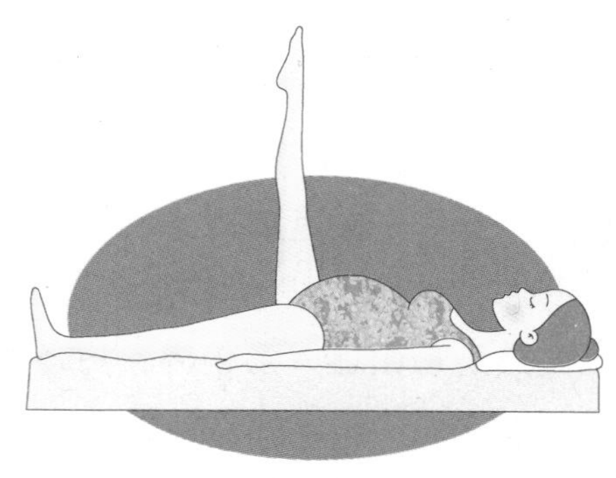

3 肩背部放松术

自然站立，双腿略微分开与肩部同宽。膝盖稍微弯曲下去，然后，把双手放松地搭在双肩上，并自然地左右旋转肩膀，反复练习。或者自然站立，双腿分开与肩部同宽。左臂呈直角弯曲抬起，右臂搭在左臂弯曲的肘关节处，并向左侧扭转肩膀，换另一侧练习身体。

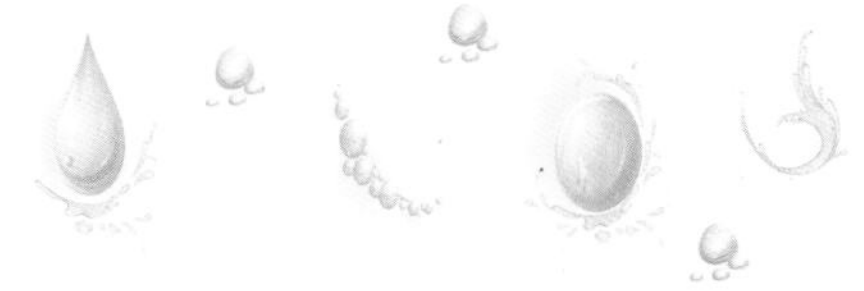

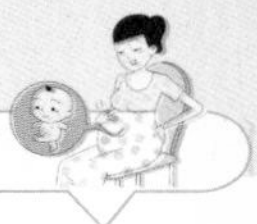

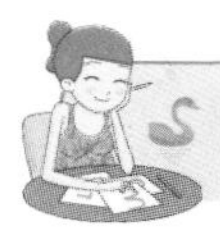

第221天　让胎宝宝记住妈妈的声音

胎宝宝听觉器官是在胎龄26周（6个半月）时发育成熟的，其结构基本上和出生时相同，只有中耳的鼓室在出生前仅有极小量的空气，乳突的气化也未完成。直到出生时随着哭叫与呼吸，空气经由咽鼓管进入鼓室，鼓室的气化才完全完成。另外，胎宝宝在宫内时，中耳内充满中胚层的胶状物。所以，胎宝宝从妊娠26 周开始，耳已有了接受声波，将声波的机械振动能转换为神经冲动的能力。这一点与正常人的功能相同。所以胎宝宝可以听到外界的各种声音。当准妈妈俯视着大肚子向腹中的胎宝宝说悄悄话时，胎宝宝会一直很耐心地侧耳细听。胎宝宝会通过准妈妈腹部皮层、脂肪和羊水，听到外界传来的声音。胎宝宝偏爱听200～1 000赫兹的频率，而这正是准妈妈的频率，难怪胎宝宝会如此沉浸于妈妈的声音中。

胎宝宝不仅能听到妈妈的声音，而且还能记住妈妈的声音。所以，刚出生的新生儿如果哭得非常厉害，只要把他放在妈妈怀里（让他听母亲的血流脉动声音）倾听妈妈慈爱的说话声，就

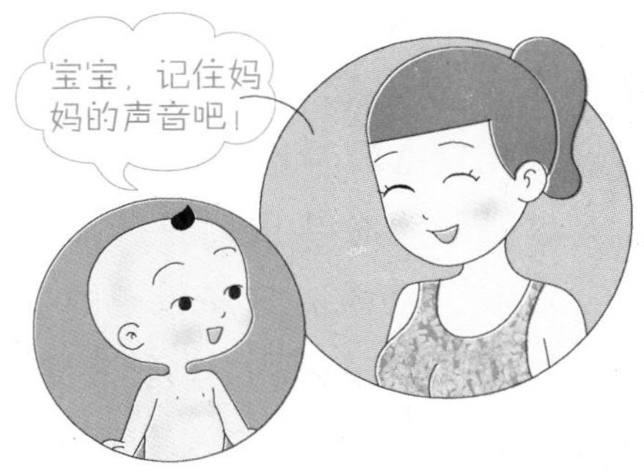

可以使他停止哭闹。这是胎宝宝能记忆妈妈声音的一种证明。胎宝宝在母体内唯一听惯了的便是妈妈的心脏搏动声，听久了，习惯了，即建立起一种安全感。一旦娩出，气候寒冷以及有刺眼光线的新世界，对刚出生的婴儿而言，非常陌生。此时只有妈妈温柔的声音，才可以抚慰宝宝惊惶的心。

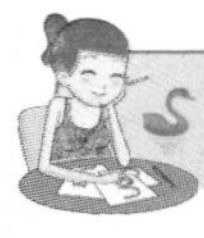

第222天 用音乐消除紧张情绪

音乐是热情洋溢的自由艺术，它像自然一样无边无尽，像风，像海洋，像天空。音乐以其优美的旋律，令人心旷神怡。

从怀孕第7个月开始，准妈妈身子越来越笨重，行动越来越不便，因为会经常想到分娩以及产后的问题，思想压力比较大，很容易出现心理焦虑现象。

这时的胎教音乐，应选择轻松、柔和、舒缓、充满希望的音乐，以舒展准妈妈的紧张情绪，减少准妈妈的心理焦躁和不安，帮助准妈妈做好迎接小天使降生的准备。

根据研究和经验，德国著名作曲家罗伯特·舒曼的钢琴套曲《童年情景》之《梦幻曲》、《让世界充满爱》、《我将来到人间》等，都是非常适宜孕晚期欣赏的胎教音乐曲目。罗伯特·舒曼是19世纪上半叶德国音乐史上最突出的人物，也是德国浪漫主义音乐成熟时期的代表人物之一，《梦幻曲》是他钢琴套曲《童年情景》13首曲子当中最脍炙人口的一支乐曲。

《梦幻曲》的旋律柔美、浪漫，完美的交融以及充满表现力的合声，刻画了一个梦幻般的世界，表现了儿童天真、纯洁的幻想。准妈妈在欣赏《梦幻曲》的时候，可以充分发挥想象力，随着乐曲柔美平缓的旋律，幻想进入到梦境中，“看见”一个圣洁的小天使——期盼许久的可爱的小宝宝向你走来，你可以“尝试”走上前去，拥抱宝宝，亲吻宝宝，向宝宝诉说你的期盼，向宝宝表达你和准爸爸无限的爱……

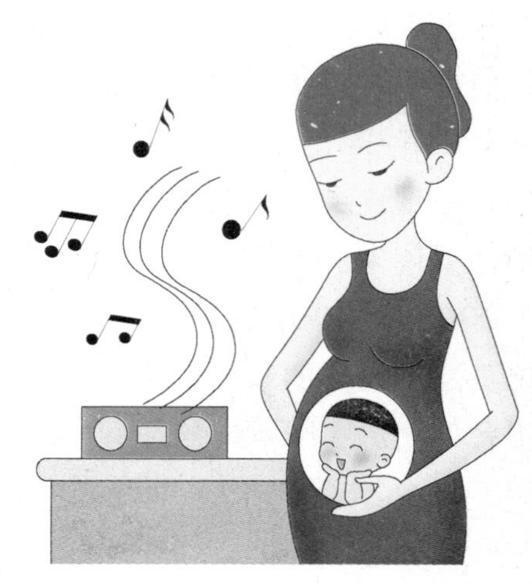

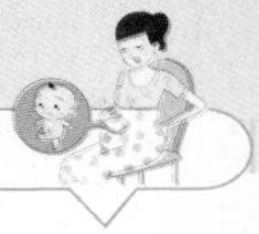

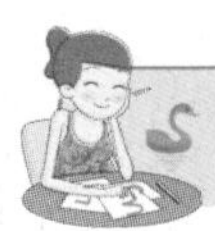

第223天　穿衣过紧不利于优生

如今有许多青年女性，喜欢穿又瘦又紧又小的衣服，以显示体形美，甚至在怀孕以后，还不愿穿对自己身体有利的宽大舒适的衣服。其实，女性怀孕以后，由于胎宝宝在母体内不断地发育成长，会使得母体逐渐变得腹圆腰粗，行动不便。同时，为了适应哺乳的需要，准妈妈的乳房也逐渐丰满。随着月数的增加，准妈妈本身和胎宝宝所需氧气增多，呼吸通气量也会增加，胸部起伏量增大，所以准妈妈的胸围也在增大。如果再穿瘦、紧、小的衣服，就会影响呼吸运动及身体的血液循环，甚至会引起下肢静脉曲张和限制胎宝宝的活动与发育。

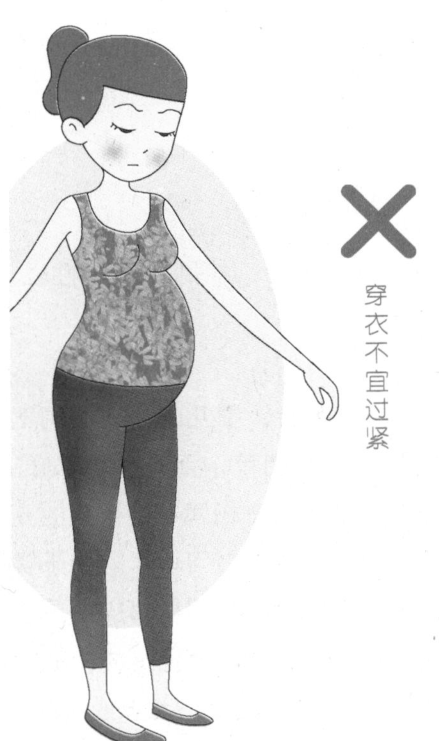

因此，怀孕后的女性尤其是怀孕中后期，准妈妈应忌穿紧小的衣服，宜穿轻而柔软、宽大舒适的衣服。内衣、内裤不要太紧，裤带也要松紧适度，这样才有利于准妈妈的身体健康，也有利于胎宝宝的生长发育。一般来说，夏季准妈妈容易出汗，宜穿肥大不贴身的衣服。冬天要穿厚实、保暖、宽松的衣服，如羽绒服或棉织的衣服，既防寒又轻便，款式也美。现在市场上有很多准妈妈装出售，怀孕的朋友可选择适合自己的购买。

第224天　提前为宝宝布置一间婴儿房

为了迎接心爱的宝宝，父母要为宝宝营造一个能够自由活动的生活空间，在为宝宝布置房间时，有很多小细节需要多多注意。

新生儿房间最好不要摆放家电。对于电脑开机、照明灯开启后等家电发出的“小”声音也不能忽视，因为低频噪声同样也威胁宝宝。同时，还要合理摆放家用电器，如：洗衣机、排油烟机和换气扇等均应放在厨房、卫生间，并且注意和儿童房的隔音情况。新生儿最好住在向阳、保暖、噪声小、通气好的房间内。温度以18～22℃为宜，相对湿度应保持在50%左右。不论春夏秋冬，只要天气晴朗，就应每天定时开窗通风30分钟，保持空气清新。此外，还要准备以下物品：

1 婴儿床

木制，内设可拆卸摇篮、蚊帐；围栏高度要大于60厘米，防止宝宝较大时翻越摔伤；各活动连接处螺栓牢固，不易被摇晃导致松动脱落；最好在孩子出生前就准备好，放在通风处吹散油漆味道。

2 床垫

为使宝宝的脊椎正常发育，不宜太软，稍硬一点的较好。

3 被子

被面和里子均为棉制，厚薄适中，大中小各一床。

4 垫被

两床以备换洗。

5 毛巾被、床单

两条以上，棉制，吸湿性强。

6 枕头

一般来讲，婴儿的小枕头的宽度要与头长相等，而枕头的长度，应该与他的肩宽相同。小枕头的高度只需3～4厘米就可以了。由于婴儿出汗多，做枕头的材料应该是吸汗、通气的，比如外面是纯棉软布的，里面可以填充荞麦皮、茶叶、菊花等。

孕9月：行动变得更为不便

本月，因胎宝宝增大并逐渐下降，很多准妈妈会觉得腹坠腰酸，骨盆后部肌肉和韧带变得麻木，有一种牵拉式的疼痛，使行动变得更为艰难。平时做起来很简单的事情，现在你会感觉很累。这个阶段，大多数胎宝宝随着逐渐长大，活动空间越来越小，胎动也会变缓。即使这样，你每天仍能感到10次以上的胎动。准爸爸妈妈一定要提前做好分娩的准备工作。

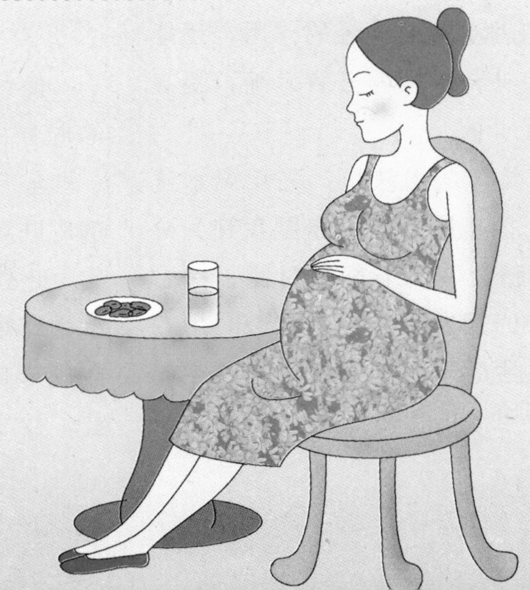

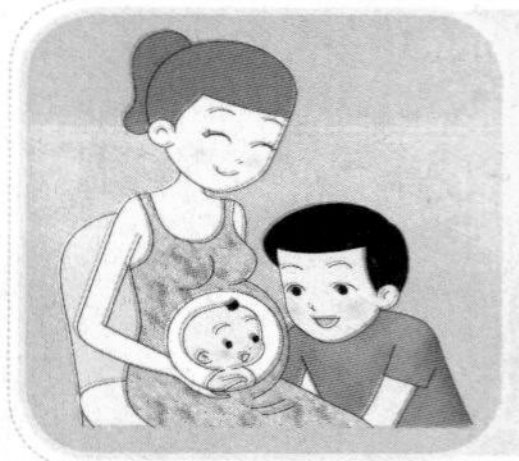

第33周

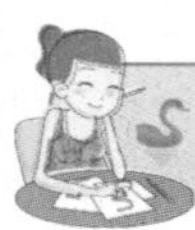

第225天　如何保证良好的睡眠

腹中孕育着生命的准妈妈们，负担重、消耗大、易疲劳，更需要充分的睡眠以恢复体力，保持健康，保证胎宝宝的正常发育。准妈妈最好晚上10点前就寝，睡足8～9个小时。尤其是晚上11点到次日凌晨4点这段时间内，一定要保证最佳的睡眠质量。

睡前搓搓脚心即可有助于睡眠。在睡觉之前搓一搓脚心，不但可补充运动量少的缺憾，还可起到刺激脚心神经的作用，还能滋阴补肾、颐养五脏六腑，提高睡眠质量。

具体的做法是，先用温水洗脚，擦干脚后将一条腿盘在另外一条腿上，脚心朝向对侧，搓右脚心时用左手，搓左脚心时用右手，最后转圈搓至发热。搓完以后，用拇指和食指逐个按摩脚趾，用力不要过大，然后温水洗手就可以了。经常搓搓脚心，可以促进血液的循环，也利于胎宝宝的成长发育。

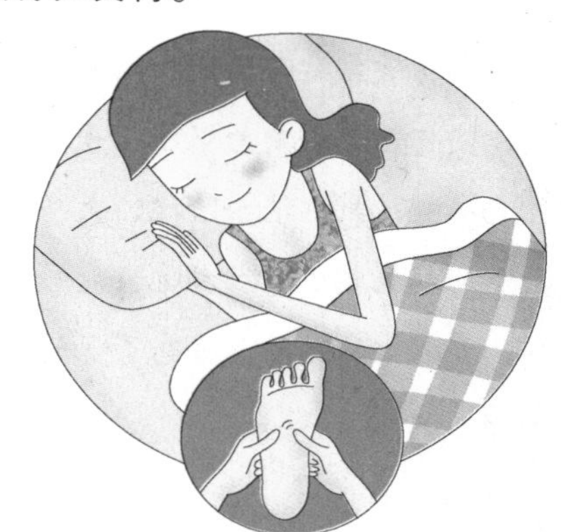

值得注意的是，在揉搓按摩的时候不要轻易使用按摩精油，一些含有化学物质的按摩精油渗透皮肤可能会带来不良的影响。

此外，舒适的卧具和良好的室内环境也是很重要的。棕床垫或硬板床上铺9厘米厚的棉垫为宜，并注意枕头松软、高低适宜。

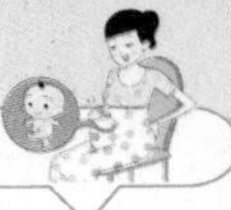

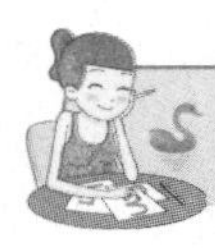

第226天 不要吃得太咸

大多数准妈妈在受孕8个月以后，容易发生水肿及高血压症状，这时如果吃得过咸，胃部会出现烧灼感。其特征是胃中有种如火烧的感觉，且常上升至喉咙。若这些症状加重，会危害母体、胎宝宝的健康。

因为食盐摄入过多会增加细胞外液量，引起水潴留，同时又加重了心脏的负担。还有血管平滑肌细胞内钠及水量增加，使血管内阻力加重，盐的排泄又要依靠肾脏，这样日子久了可使准妈妈出现水肿及血压升高，甚至还会引起肾性高血压。不仅是准妈妈，就是常人吃盐太多对身体健康也是有害的。虽然准妈妈的食盐摄入量不宜过多，但也不必禁盐，这里所提倡的是节制盐的摄入量。一般来讲，每天食盐不得超过10克。正常进食每天带给人的8～15克氯化钠，其中1/3由主食提供，1/3来自烹调用盐，另1/3来自其他食物。准妈妈节制盐的摄入可以用一些无咸味的其他调味品，可使准妈妈逐渐习惯节制盐的摄入，如食用新鲜番茄汁、无盐醋渍小黄瓜、柠檬汁、醋、无盐芥末、香菜、大蒜、洋葱、葱、韭菜、丁香、豆蔻等都可以代替盐提高食欲。全脂或脱脂奶以及低钠制作的酸奶、乳制甜奶也都可以食用。

准妈妈少吃咸食，不只是烹调菜肴时少加盐，而且一些盐腌制的菜也不要食用，如雪菜以及咸点心等，都会增加人体钠盐含量。尤其不要吃咸鱼，咸鱼除含钠盐多外，还含有大量二甲基亚硝酸盐，有致癌作用，危害母子健康。如果不想让胎宝宝犹如生长在一个“咸菜缸”里，准妈妈应该更加注意均衡摄取各种营养素，如碳水化合物、蛋白质、脂肪、钙质、铁质、矿物质和维生素。

第227天 胎宝宝脐带绕颈别慌张

胎宝宝在子宫内的位置是不断变化着的，到了32周后，所有的准妈妈都在为腹内的宝宝担心一件事情：如果脐带过长、缠绕胎宝宝的颈部，胎宝宝可能就会很危险。但事实上，情况果真如此严重吗？

脐带是胎宝宝连接准妈妈的桥梁，胎宝宝在子宫内靠着脐带和胎盘与母体相连。通过这条相连的脐带，胎宝宝可以获得养分和氧气，胎宝宝产生的二氧化碳和各种废物也通过脐带送回母体中排出，通过这条脐带的维系，胎宝宝才得以健康地生长发育。因此，有人把脐带称为胎宝宝的“生命线”。

因为好动的小家伙已经可以在羊水中自由地运动，翻身打滚是常有的事情，所以一不小心就会被卡住。但准妈妈也不必过分担心，一般认为脐带绕颈与脐带过长和胎动过频有关。个别胎宝宝甚至有绕颈7周的现象。因为脐带血管长度较脐带长，平时血管卷曲呈螺旋状，而且脐带本身由胶质包绕，有一定的弹性，所以，绕颈周数越多胎宝宝的存活程度就越小的说法并不科学。

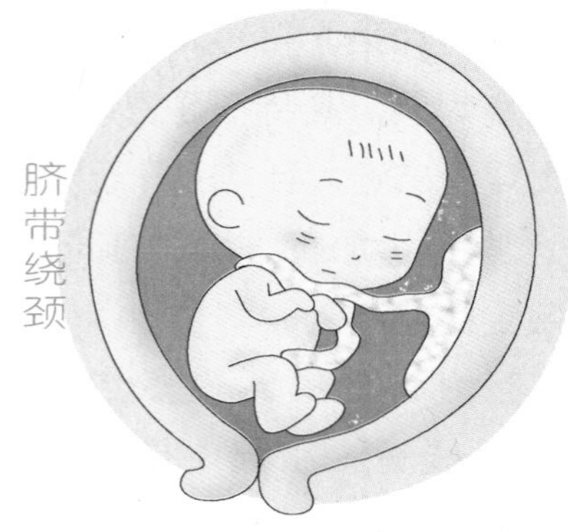

事实上脐带绕颈1周的情况很常见。脐带绕颈松弛，不影响脐带血循环，胎宝宝也有可能会通过胎动绕开，在入盆时头由向上变成向下，绕颈将可能自行解开，不会危及胎宝宝生命。

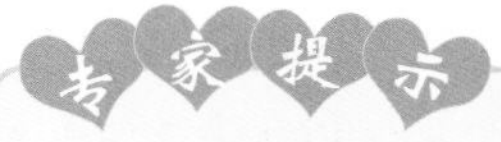

虽然脐带绕颈1周或者2周不会造成危险，但还是有些宝宝会因胎盘早期剥离或脐带扭转等发生意外事故，其中以脐带扭转的发生最为突出。所以，准妈妈要时刻注意胎动，做到及早发现及早处理。

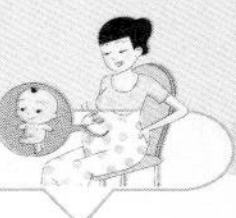

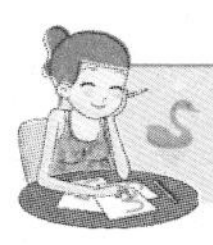

第228天　关于休产假的合理化建议

1 什么时候该考虑休产假

如果准妈妈的工作是长期与使用电脑有关，或是工作在工厂的操作间中，有可能接触到有毒有害物品，如重金属铅、汞，化学物质如有机溶剂、某些生物再生物质等有毒有害物质，或是暗室等阴暗嘈杂的环境中，那么建议准妈妈在怀孕期间调动工作，或选择暂时离开工作岗位，待在家中。

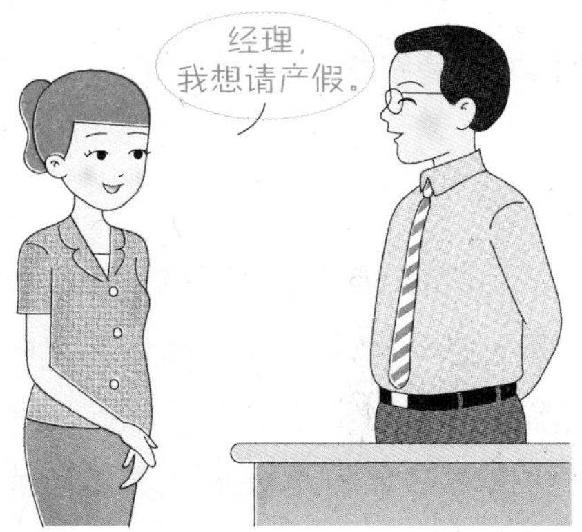

如果准妈妈的工作是饭店服务人员或销售人员，或每天至少需要4小时以上的行走时间，建议准妈妈在预产期的前两周半就离开工作岗位回到家中待产。

如果你的职场的工作环境相对比较安静，不接触有毒有害物品，同时身体状况良好，你可以选择边工作边怀孕，在预产期的前1周或2周回到家中，无须早早地待在家里等待宝宝的出生。

2 国家关于女职工产假的规定

按照国家有关规定，女职工怀孕不满4个月流产的，给予15～30天产假；怀孕满4个月以上流产的，给予42天产假。产假期间，工资照发。

女职工产假不少于90天，其中产前休假15天。难产的，增加产假15天。多胞胎生育的，每多生育一个婴儿，增加产假15天。

此外，对于晚育的职工，各地还有给予一定奖励假的规定。

女职工产假期间，即使劳动合同期满，用人单位也不得解除劳动合同。用人单位参加生育保险的，由社会保险机构发给生育津贴；用人单位没有参加生育保险的，产假期间的工资由用人单位支付。

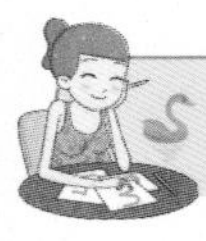

第229天　早期破水怎么办

早期破水是指准妈妈不管是否已足月，在还没有真正进入产程之前，包在胎宝宝外的胎膜(羊膜)就发生自然破裂，羊水流出，胎宝宝失去羊膜的保护。发生早期破水的原因并不是很明确。

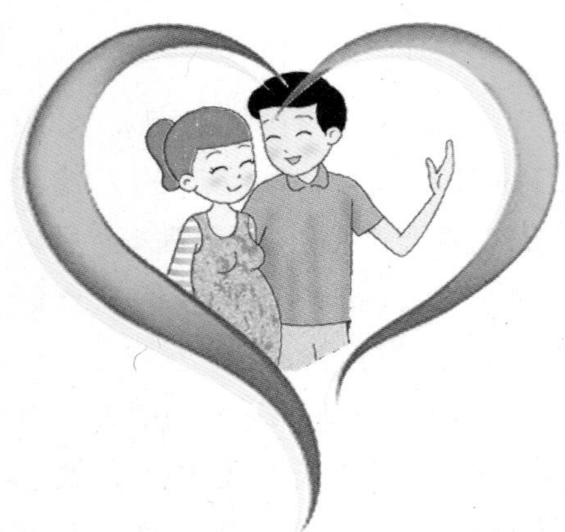

健康完好的羊膜具有很好的韧性，但当内外的环境改变时，可能会造成羊膜的某一点抗压能力降低，而形成一个压力出口。这些情况包括感染、子宫颈的闭锁不全、羊水过多症、胎位不正、外伤外力的压迫和多胞胎妊娠等，也有部分并无明显的原因。据不同研究机构的统计，此种情况的发生率大约占生产者的10%左右。

若未满36周或更早，则要考虑到早产所并行的问题，此时易对小宝宝造成危险。若有感染的情形，可立即用抗生素治疗，但有时早产造成的危险比感染还严重。

若破水时妊娠已超过37~38周，可算是足月儿，若无明显感染症状如发热、胎心加速、验血白血球升高等情况，自然情况下九成会在24小时内发生阵痛，高达九成会在两天内出生。

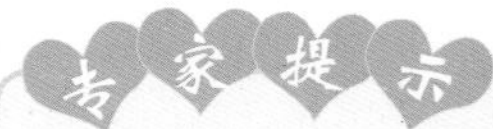

阴道通常在怀孕晚期都会有一些分泌物，如会流出少量的水，内裤湿了巴掌大一块，这种的情况往往不是破水。真正的破水像流水一样，活动以后流量更多，这个时候应该立即去医院。破水后，第1次生产的初产妇，无腹痛、无流血可以打车到医院。而经产妇要尽量平躺着，抬高臀部，有必要最好叫救护车。

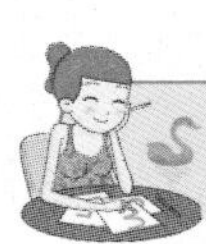

第230天　准妈妈要慎吃刺激性食物

刺激性食物主要是指葱、姜、蒜、辣椒、芥末、咖喱粉等调味料和部分蔬菜。这些食品可以促进食欲、促进血液循环和补充人体所需的维生素、微量元素(如锌、硒)等。这些食物正常人吃了是大为有利的。葱、生姜、生蒜少量作调味料，煮熟后食用，其辣性大大减弱，因而对人体的刺激也会大大减轻。甜椒因没有辛辣之味，汆熟食也无妨，但辣椒、生葱、生姜、生蒜以及芥末、咖喱辛辣过重，准妈妈不宜食用。

这是因为，这些辛辣物质会随母体的血液循环进入胎宝宝体内，给胎宝宝不良刺激。从准妈妈的身体方面来说，怀孕后大多呈现血热阳盛的状态，而这些辛辣食物从性质上说都属辛温，而辛温食品会加重血热阳盛的状态，使体内阴津更感不足，会使准妈妈口干舌燥、生口疮、心情烦躁等症状加剧。这样，自然不利于胎宝宝的正常发育。

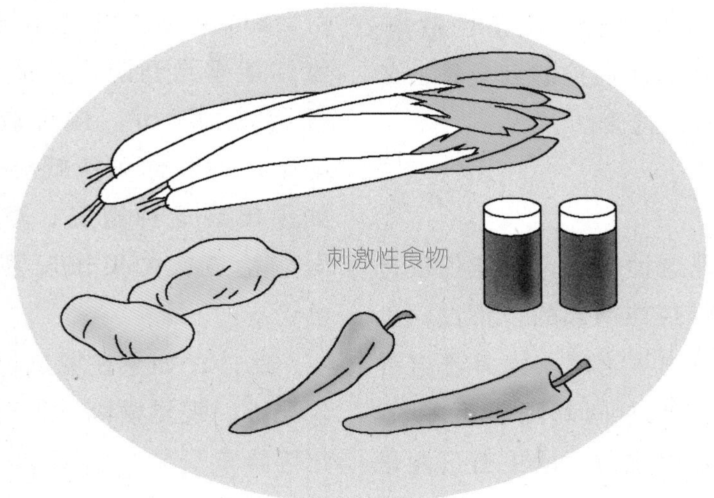

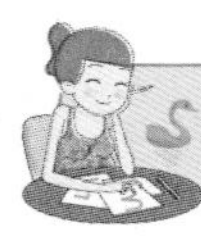

第231天　警惕运动中的危险征兆

孕晚期，准妈妈在锻炼时要格外小心，随时注意自己身体的感觉，千万不要勉强自己。锻炼过程中，如果强度过大可能造成危险时，你的身体自然会告诉你。你要特别注意下列危险征兆和症状：

1 头晕

如果你在锻炼的过程中感到持续头晕，或者同时有视觉模糊、头疼或心跳过快的现象，可能是重度贫血或其他严重疾病的征兆，会影响准妈妈和胎宝宝的健康。如果你休息之后仍感到头晕，要马上去医院检查。

2 胸腹反复出现尖锐疼痛

出现这种情况，可能仅仅是你的韧带拉伸引起的，不过，也可能是发生了宫缩。尤其是这种疼痛出现的时间间隔差不多长，而且反复出现时，就更有可能是宫缩。这时候医生可能需要利用胎心监测仪来判断你是否即将临产。如果出现这种疼痛，要马上去医院检查，如果情况紧急就看急诊。

3 心跳过快

如果你在锻炼时出汗太多或没办法顺畅自如地谈话，那么，你的运动量很可能过大了。如果在休息后，心脏仍然跳得很快，建议你马上去医院检查。

4 阴道流出液体

如果你的内裤总是湿的，或者你能感觉到阴道有液体渗出，甚至突然流出，这可能是羊水早破，说明你可能就要临产了。如果出现这种情况，要马上去医院检查，如果情况紧急就看急诊。

此外，如果在锻炼过程中出现恶心、视觉模糊、体温突然变化等异常情况，也应立即停止运动，必要时及时就医。

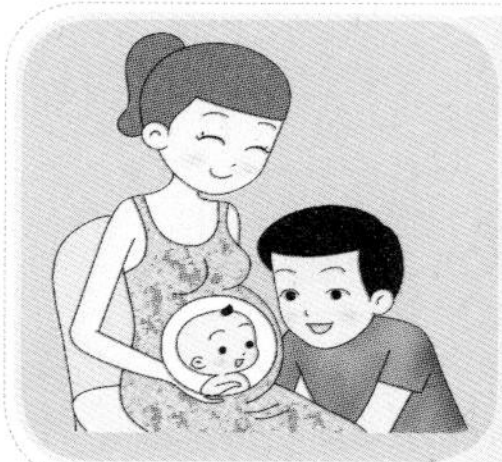

第34周

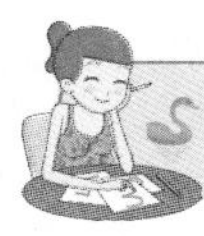

第232天　夏季纳凉不要久吹电风扇

准妈妈的新陈代谢十分旺盛，皮肤散发的热量也增加，在炎热的夏季出汗很多，因此常常借助电风扇纳凉。如果准妈妈用电风扇久吹不停，就会有头晕、头痛、疲乏无力、饮食下降等不适反应出现。因为电扇的风吹到皮肤上时，汗液蒸发作用会使皮肤温度骤然下降，导致表皮毛细血管收缩，血管的外周阻力增加，而使血压升高。表皮血管呈舒张状态，血流量增多，尤其是头部因皮肤血管丰富，充血明显，对冷的刺激敏感，所以易引起头晕、头痛症状，为了调节全身体温，达到均衡状态，全身的神经系统和各器官组织必须加紧工作，因此，吹风时间长，人并不感到轻松，反而容易疲劳。

准妈妈出汗多时，更不要马上吹电风扇，因为这时全身皮肤毛孔疏松，汗腺大开，邪风极易乘虚而入，轻者伤风感冒，重者高热不退，给准妈妈和胎宝宝的健康造成危害。

因此，准妈妈应注意避免突然或长时间吹电风扇，更不可用吹电风扇的方法去汗。必须吹电风扇时，只宜选用微风有间隙地吹，或用手扇扇子纳凉。

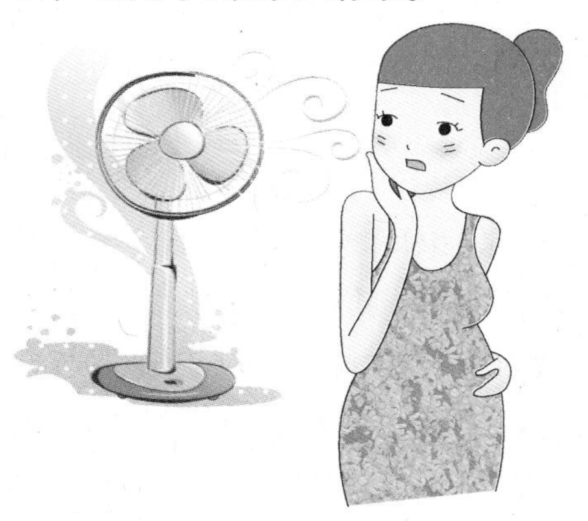

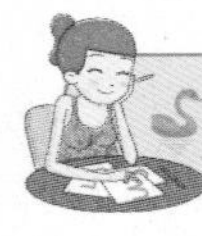

第233天　职场妈妈如何休产假

职场准妈妈如何让自己的角色由一个职业女性成功转换为准妈妈，请产假是必不可少的。那么，请产假应注意哪些方面的问题呢？

1 规划产假计划

两全齐美的好事谁都想做，对于准妈妈来讲，既能照顾好孩子又能在职场占得一席之地是最好的结果，但不是每个妈妈都那么幸运。因此，职场准妈妈需要注意，虽然休产假是法律赋予你的基本权利，但在行使这些权利时还要多加考虑，尤其是对那些不想放弃工作的妈妈，更需要提前规划一份产假工作计划。

2 列出工作明细表

如果职场准妈妈所从事的工作不可替代性越高，那么，请产假时交接准备工作就会变得越复杂。因此，准妈妈要先将每一项与自己相关的工作细节仔细记录下来，之后列出工作明细表，比如“例行事务表”、“专题任务表”、“即将开始实施任务表”等，这样代理人会根据表中的安排很快接手工作。

3 与代理人进行工作交接

准妈妈与代理人进行工作交接是一个很重要的环节。在产假前，让代理人了解你工作的脉络与流程，并提前进入工作状态，万一你出现早产症状，可轻松离开。同时，让代理人同与工作有密切联系的同事熟悉，并告知同事，代理人将在产假期间接替你的工作。

4 产假期间常与公司及代理人联系

在产假中，可以与公司负责人及代理人通电话，关心一下公司及代理人的工作状态，虽然有时会比较麻烦，但不吝啬这点时间与耐心，这才是以后在职场生存的长久之道。

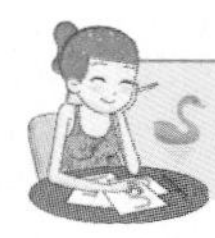

第234天　谨防静脉曲张缠上准妈妈

下肢静脉曲张主要发生在下肢皮下浅在的大静脉，其次是小静脉。女性妊娠时，下肢和外阴部静脉曲张是常见的现象，静脉曲张往往随着妊娠月份的增加而逐渐加重，越是接近妊娠晚期，静脉曲张越厉害，经新妈妈比初新妈妈更为常见而且严重。这是因为，妊娠时子宫和卵巢的血容量增加，以致下肢静脉回流受到影响；增大的子宫压迫盆腔内静脉，阻碍下肢静脉的血液回流；此外，如果准妈妈久坐久站，势必加重阻碍下肢静脉的血液回流，使静脉曲张更为严重。

静脉曲张是可以减轻和预防的。主要是准妈妈在妊娠期要休息好。有些准妈妈因工作或习惯经常久坐久站，就易出现下肢静脉曲张，因此只要准妈妈注意平时不要久坐久站，也不要负重，就可避免下肢静脉曲张。

有的准妈妈已经出现下肢或外阴部静脉曲张，如自觉下肢酸痛或肿胀、容易疲倦、小腿隐痛、踝部和足背有水肿出现，行动不便时，更要注意休息，严重时需要卧床休息，用弹力绷带缠缚下肢，以防曲张的静脉结节破裂出血。一般在分娩后静脉曲张会自行消退。

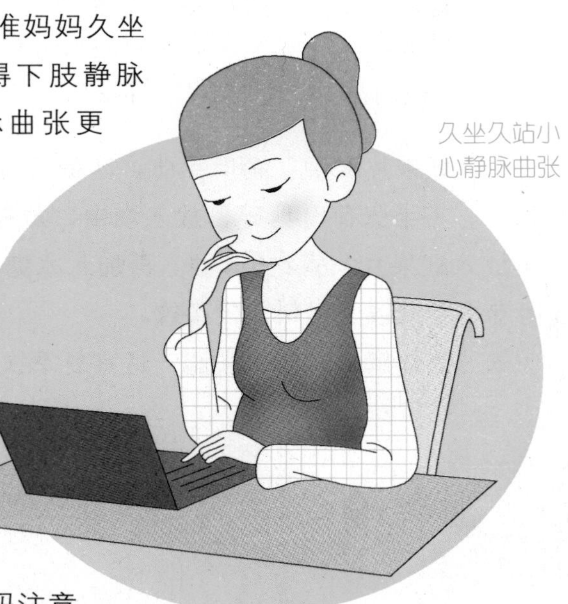

久坐久站小心静脉曲张

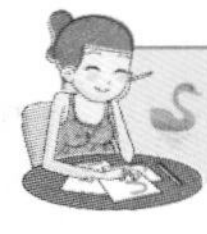

第235天 推荐三款美味茶饮

参须枸杞茶

原料 西洋参须20克，枸杞子10克。

做法 将西洋参须加入热水中煮沸，再加入枸杞子用文火煮约1分钟即可。

功效 可以增加身体的抵抗力，并能补脾益肺，生津，安神。

香杏美白茶

原料 鲜牛奶500毫升，薏米15克，白砂糖、杏仁粉15克。

做法 鲜牛奶倒入锅中，再加入白砂糖、杏仁粉、薏米1大匙（15克），用文火慢慢煮沸即可。

功效 健脾止泻、利尿及美白润肤。

红果荷叶茶

原料 红果片30克，荷叶半张，冰糖适量。

做法 将半张荷叶剪碎，放入水中，放在炉上用文火煮至水沸，再放入红果片，煮约5分钟。再加入冰糖，煮3分钟即可。也可以用沸水浸泡以上材料，代茶饮。

功效 清热解暑，健胃去脂，适宜夏季饮用。

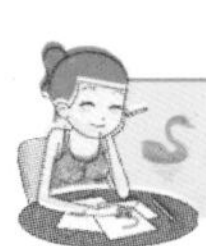

第236天 推荐三款美味靓汤

萝卜鲤鱼汤

原料 鲤鱼600克，白萝卜300克，冬瓜子30克，大葱15克，姜、植物油、料酒、精盐、胡椒粉、味精、香油各适量。

做法 将鲤鱼去鳞、鳃、内脏，洗净，与冬瓜子、白萝卜片一起入油锅，加葱段、姜丝、料酒、精盐，加适量清水。先用大火烧沸，再用文火煮至汤汁稠浓，停火前加少许胡椒粉、味精，淋上香油即成。

功效 利水消肿，止咳化痰。适用于孕妇双下肢水肿、咳嗽等症。

檬汁煨鸡汤

原料 柠檬汁适量，净小鸡1只，白糖、芝麻油、食盐、菜油各适量。

做法 鸡切小块；锅中放菜油烧沸，煎鸡块至金黄色，注入清水1碗，再放入柠檬汁、白糖、芝麻油、食盐，盖好盖，文火煨30分钟。

功效 润肤养颜，化痰下气。适用于孕妇面色瘦弱、痰多咳嗽等症。

山药瘦肉乳鸽汤

原料 怀山药20克，瘦肉100克，莲子25克，乳鸽1只，葱、姜、清汤、精盐各适量。

做法 将乳鸽择洗干净，放入沸水锅内，与姜、葱共煮10分钟，取出；怀山药、莲子洗净；瘦肉洗净切成丁。沙锅中加清汤煮滚，加入乳鸽、瘦肉丁、姜片、怀山药、莲子烧沸10分钟，改文火再煲1小时，放精盐调味即成。

功效 此汤含有蛋白质、脂肪、糖类、钙、磷、铁、B族维生素及游离氨基酸等，营养丰富，孕妇食用可预防妊娠贫血症。

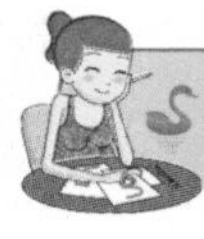

第237天 如何增大孕晚期钙的吸收量

进入孕晚期，随着胎宝宝的长大，准妈妈需要摄入比平时高出1倍甚至更多的钙。需要特别提醒的是，不要忽视食物中钙的摄入，因为食物中的钙吸收利用率比较高。下面就为大家详细解读如何更好地吸收食物中的钙。

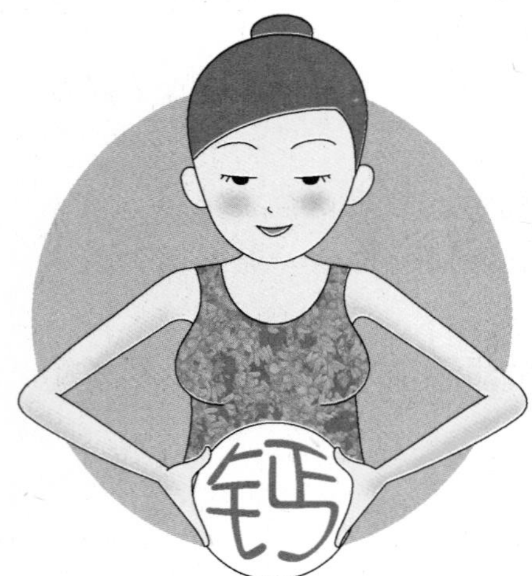

（1）要选择正确的补钙食物。牛奶、鱼类是补钙的首选食物。牛奶中钙含量高，且易被人体吸收，但酸奶中钙含量高于牛奶，且酸性的环境更利于钙的吸收。鱼类，特别是小鱼中的钙含量也比较高，因为小鱼的骨头比较多，有时可以连骨头一起吃下，因此也成为补钙的食物来源。

（2）许多蔬菜中的钙含量并不低，但由于蔬菜中的草酸、植酸含量较高，降低了蔬菜中钙的营养价值。所以在烹调这类蔬菜时，一方面要通过氽水的方法去掉一部分草酸、植酸等抗营养因子；另一方面，在制订膳食计划时，要注意尽量避免这类食物与钙含量高的食物同时食用，如在喝牛奶时，最好不要立即喝茶或咖啡，因为茶水和咖啡中含有的鞣酸对钙的吸收不利。

（3）通过采用合理的烹调方法，也可以增加菜肴中游离钙的含量。特别是对于肉食类动物骨头来说，其结合型的钙含量虽然高，但不能被人体吸收，只有将它转化为游离型的钙以后，人体才有吸收的可能。这种转化方法就是在烹调的过程中加醋，使动物骨头在酸性环境中达到这一效果。因此，糖醋排骨、糖醋油炸小鱼都可以选用。

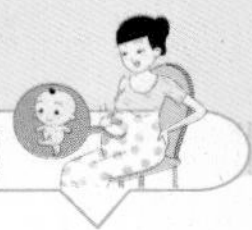

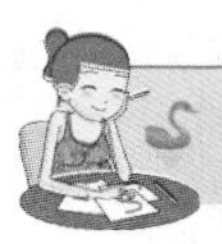

第238天 让胎宝宝接受美的熏陶

美育胎教能陶冶性情，净化环境，开阔眼界，具有奇妙的魅力。生活中处处充满了美，把美的信息传递的过程就叫做美育。美育是母亲与胎儿交流的重要内容，也是净化胎教氛围的必要手段。它可分为艺术美育、大自然美育和形象美育。

1 艺术美育

轻快柔美的音乐，具有感召力的绘画、书法、戏剧、舞蹈等文艺作品，这不但可以使准妈妈本身得以充实、丰富，同时也熏陶了胎宝宝，让胎宝宝也感受这诗一般的语言、童话一样美的仙境，而且还会刺激胎宝宝快速生长，使其大脑的发育优于其他胎宝宝。准妈妈还可以进行一些剪纸的练习，不需要画多好、剪多好，在这些行动中，准妈妈已经向胎宝宝传递了深深的爱和美。擅长编织的准妈妈，生的宝宝多手巧而心灵。准妈妈可以编织一些胎宝宝的衣物、胎宝宝用品，还可以绣花或者做其他美术品等，都能促进胎宝宝的大脑发育和手指的精细活动。

2 大自然美育

在时间充足的情况下，可以去公园游玩一番，美景作用于准妈妈的感官，唤起她们的审美心理和愉悦感，使精神境界得以升华。准妈妈在公园的青松翠柏中，呼吸着清新的空气，沐浴在温煦的阳光下，观赏着花草树木，会使心中的杂念尽除，烦恼顿消，喜悦之情油然而生。与胎宝宝同时享受这大好时光，是准妈妈最幸福的时刻之一了，同时腹中胎宝宝也受到了熏陶，得到美的教育。为了确保安全，准爸爸最好陪在准妈妈身边。

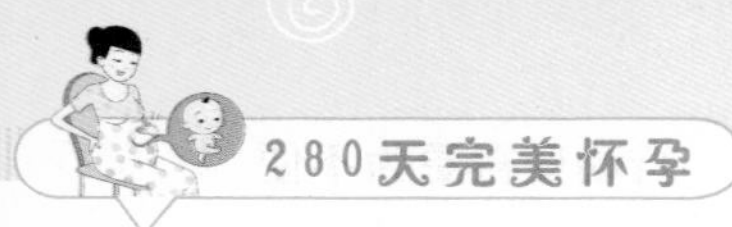

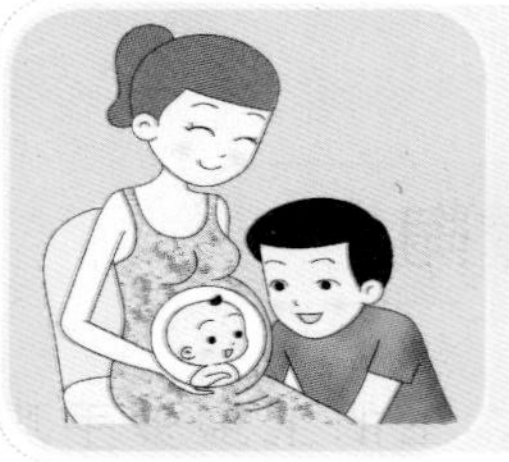

第35周

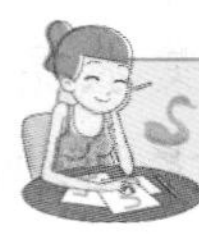

第239天 禁吃发芽土豆

土豆是世界上公认的营养丰富的食物。美国人认为，每餐只吃全脂奶粉和土豆，就可以得到人体所需要的全部营养。土豆的蛋白质中含有18种人体所需的氨基酸，是一种优质的蛋白质。其中所含的黏体蛋白质能预防心血管类疾病。土豆中维生素B_1的含量也居常食蔬菜之冠。

然而，食入发芽、腐烂了的土豆却可导致人体中毒，这是怎么回事呢？原来，土豆中含有一种叫龙葵素的毒素，而且龙葵素较集中地分布在发芽、变绿和溃烂的部分。有人测定，每千克土豆嫩芽中龙葵素的含量可高达5200毫克，高出土豆块中60～65倍。

龙葵素被吸收进入血液后有溶血作用，还可麻痹运动、呼吸中枢，刺激胃黏膜，最终可因呼吸中枢麻痹而死亡。此外，龙葵素的结构与人类的类固醇激素如雄激素、雌激素、孕酮等性激素相类似。准妈妈若长期大量食用含生物碱较高的土豆，蓄积体内会产生致畸效应。有人推算，有一定遗传倾向并对生物碱敏感的准妈妈，食入100～252克发芽的土豆，即可能生出畸形儿。而且土豆中的生物碱并不能因常规的水浸、蒸、煮等烹调而减少。有鉴于此，准妈妈还是少吃土豆为好。

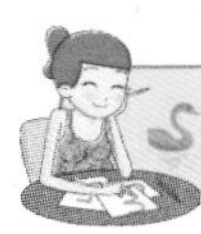

第240天 查查胎位是否正常

这周以后，子宫壁和腹壁已经变得很薄，当胎宝宝在你腹中有活动时，你可能会看到小家伙的手、脚或是肘部关节在腹部突显的样子。从这周开始，准妈妈要每周做一次产前检查，并注意向医生学习如何测胎心和胎动。也需要了解一下何为胎位，所谓胎位，通俗地来说就是胎宝宝在子宫内的位置。胎宝宝出生前在子宫里的姿势非常重要，它关系到准妈妈将要面临的是顺产还是难产。

定位后的胎宝宝会处于以下几种状态：

1 头位

胎宝宝的头部朝下，面向妈妈的骨盆，而胃部则朝向脊柱，这是最为普通的一种位置。

2 臀位

胎宝宝的臀部或腿的位置朝向妈妈的骨盆。此种体位并不常见，只有3%~5%的临盆妈妈属于臀位。

3 横位

胎宝宝侧身横躺，是比较少见的体位，多因母亲松弛的下腹肌所造成，有时也与多次妊娠有关。

4 斜位

胎宝宝斜躺横穿子宫，同时宝宝头部面朝子宫出口。而另一种罕见的情况是：胎宝宝臀部向下，背朝子宫出口。

当胎宝宝的体位出现横位、斜位和臀位等情况时，医生往往会建议做剖宫产。

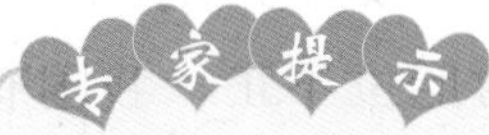

正确的胎位是指胎宝宝头部在母亲子宫体最下段，即头下脚上的位置，医学上称之为“头先露”，这种胎位分娩一般比较顺利。

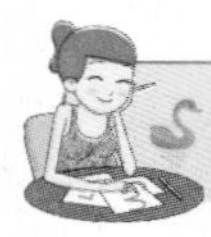

第241天 如何纠正胎位不正

胎位不正是颇为常见的现象，准妈妈们无须过于担心。随着孕周的增加，多数胎位不正的胎宝宝会自动转位成正常——胎头在下的产位。在产科的处理方面，一般是以9个月(36周)怀孕仍为胎位不正的，才确定诊断。当准妈妈在怀孕9个月时确诊为胎位不正的，就必须与医师讨论自己最合适采用哪种分娩方式。

（1）在妊娠28周前，可以做膝胸卧位操纠正，每天早晚各1次，每次做10分钟，连续做1周，胎位可以转正。其姿势是，在硬板床上，胸膝着床，臀部高举，大腿和床垂直，胸部要尽量接近床面，但要注意做前要松开裤带。

（2）针对胎位不正，我国有针灸治疗的成功先例。用针刺至阴穴，治疗胎位不正。每日1次，每次15～20分钟，5次为一疗程，适用于妇科检查诊断为臀位、横位、斜位的准妈妈。

（3）如果以上两种办法都不见效，可考虑从外部进行倒转，让胎宝宝来个180°的翻转，然后用布将腹部包裹起来，维持头位。当然做这种治疗必须由医生来做，如果自己乱来，弄不好，会导致脐带缠在胎宝宝颈上或发生胎宝宝早剥。

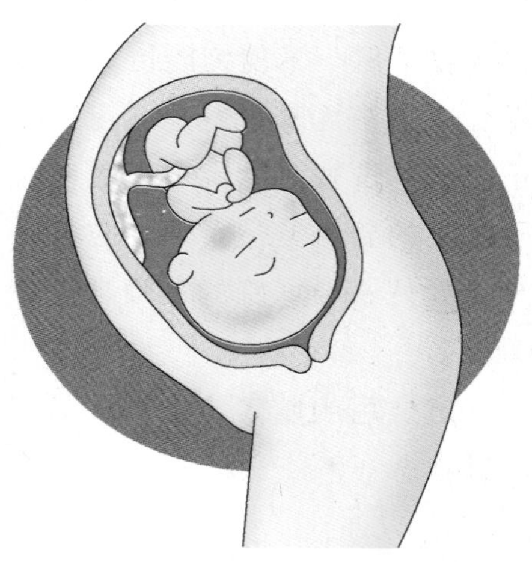

具体做法是用手在腹壁上摸到胎宝宝的头后，把胎宝宝的头慢慢转到骨盆腔里，再把臀部推上去。假如胎宝宝的臀、足已经伸入小骨盆，倒转困难，或者在倒转时胎心有变化，就不能勉强，那只好让这“固执”的孩子立着生了。

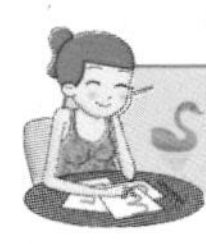

第242天　警惕胎盘早期剥离

怀孕期间，母体的防御系统是以胎盘作为屏障，将胎宝宝保护起来。阻挡胎宝宝的抗原与母亲的免疫系统。一般来说，胎宝宝在妈妈的子宫里，有羊水保护，可减轻外力的撞击，在准妈妈不慎受到轻微的撞击时，不至于受到伤害。通过母体的血管与胎盘，可充分地进行母体与胎宝宝间营养物质的交换。胎宝宝的排泄物，也可通过胎盘运送出去。更重要的是，胎盘能阻止母体内的一些病原菌直接进入胎宝宝体内。但一旦准妈妈受到严重外力撞击时，就会引起胎宝宝剧烈的胎动，甚至造成胎盘剥离进而流产、早产等情况。

1 胎盘剥离的危害

胎盘剥离是妊娠晚期严重的并发症，对母体和胎宝宝都有很大的危险。因为胎盘通常应该在胎宝宝出生后才与子宫分离，但“胎盘早剥”却是胎盘在胎宝宝尚未出生前就已经剥离了。由于胎盘是胎宝宝营养和氧气的来源，所以，胎盘一旦剥离后，就没有氧气输送给胎宝宝了，胎宝宝会马上出现缺氧现象。

2 胎盘剥离的表现

“胎盘早剥”的主要表现为胎动突然加快，同时准妈妈有剧烈的腹痛、大量阴道出血，通常较容易发生在有高血压病史，或腹部曾遭外力撞击的准妈妈。其最大特点是出血，并有剧烈腹部疼痛。如果发生在分娩的过程中，这种疼痛和分娩的疼痛混合在一起，会使医师难以诊断。如果发生在孕期33~35周时，由于已经有很明显的疼痛，而且整个子宫变得硬邦邦的，所以，医师可以使用一些仪器和手段来决定是否需要做紧急处理。

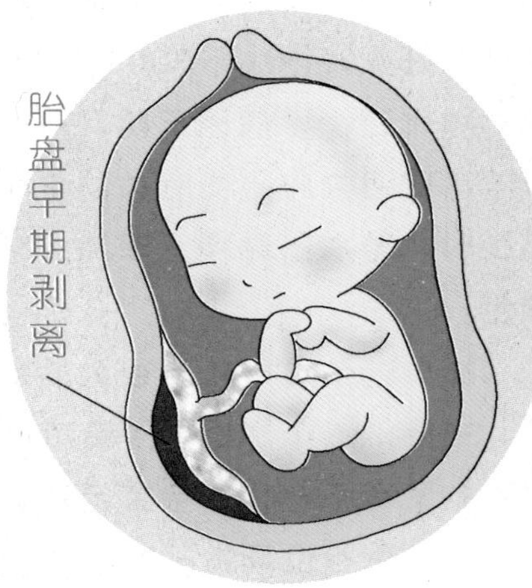

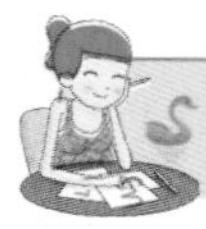

第243天 羊水过少是怎么回事

羊水是由准妈妈血清羊膜渗透到羊膜腔内的液体及胎宝宝尿液所组成。它可保护胎宝宝免受挤压，防止胎体粘连，保持子宫腔内恒温、恒压，使胎宝宝体内代谢活动可在正常稳定的情况下进行；利于胎宝宝体液恒定，胎宝宝可以依靠羊水保护其液体平衡，当胎宝宝体内水分过多时，可以胎尿方式排入羊水，脱水时除节制排水，尚可吞咽羊水加以补偿；有润滑作用，使产道分娩时不会过于干涩；预防外界细菌感染，即使已经感染，也可使其降低到最小限度。

羊水过少属于异常现象。羊水量在妊娠晚期小于300毫升者，称为羊水过少，病因不明，可能与羊水代谢失去平衡有关。羊水过少时，羊水呈黏稠、浑浊、暗绿色。

羊水过少对母儿有很大的危害，主要是：羊水过少可造成胎宝宝肺发育不全，胎宝宝活动受限，易发生胎位异常；怀孕早期羊水过少，可造成胎宝宝畸形、肢体粘连、肢体阙如等；怀孕中、晚期羊水过少时，胎宝宝受子宫壁挤压，可出现肌肉及骨骼的畸形，如斜颈、曲背等，若胎宝宝宫内窘迫，会造成胎宝宝宫内发育迟缓及新生宝宝窒息。据统计，围生期（妊娠末28周至新生宝宝出生后7天）的死亡率，羊水过少者较正常妊娠高5倍，因此是重点防治的疾病之一。

本病由于临床症状表现不典型易被忽略。凡过期妊娠、胎宝宝宫内发育迟缓或并发妊娠高血压综合征出现不明原因胎心变化，应考虑本病。B超检查可协助诊断羊水过少。一旦发现羊水过少，应即时就诊。

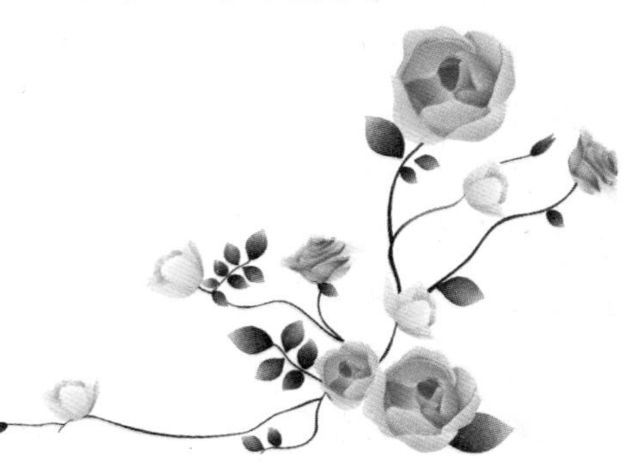

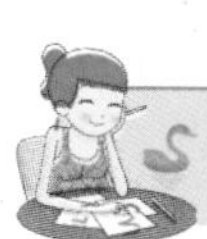

第244天 羊水过多是怎么回事

羊水过多属于羊水异常现象。正常妊娠时的羊水量随孕周增加而增多，最后2～4周开始逐渐减少。妊娠足月的羊水量约为1000毫升，凡在妊娠后期羊水量超过2000毫升者，称为羊水过多，根据发病时间羊水增加速度不同分为急、慢性。急性多发生于妊娠16～24周，来势凶猛；慢性发生于妊娠后期在数周内逐渐增多。

羊水过多会导致准妈妈子宫收缩无力而引起难产；胎宝宝频繁活动于过多的羊水中有时可引起胎位异常；羊水过多常合并胎宝宝畸形，其中以无脑儿、脊柱裂等神经管畸形为多；子宫过度膨胀或羊水压力不均，易发生胎膜早破而引起早产；羊水急剧流出可引起胎盘早期剥离及脐带脱垂。

羊水过多的确切病因还不十分清楚，可能与胎宝宝溶血病、畸形、多胎妊娠、糖尿病、妊高征、严重贫血等有关。临床上通常羊水量超过3000毫升才出现症状，主要是压迫症状。慢性羊水过多，由于是缓慢增多，多能适应，故压迫症状较轻。急性羊水过多，由于羊水在短期内急剧增加，压迫症状比较严重，如心悸气短、不能平卧、下肢静脉曲张或水肿、行走不便、消化不良、呕吐、便秘等。腹部检查：子宫明显大于妊娠月份，腹壁紧绷发亮，子宫张力大，胎位、胎心常不清。通常借助B超检查确诊。必要时还可进行X线、甲胎蛋白、染色体、羊膜腔胎宝宝造影等检查，了解胎宝宝有无畸形，以便医生指导处理。

羊水过多的处理，主要取决于胎宝宝是否有畸形以及准妈妈压迫症状是否严重。如果压迫症状严重或胎宝宝有畸形者，均应立即终止妊娠，行人工破膜引产。如胎宝宝无畸形，症状较轻，准妈妈无明显不适，可给低盐饮食，酌情使用镇静剂，严密观察羊水量的变化直至足月分娩。

第245天 提前了解过期妊娠

一般情况下，孕前月经周期正常的女性，如果孕期达到或超过42周(即超过预产期2周)，医学上就称为过期妊娠，其发生率为8%～10%。

过期妊娠者如果胎盘正常，则可能导致胎宝宝长得过大，致使胎头太硬，分娩时通过产道有困难，造成难产。反之，如果胎盘老化而出现退行性改变，使胎盘绒毛间隙血流量明显下降，形成梗塞，进一步使血流量减少，供应胎宝宝氧和营养物质减少，使胎宝宝不再继续生长，羊水减少，容易缺氧或死亡。因此，过期妊娠的围产儿死亡率明显增高。

要避免过期妊娠的发生，准妈妈在接近预产期时应到医院进行产前检查，如果超过预产期仍未出现宫缩，应到医院做进一步检查，此时进行胎盘功能检查和胎宝宝状况的检查，对于制定处理方案是很必要的。如超过预产期10天仍未分娩，则应住院引产。确诊为过期妊娠，且胎宝宝大、颅骨较硬、羊水较少，尤其是对于有其他妊娠并发症者，医生可能会建议以剖宫产的办法来终止妊娠。

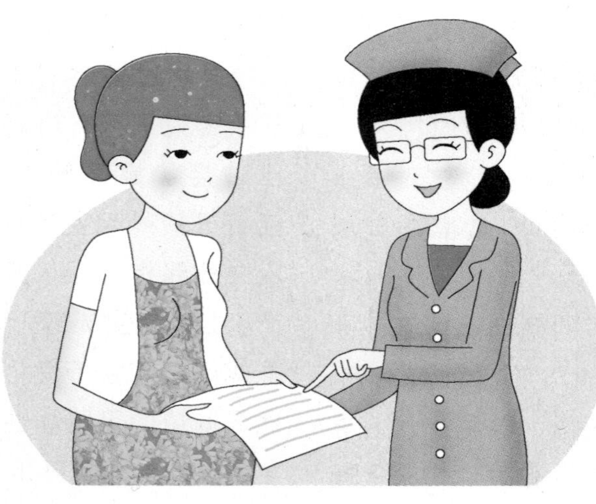

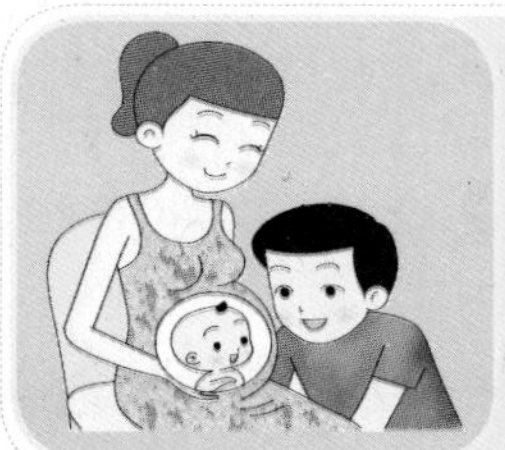

第36周

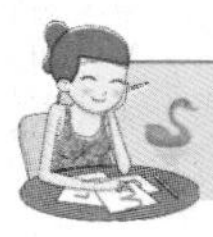

第246天　胎教不可半途而废

随着分娩进入倒计时，尤其到了妊娠末期，准妈妈开始盼望孩子早日降生。越往后准妈妈的这种心理越是强烈，临到预产期，有的准妈妈会变得急不可待了。是的，熬过了漫长的孕期，急于看看孩子是什么样的，这种心情可以理解，但不可取。要知道，新生儿所具有的一切功能，产前的胎宝宝已完全具备。一条脐带，连接了母子两颗心，无论是在情感上，还是在品性上，母亲都会无可辩驳地影响着胎宝宝心智的发育。母亲着急，心境不好，也会影响到胎宝宝在最后一段时间里生活不宁，这实在要不得。

十月怀胎，一朝分娩。分娩是早一天晚一天的事，孩子到时候自会降临，所以，根本不必为最后的几天着急。10个月都熬过来了，不差这几天，准妈妈要安心度过最后几日。要知道，孕期马上就要终止，准妈妈所能享受的孕育生涯也即将圆满结束，该好好珍惜才是。在孕期的最后一段日子里，教一教胎宝宝出生后该做的事，给胎宝宝讲一讲他所能看到的这个大千世界。然后告诉胎宝宝，爸爸妈妈会爱他，保护他，会给他以安全和保障，爸爸妈妈在热切地等待着他的安全降生。给胎宝宝以信心，教胎宝宝愉快地降生，这同时也在增强准妈妈自身的分娩信心，增加分娩的愉快心理。

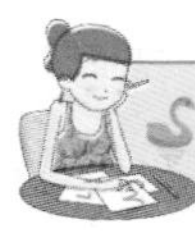

第247天 听听《让世界充满爱》

没有音乐的世界是苍白、平淡的。这个月多听听《让世界充满爱》是一种很好的享受。歌中徐缓流畅的旋律是那样的质朴深情，你的心灵也在这发自肺腑的声音中引起共鸣。“想起来是那么遥远，仿佛都已是从前……”歌词、音乐、母亲的心，水乳交融成一个和谐的整体，衷曲之感与爱子之情交织在一起，陶醉了可敬的母亲！

在粼粼碧波般的钢琴声中，“轻轻地捧着你的脸，为你把眼泪擦干，这颗心永远属于你，告诉我不再孤单。深深地凝望你的眼，不需要更多的语言，紧紧地握着你的手，这温暖依旧未改变。”天使般优美的声音如一道圣洁的轨迹，你的心灵将产生一种美丽的色彩。

电子合成器细微的音响，它摇曳着、盘旋着，你的卧室在这种音响作用下充满了溟濛的雾气，四下弥漫着。随着附加音和主和弦，雾气在稀疏中透亮。你的视线投向窗外，投向遥远的地平线！在橘红色的天幕下，广阔的原野上，升起一轮金红色的太阳，而你心中的晨阳——宝宝，也在此时升起(成长)，多么迷人的时候……

“哦，一年又一年……我们走向明天！”高亢的旋律与富有号召力的歌词交融，给你的是一种怎样的遐想！瞻顾岁月，人类历史正是在这“一年又一年”的繁衍中从蒙昧走向开化，从野蛮走向文明。年轻的母亲，你不也在期待着明天吗？明天是多么的迷人，明天将有一个天使诞生，明天你将向世界贡献一份厚礼！

真挚的情感汇成的欢腾的旋律在翻涌、奔腾，它送给你一片片生机勃勃的、充满希望的沙野绿洲！这无限憧憬着美好未来的辉煌颂歌，给你的爱心增添了力的支点。在这优美的旋律之中，年轻的母亲，你是否感到满足？

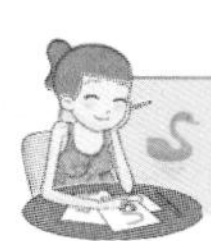

第248天　让胎宝宝了解宫外的世界

准妈妈每天早晨起来后，先对腹中的宝宝说一声“早上好，宝贝儿”，告诉他早晨已经到来了。拉开窗帘，太阳升起来了，这时可以告诉宝宝：“今天的天气真好，阳光灿烂，春光明媚。”也可以解释每天习以为常的行为，比如为何洗脸、刷牙、梳头、吃饭，肥皂为什么起泡沫，树枝为什么会晃动，等等。总之，可以把生活中的一切都对胎宝宝诉说。

到了风景宜人的公园，花香、鸟语、大自然的勃勃生机和人们快乐的话语，使准妈妈顿时心情舒畅。准妈妈可以把自己的所见所闻一一描述给胎宝宝听。外出时看到汽车、天桥、超市、花店、学校、餐馆等，告诉胎宝宝那里是干什么的。总之，一切对胎宝宝有益的事情都可以说，让他感受到外边世界的多姿多彩，在他小小的大脑里留下些许痕迹。

这时期还要向胎宝宝灌输这样一种理念：等待胎宝宝的是一个很美好的世界，胎宝宝出生后会过得特别幸福！

语言胎教可以加深孩子出生后与父母的感情，有利于培养孩子健全的人格，提高孩子的情商。

宝宝，你看今天的
天气多好呀，妈妈带
你去感受大自然！

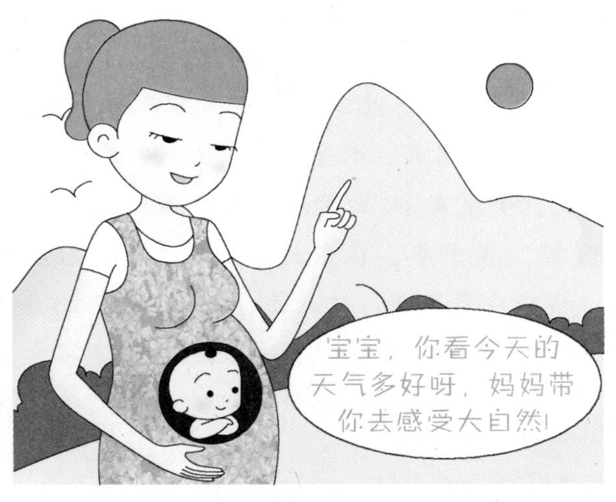

第249天 让胎宝宝接受点传统启蒙教育

《三字经》是中国古代历史文化的宝贵遗产，是学习中华传统文化不可多得的儿童启蒙读物。它短小精悍，朗朗上口，千百年来，家喻户晓。其内容涵盖了历史、天文、地理、道德以及一些民间传说，所以说熟读《三字经》可知天下事。基于历史原因，《三字经》不可避免地含有糟粕，但其独特的思想价值和文化魅力为人们所公认，被历代人们奉为经典而不断流传。因此，让胎宝宝也接受一下古人的启蒙教育吧！

《三字经》节选

人之初，性本善，性相近，习相远。苟不教，性乃迁，教之道，贵以专。昔孟母，择邻处，子不学，断机杼。窦燕山，有义方，教五子，名俱扬。养不教，父之过，教不严，师之惰。子不学，非所宜，幼不学，老何为？玉不琢，不成器，人不学，不知义。为人子，方少时，亲师友，习礼仪。香九龄，能温席，孝于亲，所当执。融四岁，能让梨，弟于长，宜先知。首孝悌，次见闻，知某数，识某文。一而十，十而百，百而千，千而万。三才者，天地人，三光者，日月星。三纲者，君臣义，父子亲，夫妇顺。曰春夏，曰秋冬，此四时，运不穷。曰南北，曰西东，此四方，应乎中。曰水火，木金土，此五行，本乎数。十干者，甲至癸。十二支，子至亥。曰黄道，日所躔。曰赤道，当中权。赤道下，温暖极。我中华，在东北。曰江河，曰淮济。此四渎，水之纪。曰岱华，嵩恒衡。此五岳，山之名。曰士农，曰工商。此四民，国之良。曰仁义，礼智信，此五常，不容紊。

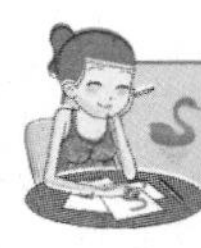

第250天 准备必要的产妇用品

产妇必用的私人物品要准备一下：你也可以准备一些补充能量的小零食：比如巧克力就是不错的选择。把需要带到医院的东西收集在一个包里，准备充分。只要需要，马上就可以出发。产妇入院需要准备以下用品：

1 梳洗用具

尽量备一些小型的、便于携带的洗漱用具。牙膏、牙刷、漱口杯；香皂、洗面奶；洗脸毛巾3条(分擦脸、擦身体和擦下身)，供孩子吃奶、喝水时垫在下巴底下的小方巾3条；小脸盆2个，洗下身的脸盆，热敷或者清洁乳房的脸盆各1个；梳子、镜子、发夹。

2 衣物

棉内裤3条；哺乳胸罩、背心2件、哺乳衬垫；便于观察、哺乳的前扣款式的西式睡衣；春秋季节需要准备3条衬裤；束腹带1条；外面穿的长保暖外套1件；拖鞋1双；如果天冷加上棉袜2双。

3 卫生清洁用品

产妇垫巾；特殊或加长加大的卫生巾、产后卫生棉、面巾纸。

4 记录用品

纸和笔（产妇或家属住院期间记事用）。录音机、录音带，录下孩子可爱的童音，哪怕是哭声，这些都是最有纪念意义的、不可追回的“生命旅途记录”。

此外，准备餐具1套（杯子、汤匙、吸管），塑料或金属饼干桶1个（放置饼干等小食品）、零钱若干、手机或电话磁卡等（便于产后在医院里与亲友联系）、医疗保健卡，为出院后报销做好准备。

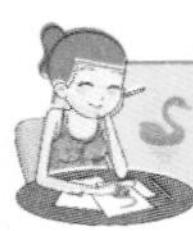

第251天　准备必要的婴儿用品

1 婴儿洗澡用品

婴儿专用的洗浴用品。两条软毛巾洗身体用。一条洗脸用的小毛巾。用来擦干身体的大毛巾。椭圆形的浴盆。消毒棉球或纱布。

2 婴儿床上用品

一条小毛毯或被子。栏杆包裹好的婴儿床。棉质床单数条，以备尿湿更换用。软枕头1~2个。婴儿床上吊的小玩具。

3 婴儿食品

配方奶粉。补钙用品。

4 婴儿日常用品

棉质尿布或纸尿裤。纯棉质婴儿服装。童车。

5 人工喂养用品

125毫升奶瓶。250毫升奶瓶。普通奶嘴、防塌陷奶嘴。奶嘴消毒器。漏斗，用于将热好的奶倒入奶瓶。奶瓶刷。

6 特殊用品

体温计、乙醇（酒精）。

选择分娩医院，一定要根据自己的健康状况、需要、经济条件、居住地点及医院所提供的医疗服务水平理智选择。现在，你应该再确认一次住院的必需品有没有准备好；每天要清洁身体，做好母乳喂养的准备，继续对乳房、乳头进行清洁、按摩、矫正；必须外出时，一定要有人陪同；尽可能地多休息，养精蓄锐，为分娩做好充分的心理、精神与体力准备。

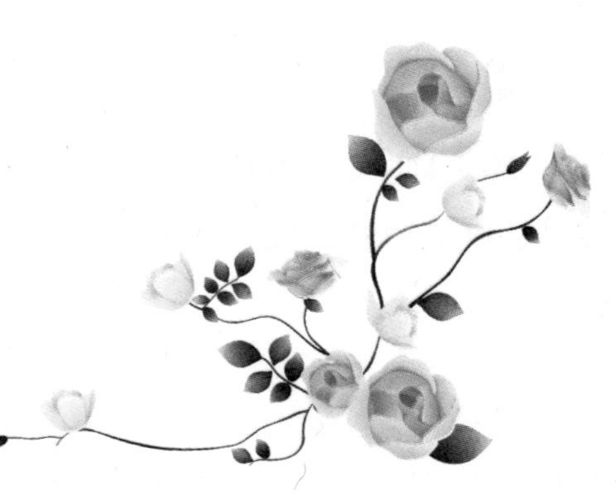

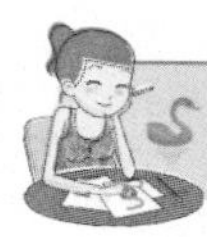

第252天　摆脱不良情绪的三种方法

一部分抑郁或敏感气质的女性，越临近生产的时候越可能产生“致畸幻想”，担心孩子生下来兔唇、斜颈或长六根手指，越是“闲而生愁”的准妈妈，这种“致畸幻想”越是频繁和强烈。那么，准妈妈应如何摆脱这种不良情绪呢？

❶ 调整呼吸法

先放松全身肌肉筋骨，然后开始轻松地、均匀而缓慢地深呼吸，可以数数：吸气的同时，心中缓慢地数1、2、3，一直数到吸足了气自然停止；然后慢慢地呼气，一边慢慢地数1、2、3，一直数到把气呼完，吸气呼气之间的连接要自然和顺。

❷ 心理暗示法

暗示自己要保持内心的愉悦，“我的内心微微地笑了，遍地开花地笑了——”记住内心愉悦是最好的精神放松方法。

❸ 丰富联想法

让自己联想辽阔的草原、清澈而叮咚跳跃的泉水、嫩绿的春天的草地和五彩的鲜花，以及一些自己看到过的很美、很喜欢、很愉快的东西和场景。想象自己将会获得一个美丽、活泼、有着银铃般的笑声、很聪明的孩子，想象他的样子。

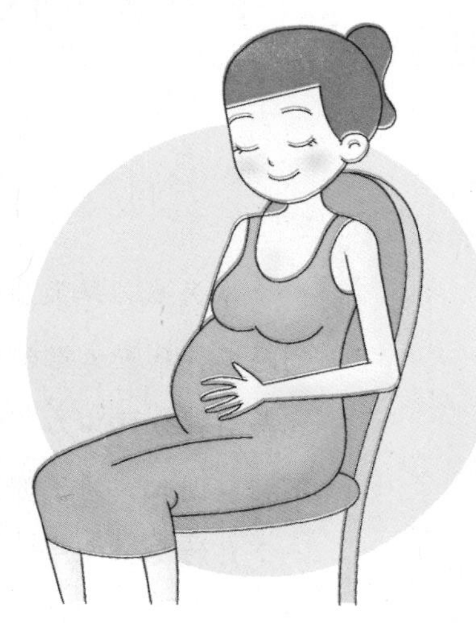

此外，准妈妈抑郁烦心若属于心理方面的原因，可通过解除不必要的顾虑来保持良好的心情。如听轻松舒缓的音乐，看愉悦身心的风景片等放松训练来解决，或者请心理医生帮助，运用心理疗法来解决。属于身体方面的原因，一定要及时请医生诊治，以免延误病情。

第十章

孕10月：准备迎接天使的降临

本月底，绝大多数胎宝宝都要出生了，不少准妈妈会感到恐惧，犹如大难临头，烦躁不安，无所适从。这种情绪既容易消耗分娩体力，造成宫缩无力、产程延长，也对胎宝宝不利。因此，为了迎接天使的降临，准妈妈一定要做好最后一个月的安胎工作。

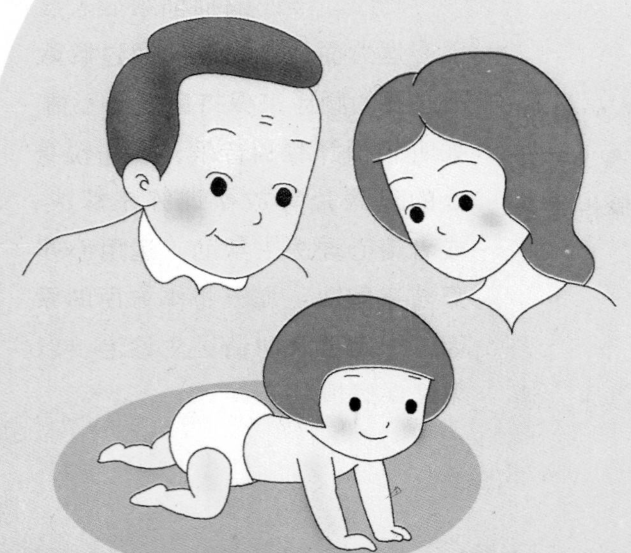

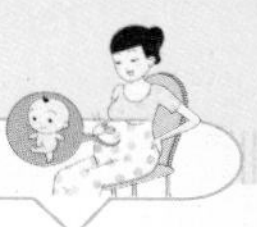

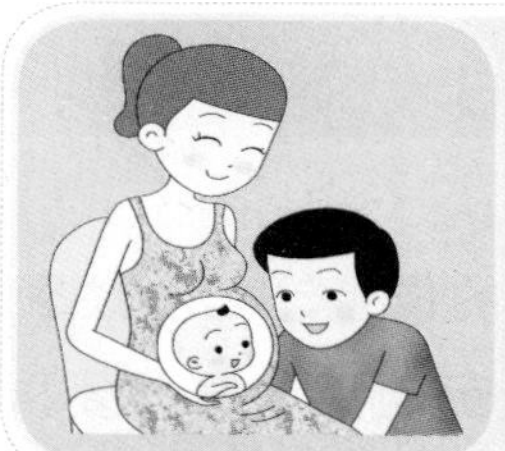

第37周

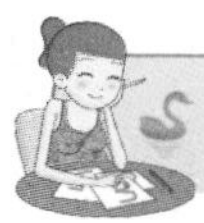

第253天 本月准妈妈应该怎么吃

孕期进入第10个月，随时面临分娩，许多准妈妈心理紧张，情绪上不免有波动，害怕、担忧或盼望、激动，因此往往忽略自己的饮食。鉴于此，丈夫应帮助妻子调节心情，做一些妻子爱吃的食物，为分娩做好充足的营养准备。本月，准妈妈在饮食上应遵循以下原则：

（1）本月，由于胎宝宝的生长发育已经基本成熟，如果准妈妈还在服用钙剂和鱼肝油的话，应该尽快停止服用，以免加重准妈妈的代谢负担。

（2）由于准妈妈的胃容量有限，应继续坚持少吃多餐的饮食原则，而且应吃一些口味清淡、容易消化的食物。越是接近临产，就越要多吃些含铁的蔬菜，如紫菜、芹菜、菠菜、黑木耳等。

（3）为了储备分娩时消耗的能量，这个阶段应该多吃富含蛋白质、糖类等能量较高的食品。保证足够的营养，不仅可以供应胎宝宝生长发育的需要，还可以满足自身子宫和乳房的增大、血容量增多以及其他内脏器官变化所带来的“额外”需求。

（4）本月准妈妈饮食应该重视质量，而不是数量。尤其不用额外地进食大量补品，对于孕期增重过多的准妈妈来讲，还应该适当限制脂肪和糖类等热量的摄入，以免胎宝宝发育过大，影响顺利分娩。

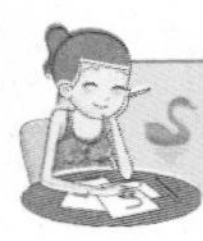

第254天 每周做一次孕检

现在胎宝宝身长51厘米左右，重量大约3000克，有的小宝宝会相对瘦些，但一般只要超过2500克就算正常。胎宝宝的头现在已经完全进入骨盆，如果此时胎位不正的话，医生通常会建议准妈妈采取剖宫产的方法分娩。从本周末以后出生的小宝宝就可以称作是“足月儿”了。这意味着，你的宝宝随时可能降临人间。

从现在开始，每周去医院检查1次，以便在第1时间了解胎宝宝的变化，36周后，准妈妈的胎心监护也就开始啦。每次最少15分钟，胎宝宝的活动就会记录在案。如果发现胎宝宝的活动不明显或很少，可能胎宝宝正处于休息状态，但也有可能是胎宝宝的情况不妙，医生会根据实际情况来进行判断，或对准妈妈采取进一步的治疗措施。而如果准妈妈将要生产，胎心监护也能测出准妈妈是否处于阵痛阶段。

本月要做的检查有：

❶ 超声波检查

为准确检查胎宝宝的位置和大小以及胎盘的位置、羊水数量、胎宝宝的呼吸运动等情况，要再进行一次超声波检查。

胎心监护

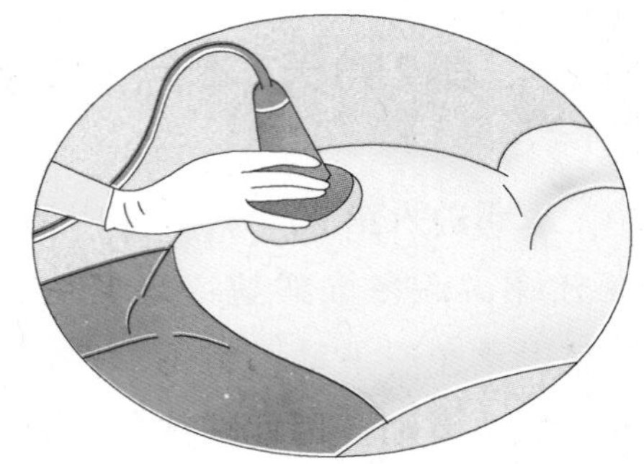

❷ 内生殖器检查

通过此项检查可确定宫颈状态、胎宝宝下降程度、产道状态等，为决定分娩方式提供依据。

此外，应该尽量将自己的症状详细记录下来，在去医院的路上简单按照时间顺序把自己出现的各种症状排列，描述症状时，尽量确切。比如描述自己腹部痛，就要尽量描述疼痛的特点、开始的时间、疼痛频率、持续时间、程度、有无变化等，并准备好月经史、怀孕史、家族病史等等的记录。

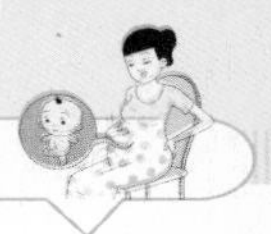

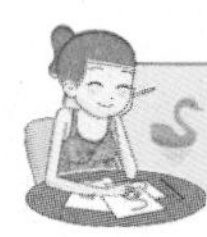

第255天　本月准爸爸应随时待命

漫长的孕10月快要结束了，为了给幸福的孕期画上一个完美的句号，准爸爸一定要随时待命，时刻陪伴在准妈妈的身边。如果有事脱不开身，一定要委托家人或亲戚朋友来陪伴准妈妈。

准爸爸要学会帮助准妈妈数宫缩频率，当宫缩时间间隔越来越短，疼痛时间越来越长的时候，就应该考虑马上去医院了，特别是在距离医院路程较远的情况下，一定要把时间安排妥当。

另外，准爸爸应把发生紧急情况时需要打的电话号码和住所等资料做成一览表贴在电话机旁，以方便准妈妈在紧急情况时及时找到可以帮助的人，具体内容如下：

联系人	固定电话或手机号	具体地址
准爸爸		
准爸爸的公司		
待产医院		
婆家		
娘家		
兄弟姐妹		
朋友		
出租汽车公司（3～4个）		

第256天　准备剖宫产妈妈的饮食经

在这千钧一发的最后关头，准备剖宫产的准妈妈更应该加倍谨慎，那么在饮食上需要注意些什么呢？

剖宫产术前准妈妈不宜滥用高级滋补品，如高丽参、西洋参以及鱿鱼等食品。因为参类具有强心、兴奋作用，鱿鱼体内含有丰富的有机酸物质——二十碳五烯酸（EPA），它能抑制血小板凝集，不利于术后止血与创口愈合。

剖宫产术后新妈妈需要等待6小时后再进食。剖宫手术，由于肠管受刺激而使肠道功能受刺激，肠蠕动减慢，肠腔内有积气，易造成术后的腹胀感。6小时后宜服用一些排气类食物，如萝卜汤等，以增强肠蠕动，促进排气，减少腹胀，并使大小便通畅。易发酵产气多的食物，如糖类、黄豆、豆浆等，新妈妈也要少吃或不吃，以防腹胀。当新妈妈排气后，饮食可由流质改为半流质，食物宜富有营养且易消化，如蛋汤、烂粥、面条等，然后依新妈妈体质，饮食再逐渐恢复到正常。

剖宫产的新妈妈应禁止过早食用鸡汤、鲫鱼汤等油腻肉类汤和催乳食物，可在术后7～10天再食用。

剖宫产术前准妈妈不宜滥用高级滋补品，如高丽参、西洋参以及鱿鱼等食品。

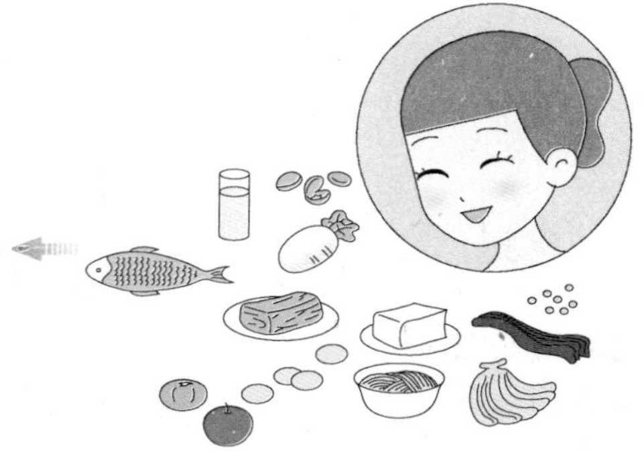

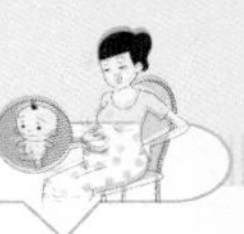

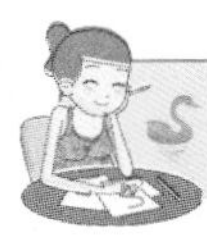

第257天　以良好的心态迎接分娩

胎宝宝在腹内经历10个月的孕育，已经迫不及待地要见一见外面的世界。对于父母来讲，这是多么令人激动的事情啊。在这个时候，千万不要忽视了胎教。虽然分娩的时间很短，但却在胎教的过程中起到了至关重要的作用，可以说分娩是胎教的总结。

胎宝宝在诞生前的几个小时里能够洞察到母亲的思想，数年后几段关于母亲情绪的记忆可能会通过自然回忆或治疗再度浮现。所以，母亲在生产前的情绪，直接影响到分娩是否顺利和孩子日后的发展。若母亲心情轻松自信，十分盼望着孩子的降临，那么她的分娩就会相对顺利。若她的心中充满恐惧和忧虑，就会提高难产的概率。

美国医学研究证实平静的准妈妈分娩的过程要比焦虑的准妈妈顺利。进行这项研究的时候，研究者对多种焦虑和压力的类型进行了讨论，并针对其对分娩过程和子宫收缩的影响进行了分析。整个研究中检测了10项心理因素，其中3项容易导致分娩过程延长，即子宫收缩无效，依次是“面对生孩子的态度”、“与母亲的关系”和“习惯性焦虑、忧虑和恐惧”。换句话说，分娩最顺利的准妈妈往往也是对生孩子十分期待的人。这项研究另一个比较令人宽心的发现是，正常范围内的期待对分娩持续时间和子宫收缩力影响不大。

准妈妈如果对分娩产生压力感，那么生产时就会遇到很多障碍。相对轻微的，会使孩子鼻子淤青，严重的会导致早产，甚至死胎。被归为“正常”的那组准妈妈，结果一样令人不可思议：分娩时，没有任何一位遇到障碍或困难。

因此，准妈妈一定要以一种良好的心态迎接宝宝的出生。

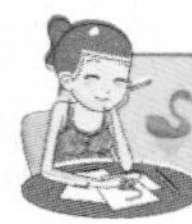

第258天　忌粗心、饥饿远行及等

1 忌粗心

一些准妈妈大大咧咧，到了妊娠末期仍不以为然。结果临产时常常由于准备不充分而弄得手忙脚乱，这样很容易出差错。

2 忌饥饿

准妈妈分娩时要消耗很大的体力。因此，准妈妈临产前一定要吃饱、吃好。此时家属应想办法让准妈妈多吃些营养丰富又易于消化的食物，切忌什么东西都不吃就进产房。

3 忌远行

一般在接近预产期的前半个月后，就不宜再远行了，尤其不宜乘车、船远行。因为旅途中各种条件都受到限制，一旦分娩出现难产是很危险的事情，有可能威胁到母子安全。

4 忌滥用药物

分娩是正常的生理活动，一般不需要用药，也没有能使准妈妈腹痛减轻的药物。因此，准妈妈及亲属万不可自行其是，滥用药物，更不可随便注射催产剂，以免造成严重后果。

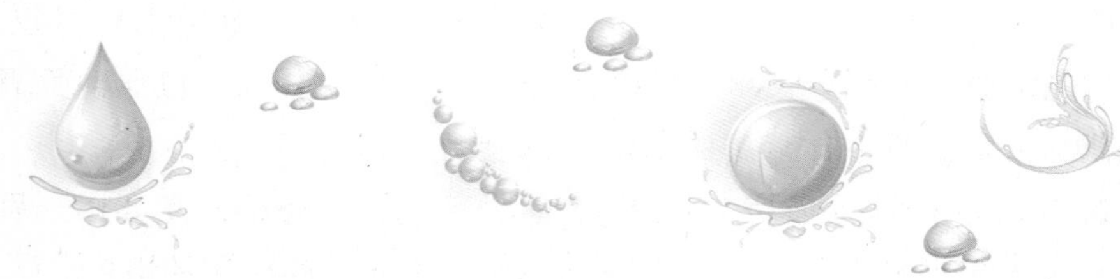

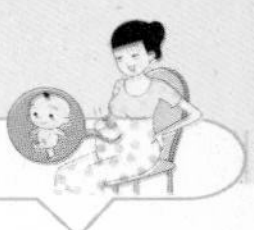

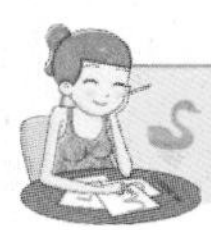

第259天　临产忌怕、忌急、忌累

1 忌怕

大多数初产妈妈缺乏分娩的生理常识，对分娩存有不同程度的恐惧心理，担心分娩时疼痛、出血过多或难产。临产前准妈妈这种焦虑、恐惧的情绪，会通过中枢神经系统抑制子宫收缩，造成产程延长，甚至发生难产或产后子宫收缩不全，流血不止。情绪紧张又会使交感神经兴奋，血压上升，使胎宝宝缺血缺氧引起窒息。因此，准妈妈产前应消除对分娩的恐惧感，只要认真进行产前检查，就会平安地生下孩子，分娩的安全性几乎近100%。

2 忌急

有些准妈妈在分娩上也是一个“急性子”，没到预产期就焦急地盼望能早日分娩，到了预产期，更是终日寝食不安。她们不懂得预产期有一个活动范围，提前10天或错后10天都是正常现象。俗话说“瓜熟蒂落”，不必着急。

3 忌累

这里的累是指身体或精神上的过度劳累。到了妊娠后期，活动量应该适当减少，工作强度亦应适当降低，特别是要注意休息好，睡眠充足。只有这样才能养精蓄锐，使分娩时精力充沛。

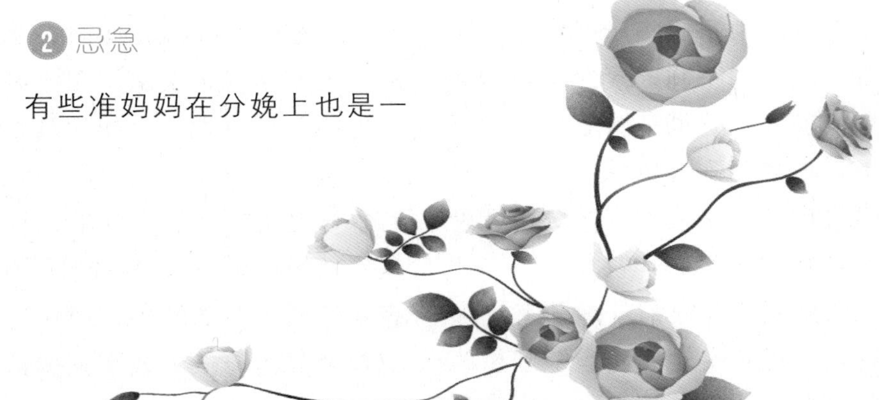

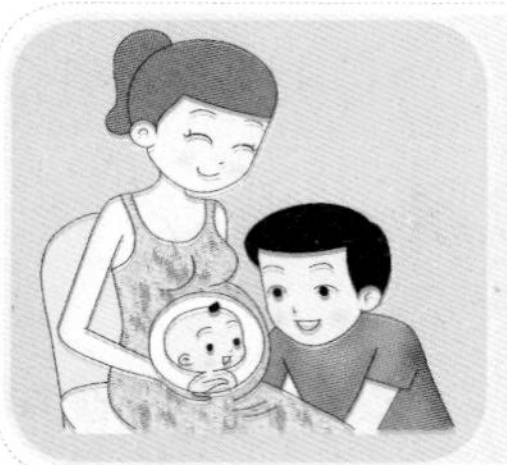

第38周

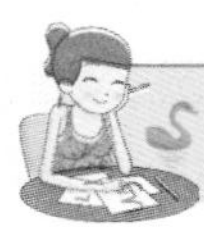

第260天　辨别真假宫缩

在分娩前2~3周，准妈妈会自觉轻微腰酸，有较频繁的不规律宫缩——从分娩前数日或10余日起不规则有腰酸伴下腹部胀的感觉，这种宫缩是假宫缩。

1 真假宫缩的表现

假宫缩的特点是收缩力弱、持续时间短，常少于30秒且不规则，强度也不会逐渐增加；常常在夜间出现，清晨消失；宫颈不随宫缩而扩张，不伴有血性黏液及流水。由于假临产多在夜间出现，最大的不利因素在于影响休息，使准妈妈彻夜难眠、疲劳不堪，增加不安或焦虑。如果你已经了解这只是假临产迹象，就没有必要紧张了。

所谓正规宫缩就是子宫收缩有一定规律性。开始宫缩间歇时间较长，随着产程进展，间歇时间逐渐缩短，持续时间逐渐增长，且强度不断增加，每10分钟1～2次，才叫临产。应赶紧住进医院。

2 怎样区分真假产前阵痛

有一种简单的测试方法：躺在水温适宜的浴盆里，“准备式”阵痛会在水中停止，而真正的分娩阵痛则会变得更强烈。由于这个测试应该在临近预产期的时间做，因此，能够准确地区分是否真的阵痛的时刻来临了。

当准妈妈阵痛开始时，丈夫及家人不要惊慌失措，更不要在分娩的关键时期给准妈妈增加不安和无用的担忧，各项“后勤”工作要准备充分。孕晚期，特别是准妈妈已出现一些临产征兆时，家中应有人时刻看护，或保证准妈妈随时能与丈夫或亲友取得联系，使准妈妈心中有所依托。

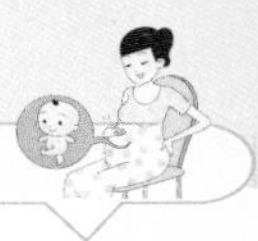

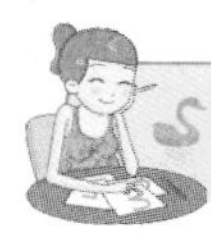

第261天　自然分娩有利于优生

自然分娩是人类的一种本能行为，也是人类繁衍过程中的一个正常生理过程，这一过程并非只有痛苦，还具有良好的优生作用。新妈妈和婴儿都具有潜力主动参与并完成分娩过程。从受精卵开始，胎宝宝在母体内经历40周的生长发育逐渐成熟，而准妈妈的身体结构也逐渐地发生一系列的生理变化，变得更有利于分娩。

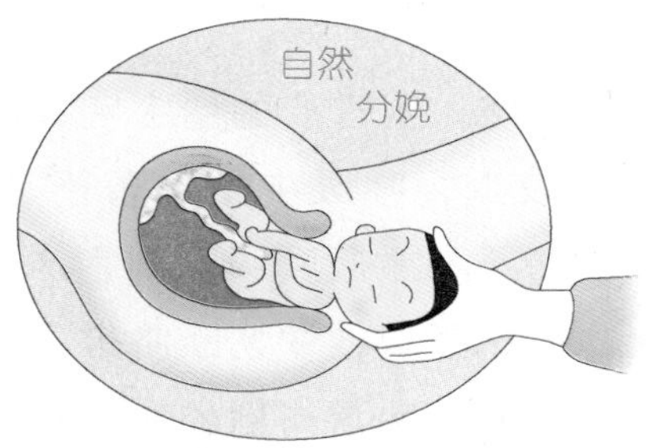

分娩的过程中子宫有规律地收缩能使胎宝宝肺脏得到锻炼，肺泡扩张促进胎宝宝肺成熟，小儿出生后很少发生肺透明膜病。有统计资料表明，剖宫产儿肺透明膜病发病率是阴道分娩儿的20倍。而严重的肺透明膜病会导致小儿呼吸困难，甚至死亡。同时有规律的子宫收缩及经过产道时的挤压作用，可将胎宝宝呼吸道内的羊水和黏液排挤出来，新生儿的吸入性肺炎的发生可大大地减少。

经阴道分娩时，胎头受子宫收缩和产道挤压，头部充血可提高脑部呼吸中枢的兴奋性，有利于新生儿出生后迅速建立正常呼吸，是有利于优生的过程。

分娩时腹部的阵痛使准妈妈大脑中产生内啡肽，这是一种比吗啡作用更强的化学物质，可给新妈妈带来强烈的欣快感。另外，新妈妈的垂体还会分泌一种叫缩宫素（催产素）的激素，这种激素不但能促进产程的进展，还能促进母亲产后乳汁的分泌，甚至在促进母子感情中也发挥一定的积极作用。

由此可见，准妈妈在妊娠后应有充分的思想及心理准备，如果没有异常的情况或医生的建议，为了母婴的安康与优生，应尽量采取自然分娩。

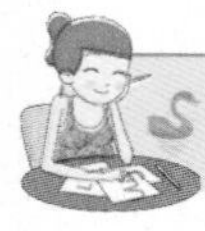

第262天　了解剖宫产常识

剖宫产是通过剖腹开刀取出胎宝宝的手术，是在不能从阴道分娩的情况下采取的技术手段。做剖宫产有一定的适应证。如：

（1）准妈妈骨盆狭窄、产道有阻塞、阴道横隔、胎宝宝过大或胎位不正、产程过长或宫颈开口不大，估计胎宝宝通过阴道分娩确有困难。

（2）产前有大出血，包括前置胎盘、胎盘早期剥离，为了确保产妇的生命安全情况下。

（3）胎宝宝情况不好，宫内窘迫，需要立即结束分娩抢救胎宝宝。如此情况，当采取剖宫产。

有的准妈妈害怕分娩疼痛，要求剖宫产，其实她们不知道手术后麻醉药的作用消失，同样也会疼痛，而且可能疼痛得更加厉害。所以，能进行阴道分娩者，应尽量争取阴道分娩，这是最顺乎自然的分娩方式。

毕竟剖宫产也有许多不利因素，主要是出血多，容易引发感染，手术后产妇身体恢复较慢，还可能在日后发生肠粘连。剖宫产后子宫留有疤痕，如果再次怀孕妊娠分娩时就有发生子宫破裂的危险。所以除特殊情况外，还是不要剖宫产为好。

另外，剖宫产的胎宝宝头部受压较少，呼吸中枢准备不足，出生时不易激起呼吸。剖宫产儿出生时，需要很快切断脐带，因此，婴儿从胎盘得到的血液比较少，出生后就容易贫血和体重下降，肺部功能也较差。

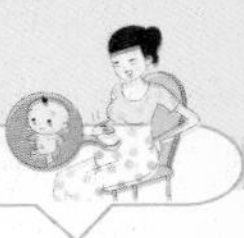

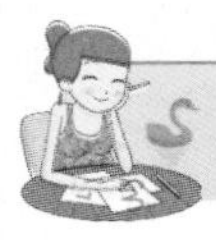

第263天　什么是无痛分娩

无痛分娩多指非药物性的精神预防性分娩法。其主要过程步骤是：

（1）给准妈妈及其家属讲解有关妊娠和分娩的生理知识，使他们对分娩中所发生的阵痛有所理解，对分娩的安全产生信心。这对消除准妈妈恐惧及焦急心理、稳定大脑皮质功能以抵抗疼痛都极为重要，也可促使其产生强有力的宫缩，从而有助于正常产程的进展。

（2）指导产妇在进入产程的加速期后，每当宫缩时，做缓慢的深呼吸动作，以减轻宫缩时的疼痛感觉。

（3）准妈妈本人、医护人员或家属，可在阵痛时用手以顺时针方向按摩腹部子宫区，或双手从腹中线用手掌向两侧平推，也可以用手指或手掌压腰骶部酸胀处，以减轻疼痛感觉。

此外，还提倡待产及分娩时有家属陪伴。因为亲人在旁，准妈妈会感到无限安慰；家属也可及时了解准妈妈的情况；医护人员如发现新的情况，也能及时告知家属。这些因素都可促使无痛分娩法取得成功。非医务人员入室虽然可能带来更多污染机会，但可以通过换鞋、更衣、戴帽、戴口罩等行为细节尽量避免交叉感染。

有时在实行无痛分娩法的同时，配合使用针刺疗法以及麻醉药，也有一定止痛效果。针刺疗法取穴简单，常用的穴为合谷穴、内关穴。如果连接针麻仪，可使效果持续而稳定，针刺止痛对母婴皆无弊端。

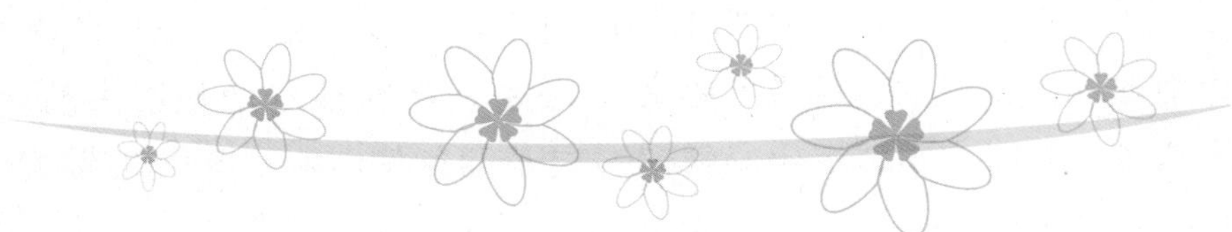

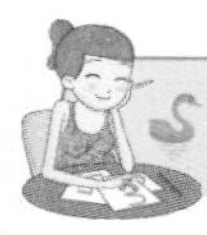

第264天　什么是水中分娩

水中生宝宝，在国外已较为多见，在国内也已有先例。宝宝生在水中是安全的，一个体质健康的婴儿刚出生时在水中短时间内是不会被溺死的，因为他有天生的“潜水”能力；当宝宝脱离母体来到水中时，在断脐前还可以继续通过脐带从母亲那里获得氧气和能量；新生的宝宝完全浸在水中，未与空气直接接触时，不会有自主呼吸活动，所以不存在呛水的可能。而且宝宝在经历了通过产道的艰辛之后，又接触到他熟悉的水环境，使宝宝在适应新世界前多了一段缓冲时期，更为“顺其自然”。

“水中分娩”是为了减轻产妇的阵痛痛苦，尤其是时间较长的第1产程阵痛的一种方法而已。在第1产程中，当宫颈口扩张到7～8厘米时，准妈妈就可以下水。水的浮力使准妈妈的肌肉得以放松，因提供的水的温度略高于人体，温暖的水对准妈妈就如同镇静剂，舒缓身心，缓解产痛，助产程顺利进展，使母亲能更快地见到宝宝。

通常的情况是为了减轻准妈妈长达10个多小时的第1产程阵痛，助产士按照准妈妈的意愿把比家用浴缸稍大的“分娩池”消毒后，让准妈妈泡在水中，一旦到了临产前的那一刻，多半准妈妈仍然是会把宝宝生在“岸”上，而不是水里。妇产科专家反复强调，“水中分娩”只是减轻准妈妈分娩阵痛的方式之一，准妈妈和医院都无需跟风，刻意追求“水中分娩”。

当然，选择水中分娩，准妈妈除应该具备阴道分娩的条件外，还需胎位正常，如果事先检查发现母体内胎宝宝不健康或胎位不正，准妈妈就不能在水中分娩。准妈妈应对分娩的自然过程有足够多地了解，有充分的思想准备，产时很好地与医生配合，才有可能使水中分娩获得成功。

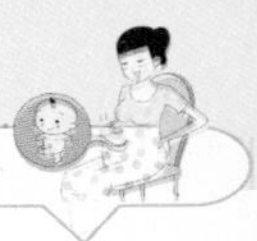

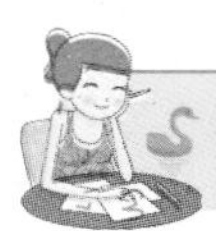

第265天　双胞胎如何分娩

双胎准妈妈应该争取在怀孕早期做出双胎诊断，一旦诊断明确应建立高危妊娠管理档案。双胎妊娠准妈妈的负担格外沉重，应特别注意营养，及时补充富含铁剂及叶酸类的食物，预防贫血。在妊娠中、晚期应加强产前检查，定期做妊娠高血压综合征检查与早产预报，定期进行胎宝宝宫内监护，有问题及时处理。即使整个孕期没有异常情况，也应该在妊娠34～36周入院监护待产。

1 详解双胞胎生产过程

双胞胎的分娩方式由第1胎的情况而定，第1胎为头位，以阴道分娩为主。第1产程与单胎接生没有明显区别，只是产妇常因子宫高度膨大、肌纤维过分伸展而发生原发性宫缩乏力，使第1产程延长，因此必要时可应用缩宫素。有条件的可进行胎心率监护，第1胎采取内测法，第2胎采取外测法，同时监测宫内情况。

2 双胞胎产程注意事项

在第2、第3产程中，第1胎儿的娩出不宜过快，以免发生胎盘早剥。胎宝宝娩出后立即断脐，夹紧胎盘侧脐带，以免造成第2胎儿失血，同时检查第2胎儿的胎产方式。如为纵产式，由助手在腹部固定胎宝宝，等待一次宫缩，给予人工破膜，争取在30分钟内娩出。如为横位，需在腹壁进行外倒转，纠正为纵产式，如不成功，立即破膜行内倒转。

在这一阶段，应注意胎心率的变化，及早发现胎盘早剥和脐带脱垂，必要时可应用缩宫素，或应用胎头吸引术、臀位牵引术、产钳术助产，尽快结束分娩。第2胎儿娩出后，立即宫体注射或静脉注射缩宫素10单位。腹部放置沙袋（250～500克），逐渐向下腹部移动，同时用腹带自上而下紧包腹部，以防腹压突然下降引起休克，待产后2小时血压及心率平稳后可逐渐减轻沙袋重量。同时检查胎盘、胎膜是否完整，并判断是单卵双胎还是双卵双胎。

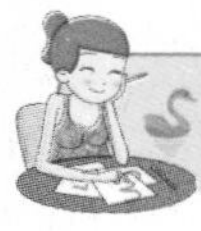

第266天 需做会阴切开术的几种情况

许多经历过分娩的产妇都知道，在分娩的时候医生要在她们的“下身”剪上一刀，这在医学上称为会阴切开。临床上，有下列一些情况的产妇，需要做会阴切开术：

（1）胎宝宝较大，胎头位置不正，再加上产力不强，胎头被阻于会阴。

（2）子宫口已开全，胎头较低，但是胎宝宝有明显的缺氧现象，胎宝宝的心率发生异常变化，或心跳节律不匀，并且羊水混浊或混有胎便。

（3）会阴弹性差、阴道口狭小或会阴部有炎症、水肿等情况，估计胎宝宝娩出时难免会发生会阴部严重的撕裂。

（4）35岁以上的高龄准妈妈，或者合并有心脏病、妊娠高血压综合征等高危妊娠时，为了减少准妈妈的体力消耗，缩短产程，减少分娩对母婴的威胁，当胎头下降到会阴部时，就要做侧切了。

（5）借助产钳助产时。

如果出现以上这几种情况，千万不要迟疑，应该尽量配合医生，尽早实行侧切。

如果胎膜早破，产程延长，平时阴道和会阴有炎症、水肿等，则会阴处的切口愈合情况可能欠佳。加上产后排便、恶露排出，也可使切口受到污染而出现发炎情况。因此，会阴切开以后，要保持局部清洁卫生，每次大小便以后要立即用净水清洗，以免污染伤口。

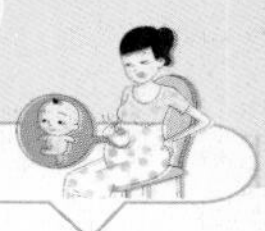

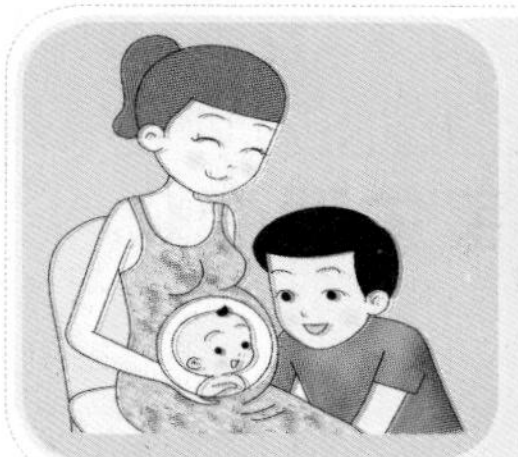

第39周

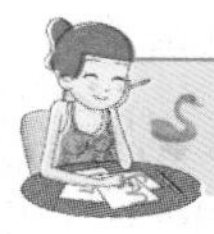

第267天　妊娠8～10个月准妈妈生理变化

1 妊娠第8个月

本月，准妈妈会感到身体越发沉重，行动吃力、呼吸困难。现在，胎宝宝的头下降，压迫到了准妈妈的膀胱，因此准妈妈的尿频更加严重。阴道分泌物也增多了。此外，准妈妈极易出现腰酸，肚脐周围、下腹及外阴部的颜色越来越深，身上的妊娠纹和脸上的妊娠斑也更为明显。

2 妊娠第9个月

胎头下降，压迫膀胱，导致准妈妈的尿频现象加重，经常有尿意。因胎宝宝增大并逐渐下降，很多孕妇会觉得腹坠腰酸。平时做起来很简单的事情，现在你会感觉很累。大约在分娩前一个月，宫缩就已经开始。初产妇的腹部，脐周围可能会出现发痒的红斑或条纹，以后扩散至大腿和肢体末端。这种情况叫做妊娠瘙痒性荨麻疹及斑块，一般常发生在妊娠晚期。

3 妊娠第10个月

本月，准妈妈常会尿急或觉得尿不干净。在表示分娩的真正的子宫收缩之前，孕妇会经历假阵痛收缩。假阵痛收缩不同于子宫收缩，且是没有规律地出现，只要稍加运动，阵痛就会消失。子宫下降，对胃的压迫减轻，呼吸变得轻松。临产前，产妇的依赖性增加，对体内的胎宝宝活动尤其关注。

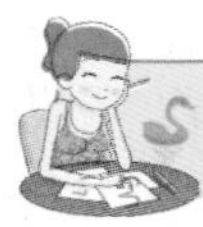

第268天　妊娠8～10个月胎宝宝生理变化

妊娠第8个月

胎宝宝眼睛时开时闭，能辨认和跟踪光源。皮肤的触觉已发育完全。手指甲也已很清晰。肺和胃肠功能已接近成熟，已具备呼吸能力，能分泌消化液。胎宝宝皮肤由暗红变浅红色。听觉神经已经发育完成，对声音开始有所反应。随着胎宝宝的快速增长，他的活动空间也越来越小，胎动也变少了。每小时大概会动10次左右。

妊娠第9个月

胎宝宝的样子已经和出生时很接近。肺已经完全成熟，但仅靠胎宝宝自身的力量还不能呼吸。两个肾脏已经发育完全，肝脏也能够代谢一些废物了。皮肤呈淡红色，指甲长到指尖部位。随着胎宝宝逐渐长大，活动空间越来越小，胎动也会变缓。即使这样，准妈妈每天仍能感到10次以上的胎动。

妊娠第10个月

本月，胎宝宝身体各部分器官已发育完成，其中肺部是最后一个成熟的器官，在宝宝出生后几个小时内他才能建立起正常的呼吸模式。胎宝宝安静了许多，不太爱活动了。这是因为到这时胎宝宝的头部已固定在骨盆中，胎宝宝的头部在盆内摇摆。别担心，胎宝宝头部周围有骨盆的骨架保护，非常安全。

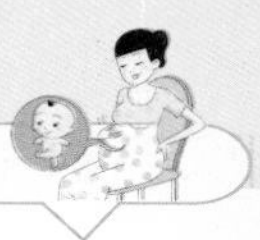

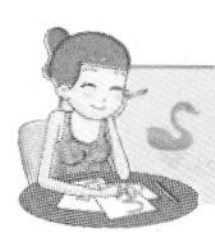

第269天 孕晚期坚持散步好处多

孕晚期，尽管你的身体越发沉重，但是一定要记住，产前经常进行适当的活动对即将到来的分娩会大有帮助。这时的准妈妈最适宜的运动莫过于散步了，这会给她们带来很多益处：

（1）准妈妈肌肉的力量由于得到锻炼而加强，还可帮助骨盆运动，有助于准妈妈在分娩时减轻疼痛。

（2）改善准妈妈脚部的血液循环，促进全身的血液循环，使胎宝宝血液供应更充足。

（3）可刺激脚下的诸多穴位，因此而调理脏腑功能，可使准妈妈健康祛病。

（4）安定神经系统，增加肺部换气功能，帮助消化、吸收和排泄。

散步还可以稳定情绪，增进食欲和睡眠，保持肌肉健康，有利于顺利分娩。每天早晨或傍晚的时候，准妈妈最好能到户外散散步，呼吸呼吸新鲜空气。每天有规律的户外活动不仅有利于胎宝宝养成好的生活习惯，也有助于增强胎宝宝的生命力和灵性。

散步时步履要和缓，心里不慌，脚步不乱，从容地行走。做到形劳而不倦、汗出而微见、气粗而不喘。这样有利于气血畅通、百脉流通、内外调和。散步时，宜每分钟60～80步，每次20～40分钟。准妈妈也可根据自己的感觉来调整，以不疲劳为宜。散步时间以每天早上起床后和晚饭后为最佳。

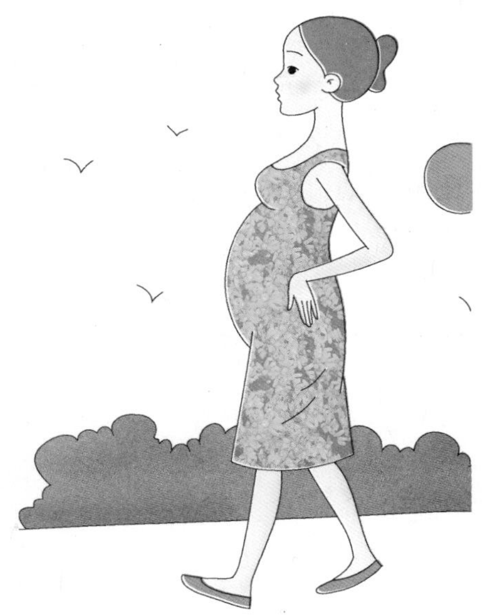

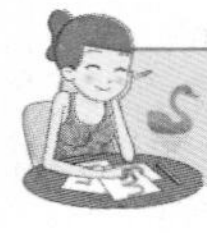

第270天 如何预防难产

决定分娩是否能顺利完成的因素，不仅存在于分娩过程中，也取决于孕期保健质量的好坏。有特殊情况，应该尽量先行试产，大多数的准妈妈可以自然分娩。如果在分娩过程中出现紧急情况，如胎位难以纠正、胎宝宝窘迫等，应该与医生积极合作，听取专业人士的建议，及时改为助产或剖宫产。所以，避免难产要从以下方面着手：

（1）首先准妈妈要定期去医院进行产前检查，以便及时发现情况，尽早纠正解决。

（2）产前要加强营养，保持旺盛的精力和体力，预防疾病，适量运动；在临产时，听从医师的指导，与医生密切配合；临产前要按需求吃些东西，增加产力。

（3）准妈妈要心情愉快，要充分正确认识到妇女生孩子是一种自然生理现象，精神不要紧张，要顺其自然。

（4）只要准妈妈平常身体健康，就会有经产道娩出的力量。若产道正常、胎位正常，胎宝宝大小合适，无畸形，就不会发生难产。

（5）准妈妈要了解分娩知识，并在分娩时按产程与接生人员配合呼吸和动作，就可以顺利完成分娩过程，娩出胎宝宝。

因此，准妈妈不可过于担心难产，一般顺利分娩是没有问题的。精神过度紧张、配合不好，反而会使分娩过程变得更复杂。

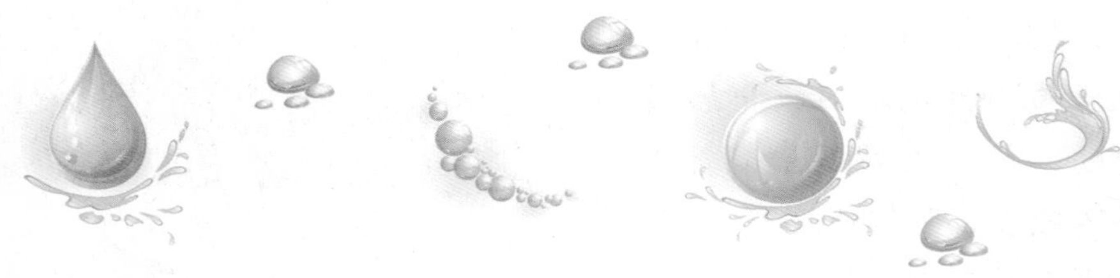

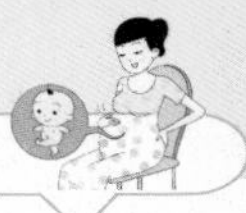

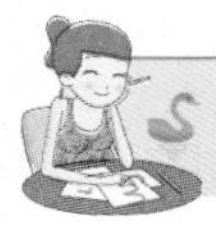

第271天 临产前不可忽视的症状

临产前不可忽视以下症状：

（1）准妈妈感觉胎宝宝好像要掉下来一样，这时胎宝宝头部已经沉入准妈妈骨盆。这种情况多发生在分娩前的1周或数小时。

（2）阴道流出物增加。这是由于孕期黏稠的分泌物累积在宫颈口，由于黏稠的原因，平时就像塞子一样，将分泌物堵住。当临产时，宫颈胀大，这个塞子就不起作用了，所以分泌物就会流出来。这种现象多在分娩前数日或在即将分娩时发生。

（3）水样液体的涓涓细流或呈喷射状自阴道流出。这叫做羊膜破裂或破水。这种现象多发生在分娩前数小时或临近分娩时。

（4）有规律地痉挛或后背痛。这是子宫交替收缩和松弛所致。随着分娩的临近，这种收缩会加剧。由于宫颈的胀大和胎宝宝自生殖道中产出，疼痛是必然的。这种现象只是发生在分娩开始时。

认真听取大夫的介绍和建议，牢记医生的嘱托。这个时候医生的话虽然不多，但每一句都是凝练的金科玉律，一句话漏听都可能带来巨大的损失。比如，医生告诉你："在等待分娩的过程中最有利的姿势并不是仰卧在床上，多在病室中走动，更有利于产程进展；憋尿在待产时是不好的行为，充盈的膀胱会阻挡宝宝的去路，阻碍产程的进展；如果有肛门坠胀、排便感，需要尽快通知医生。"这些重要的话，医生不会重复好几遍，所以你一定要牢牢记住这些话，否则就是你自己的损失。

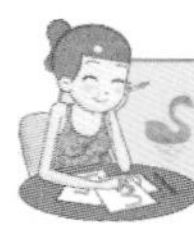

第272天　哪些情况需提前入院待产

经系统产前检查，发现准妈妈有下列情况，应按医生建议提前入院待产，以防发生意外：

（1）患有内科疾病如心脏病、肺结核、高血压、重度贫血等，应提前住院，由医生周密监护，及时掌握病情，及时进行处理。

（2）医生检查确定骨盆及软产道有明显异常者，不能经阴道分娩，应适时入院进行剖宫产。

（3）重度妊高征，或突然出现头痛、眼花、恶心呕吐、胸闷或抽搐者，应立即住院，以控制病情的恶化，待病情稳定后适时分娩。

（4）胎位不正，如臀位、横位，多胎妊娠，需随时做好剖宫产准备。

（5）对经产妈妈有急产史者，应提前入院，以防再次出现急产。

（6）有前置胎盘、过期妊娠者等，应提前入院待产，加强监护。

总之，对于有并发症的准妈妈，医生会根据病情决定其入院时间，准妈妈及其亲属应积极配合，不可自作主张，以防发生意外。

医生会根据病情决定其入院时间，准妈妈及其亲属应积极配合，不可自作主张，以防发生意外。

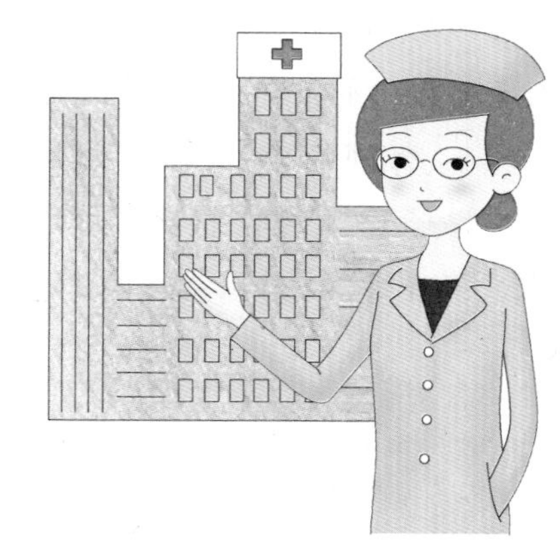

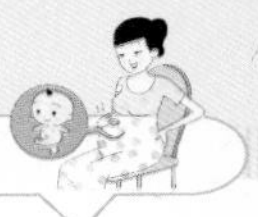

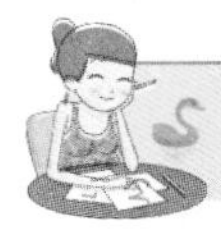

第273天　入院待产需把握“黄金时间”

临近预产期，对准妈妈来讲，已到了负担最重的时期。什么时候去医院待产？这是准妈妈及其家属最关切也最难把握的事情。这就难免使许多准妈妈在预产期前后相当一段时期内紧张不安，担心把握不好住院分娩的时间。其实，正式临产会有特定的标志，当有下列情况之一，你可以去医院待产：

1 规律的腹阵痛

当出现规律的子宫收缩亦即你感觉有规律的腹阵痛，开始时较稀疏，10多分钟出现1次持续约10多秒，渐渐地5～6分钟1次阵痛持续20～30秒。宫缩是正式临产的标志。

2 破水

羊膜破裂会有液体不由自主地自阴道流出，羊水虽与尿液近似，但尿液流出可以控制，自己难以区别时请医生帮助鉴定。通常前羊膜是在宫缩剧烈、胎宝宝快娩出时才破裂，若在规律宫缩前就破裂，也就是正式临产前破裂，称“胎膜早破”，它属产科异常情况之一。一方面，有可能导致脐带脱垂受压，胎宝宝缺血、缺氧，窒息死亡。另一方面，如破膜时间超过24小时仍未分娩，感染的危险性将大大增加。所以，无论何时，一旦发生了胎膜破裂，均应立即去医院。

新妈妈从临产到新生命呱呱坠地，期间多数要经历10多小时的时间。了解了临产的征兆，就能把握好去医院的时机，既可以免除去医院晚了将胎宝宝产在家中或路途中的危险，也不致因假临产而往返跑医院折腾或过早住院待产。不少准妈妈不习惯医院的环境，过早住院增加紧张焦虑情绪，影响正常分娩。

对于没有妊娠并发症的准妈妈，如果在接近预产期的期间，虽还没有临产的征兆，我们建议最好还是在预产期前后1～2天就到医院报到。

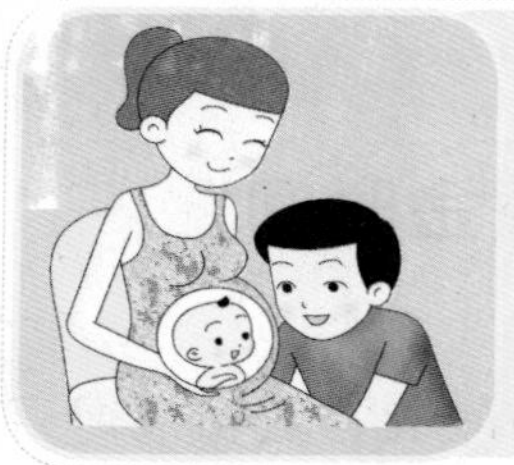

第40周

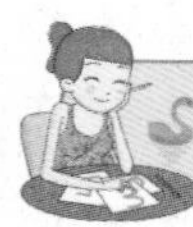

第274天 临产前应如何吃

一般产妇整个分娩过程要经历12～18小时，这么长的分娩过程，势必要消耗极大的体力。而且，临产后正常子宫每分钟要收缩3～5次。有人估计，这一过程消耗的能量，相当于走完200多级楼梯或跑完1万米所需的能量，可见分娩过程中体力消耗之大。最好能在分娩过程中适当补充能量，这样有利于产妇顺利分娩。那么，分娩时应如何吃呢？

很多专家向广大产妇推荐的“分娩佳食”是巧克力。巧克力含有丰富的营养素，每100克巧克力中含糖类55～66克，脂肪30～38克，蛋白质15克，还有铁、钙以及维生素B_2等，同时，巧克力中的糖类可迅速被身体吸收利用，比鸡蛋快得多。可谓是准妈妈的“分娩佳食”。产妇在分娩前，应准备些优质巧克力，以备在分娩过程中食用。巧克力虽然是“分娩佳食”，但医生建议不能多吃。

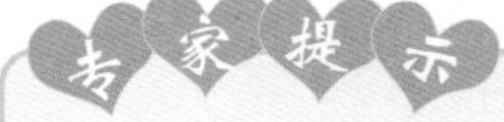

临产前，准备1000~2000克优质羊肉、250克红枣、250克红糖、50克黄芪、50克全当归，待临近产前3天，每天取以上料的1/3，洗净，加入1000毫升水，同放入锅内煮汤，待剩500毫升水时，取出分为两份，早晚各服1次，服至分娩为止。这种食方可增加准妈妈的体力，有利于分娩，还可以镇静安神，防止产后恶露不尽，有益于产后尽快恢复体力。

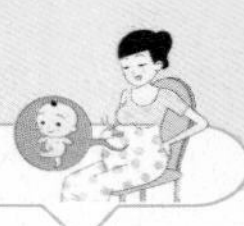

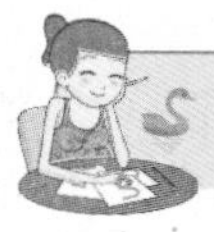

第275天 推荐三款临产食谱

空心菜粥

原料 空心菜200克，粳米100克，盐适量。

做法 将空心菜择洗干净，切细。粳米淘洗干净。锅内放清水、粳米，煮至粥将成时，加入空心菜、盐，再续煮至粥成。

功效 清热，凉血，利尿。准妈妈临盆前食用，能滑胎易产。

豆腐皮粥

原料 豆腐皮50克，粳米100克，冰糖适量。

做法 将豆腐皮漂洗干净，切成碎片。粳米淘洗干净。锅内放入清水、粳米，先用武火煮开后，再改用文火煮至粥将成时，加入豆腐皮、冰糖，继续煮至粥成。

功效 滑胎催生。适合产妇临产前食用，可使胎滑易产，缩短产程，是产妇产前保健佳品。

核桃仁酪

原料 牛奶250毫升，核桃仁50克，糯米200克，红枣数枚，白糖适量。

做法 将核桃仁用开水泡一会儿，取出剥去仁皮，洗净，捣碎成末；糯米用水淘洗干净捣碎；红枣泡好，剥去外皮，去核，也捣碎。锅上火，加水约250毫升，放入核桃仁、糯米、枣肉，烧开煮粥，加入牛奶，将熟时再加入白糖，煮至完全熟时，装入碗中食用。

功效 此品含有较多的铁、钙、磷和维生素，营养丰富，且可为人体补水、补铁，适合临产妇女食用，也可作为零食，于临产前不断食用。

第276天　分娩时大喊大叫不可取

有些初产妇在临产时，对正常的子宫收缩引起的疼痛都感到不能忍受，便大呼小叫，甚至拒绝饮食，使整个身心都处于高度紧张状态，这是非常有害的。

大呼小叫丝毫不能减轻宫缩带来的疼痛，相反，由于精神过度紧张，反而会增加对疼痛的敏感度，使其更加疼痛。准妈妈大喊大叫，往往会吞入大量气体，引起肠胀气影响胃肠功能，以致不能正常进食，随时会出现呕吐、流水、排尿困难等，这些会影响子宫收缩的协调。如果子宫收缩乏力或子宫口迟迟不能打开，造成产程停滞；或胎头不能按正常分娩顺利下降或内旋转，结果本应顺利分娩，最终会因体力消耗过度，破坏新妈妈的正常用力，使产程延长，造成难产。

因此，准妈妈临产时应做好自我调节，配合医生的指导，才能保证产程的顺利进行。准妈妈在宫缩阵痛时，具体应做好以下几个方面：

1 深呼吸

子宫收缩时，准妈妈先用鼻子深深地吸一口气，然后慢慢用口呼出。每分钟做10次，宫缩间歇时暂停，准妈妈休息片刻，下次宫缩时重复上述动作。

2 压迫止痛

在深呼吸的同时，用拳头压迫腰部或耻骨联合处。

3 做按摩

深呼吸的同时，配合按摩效果更好。吸气时，两手从两侧下腹部向腹中央轻轻按摩；呼气时，从腹中央向两侧按摩。每分钟按摩次数与呼吸相同，也可用手轻轻按摩不舒服处，如腰部、耻骨联合处。

4 适当走动

准妈妈如果一切正常，不妨在医生的指导下适当走动，或靠在椅子上休息一会儿，或站立一会儿，都可以缓解疼痛。

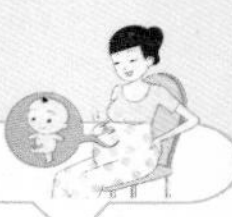

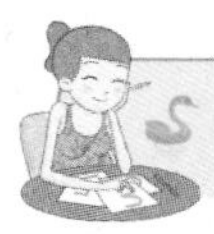

第277天　常见的临产四信号

1 宫缩

子宫收缩，开始是不规则的，强度较弱，逐渐变得有规律，强度越来越强，持续时间延长，间隔时间缩短。如间隔时间在2~3分钟，持续50~60秒，有一定强度，准妈妈感到一阵阵腹痛，子宫发紧发硬，且带有血迹，阴道分泌物也更多了，这说明小宝宝头部已经入盆，即将临产了，应准备入院。预示着与你日夜相伴的小宝宝马上就要离开生活了10个月的温暖子宫，独立面对一个崭新的世界了。

2 尿频

由于分娩时即将先露出的部分，已经降到骨盆入口处，因此出现下腹部坠胀，并且出现压迫膀胱的现象。这时你会感到腰酸腿痛，走路不方便，出现尿频。

3 见红

分娩前24小时内，50%的妇女有一些带血的黏液性分泌物从阴道排出，称“见红”。当宫颈慢慢张开时，阴道会排出少量带血的黏液。有一些准妈妈，发现自己的内裤有血迹，以为要生了，一家人立即全部赶到医院来，结果医生说还早呢。见红是分娩的先兆，一般12～48小时就应该临产，但如果流出来的血是鲜红的，流量超过月经量则属异常。由此可见，即使见了红，无宫缩、无破水，也不一定是要生了，但要及时去医院检查。

4 破水

阴道流出羊水，俗称“破水”。因为子宫强而有力的收缩，子宫腔内的压力逐渐增加，子宫口开大，胎宝宝头部下降，引起胎膜破裂，从阴道流出羊水，这时离降生已经不远了。应立即平卧，送到选择好的分娩医院检查。

第278天　全程直播分娩过程

从有规律的宫缩到胎宝宝娩出、胎盘娩出，就是分娩的全过程。大致可分为3个阶段：

❶ 第一产程

从有规律的宫缩到子宫口开全，初产妇平均需12～16小时，经产妇平均需6～8小时，但有明显个体差异。开始时，阵痛间歇10～15分钟，宫缩30秒；随着产程进展，间歇时间缩短为3～5分钟，宫缩时间延长为50～60秒；到宫口开全时，持续宫缩可达1分钟以上，间歇1～2分钟。在这个时期，由于子宫收缩，子宫内的胎宝宝和羊水都受到压迫而形成胎胞，胎胞对四周产生压力，使子宫口徐徐开大，直到开全。当子宫口开全时，子宫内的压力增高，胎膜破裂而羊水流出，新妈妈这时要上产床。这一时期要注意体力消耗，应及时补充水分、饮食。

❷ 第二产程

从宫口开全到胎宝宝娩出，初产妇平均1～2小时，经产妇约1小时或几分钟。破水后，宫缩频繁而强烈，胎头下降压迫直肠时，准妈妈有排便感觉，并不由自主地屏气向下用劲，使胎头继续下降，外阴张开，逐渐在阴道口看到胎头，宫缩间歇又缩回去，这种现象称为“拔露”。几次拔露后，胎头双顶露出，胎头于宫缩间歇时不再缩回，称为“着冠”。在此期间，产妇应积极与医生配合，在医生指导下恰当地用力，使胎宝宝顺利娩出。胎宝宝呱呱坠地，新生儿建立了肺呼吸，标志着第二产程的结束。

❸ 第三产程

从胎宝宝娩出到胎盘娩出，一般不超过半小时，若大于半小时，称为胎盘滞留，容易产生出血。胎宝宝娩出后，子宫收缩，子宫底降至脐平，由于子宫体积突然缩小，胎盘就会与子宫壁分离，不久又开始宫缩，促使胎盘排出。随着胎盘完整娩出，标志着第三产程的顺利结束。

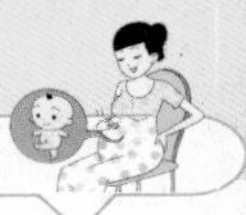

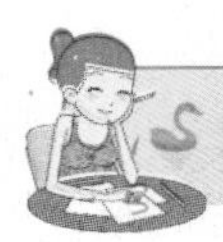

第279天　准爸爸是产房内的最佳配角

准爸爸是产房内的最佳配角。对于陪产，准爸爸要做好心理准备，对将要看到的情景有个心理预期，当好最佳配角。

1 第一产程

准妈妈的子宫规律收缩使腹部开始出现规律性的阵痛，随着子宫收缩的逐渐加强，腹部疼痛加剧，阵痛也更趋频繁。此时准妈妈会因疼痛感到痛苦不堪。

准爸爸要做的是：在精神上支持妻子，一定要坚定她的信心；在宫缩间隙，为妻子拿来牛奶、巧克力等，这样可以让妻子保持充沛的体力和精力，及时提醒妻子排尿和排便；要和医生、助产士保持好关系，并积极配合医护人员，将妻子的愿望和需求及时反映出来。

2 第二产程

准妈妈的子宫继续收缩，此时产道充分扩张，宫缩疼痛减轻。当胎头就要出来时，外阴部强烈地紧张会使准妈妈感到肛门、会阴部有烧灼感，此时的疼痛主要集中在阴道、直肠、会阴部。

准爸爸要做的是：此时妻子可能会感到口干，你可以喂妻子一些温开水。说话时态度要亲切、温和，对妻子的话表示有兴趣地回答，注意使用简单、易懂的语言，自己一定不要紧张、失态。从语言到神情到动作，你的自信无形中影响着妻子，给她自信。

3 第三产程

苦尽甘来！宝宝娩出后，子宫收缩会变小、变硬，不久，胎盘从子宫壁剥离并娩出阴道，新妈妈顿觉腹中空空，虽然身心疲惫不堪，但内心却充满了幸福和喜悦。

新爸爸要做的是：在照顾妻子的同时注意观察她的情况，如果有特殊情况出现就要及时通知医生。看到自己的宝宝时，要记得向疲惫的妻子表示慰问，对医生的辛苦表示感谢。

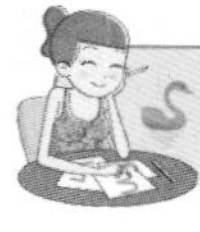

第280天 宝宝啼哭标志着孕程的圆满结束

一般来说，新生儿出生后第一件事就是哭，这是他对出生冲击所做出的反应。新妈妈听到宝宝的第一声啼哭，就会如释重负，顿感轻松、愉快和兴奋，甚至怀疑自己现在是否已经做母亲了。新妈妈会感到寒冷、发抖，在经过分娩的艰苦劳动后，新妈妈会感到又饿又渴。

如果新妈妈有会阴裂伤或做了会阴切开术，在离开产房前要缝合。对于裂伤和手术，多数新妈妈并不知晓，因为她们的注意力全集中在了宝宝身上。如果需要，伤口缝合可在局部麻醉下进行。护士会给新妈妈梳理一番，让新妈妈穿上医院的病员服或新妈妈自己的睡衣。如果发现阴道开始流血，不要惊慌，这完全正常。这种排出物称为恶露，在随后的几周内会消失，但在此期间，新妈妈需要垫上卫生垫。

宝宝出生后，会被带去洗澡，接受简单的儿科检查及其他必要的处理。之后，医生会把新妈妈转送到产科病房。宝宝重新回到新妈妈身边，睡在妈妈床边的小床上。